国家卫生健康委员会"十三五"规划教材

全国高等职业教育教材

供临床医学专业用

皮肤性病学

U0292428

第 8 版

主　编　魏志平　胡晓军

副主编　王淑安　孔祥明

编　者（以姓氏笔画为序）

王国江（上海健康医学院附属周浦医院）

王淑安（哈尔滨医科大学附属第五医院）

王傲雪（大连医科大学附属第二医院）

孔祥明（厦门医学院第二附属医院）

刘姝萍（长治医学院附属和平医院）

刘莉萍（韶关学院医学院）

杨　鑫（长春市中心医院）

张　敏（曲靖医学高等专科学校）

张兴洪（徐州医科大学附属医院）

胡晓军（永州职业技术学院）

黄　晶（甘肃医学院）

雷　鸣（廊坊卫生职业学院）

魏志平（徐州医科大学附属医院）

人民卫生出版社

图书在版编目（CIP）数据

皮肤性病学 / 魏志平，胡晓军主编 . —8 版 . —北京：人民卫生出版社，2018

ISBN 978-7-117-27184-4

I. ①皮… Ⅱ. ①魏…②胡… Ⅲ. ①皮肤病学 – 高等职业教育 – 教材②性病学 – 高等职业教育 – 教材 Ⅳ. ①R75

中国版本图书馆 CIP 数据核字（2018）第 191254 号

| 人卫智网 | www.ipmph.com | 医学教育、学术、考试、健康，购书智慧智能综合服务平台 |
| 人卫官网 | www.pmph.com | 人卫官方资讯发布平台 |

皮肤性病学
第 8 版

主　　编：魏志平　　胡晓军
出版发行：人民卫生出版社（中继线 010-59780011）
地　　址：北京市朝阳区潘家园南里 19 号
邮　　编：100021
E - mail：pmph @ pmph.com
购书热线：010-59787592　　010-59787584　　010-65264830
印　　刷：三河市宏达印刷有限公司
经　　销：新华书店
开　　本：850 × 1168　　1/16　　印张：15
字　　数：475 千字
版　　次：1981 年 7 月第 1 版　　2018 年 10 月第 8 版
　　　　　2024 年 9 月第 8 版第 11 次印刷（总第 73 次印刷）
标准书号：ISBN 978-7-117-27184-4
定　　价：59.00 元

打击盗版举报电话：010-59787491　　E-mail：WQ @ pmph.com
质量问题联系电话：010-59787234　　E-mail：zhiliang @ pmph.com

2014年以来,教育部等六部委印发的《关于医教协同深化临床医学人才培养改革的意见》《助理全科医生培训实施意见(试行)》等文件,确定我国的临床医学教育以"5+3"(5年本科教育+毕业后3年住院医师规范化培训)为主体,以"3+2"(3年专科教育+毕业后2年助理全科医生培养)为补充,明确了高等职业教育临床医学专业人才培养的新要求。

为深入贯彻党的二十大精神,全面落实全国卫生与健康大会、《"健康中国2030"规划纲要》要求,适应新时期临床医学人才培养改革发展需要,在教育部、国家卫生健康委员会领导下,由全国卫生行指委牵头,人民卫生出版社全程支持、参与,在全国范围内开展了"3+2"三年制专科临床医学教育人才培养及教材现状的调研,明确了高等职业教育临床医学专业(3+2)教材建设的基本方向,启动了全国高等职业院校临床医学专业第八轮规划教材修订工作。依据最新版《高等职业学校临床医学专业教学标准》,经过第六届全国高等职业教育临床医学专业(3+2)教育教材建设评审委员会广泛、深入、全面的分析与论证,确定了本轮修订的指导思想和整体规划,明确了修订基本原则:

1. 明确培养需求 本轮修订以"3+2"一体化设计、分阶段实施为原则,先启动"3"阶段教材编写工作,以服务3年制专科在校教育人才培养需求,培养面向基层医疗卫生机构,为居民提供基本医疗和基本公共卫生服务的助理全科医生。

2. 编写精品教材 本轮修订进一步强化规划教材编写"三基、五性、三特定"原则,突出职业教育教材属性,严格控制篇幅,实现整体优化,增强教材的适用性,力求使整套教材成为高职临床医学专业"干细胞"级国家精品教材。

3. 突出综合素养 围绕培养目标,本轮修订特别强调知识、技能、素养三位一体的综合培养:知识为基,技能为本,素养为重。技能培养以早临床、多临床、反复临床为遵循,在主教材、配套教材、数字内容得到立体化推进。素养以职业道德、职业素养和人文素养为重,突出"敬佑生命、救死扶伤、甘于奉献、大爱无疆"的卫生与健康工作者精神的培养。

4. 推进教材融合 本轮修订通过随文二维码增强教材的纸数资源融合性与协同性,打造具有时代特色的高职临床医学专业"融合教材",服务并推动职业院校教学信息化。通过教材随文二维码扫描,丰富的临床资料、复杂的疾病演进、缜密的临床思维成为了实现技能培养的有效手段。

本轮教材共28种,均为国家卫生健康委员会"十三五"规划教材。

教 材 目 录

序号	教材名称	版次	配套教材
1	医用物理	第 7 版	
2	医用化学	第 8 版	
3	人体解剖学与组织胚胎学	第 8 版	√
4	生理学	第 8 版	√
5	生物化学	第 8 版	√
6	病原生物学和免疫学	第 8 版	√
7	病理学与病理生理学	第 8 版	√
8	药理学	第 8 版	√
9	细胞生物学和医学遗传学	第 6 版	√
10	预防医学	第 6 版	√
11	诊断学	第 8 版	√
12	内科学	第 8 版	√
13	外科学	第 8 版	√
14	妇产科学	第 8 版	√
15	儿科学	第 8 版	√
16	传染病学	第 6 版	√
17	眼耳鼻喉口腔科学	第 8 版	√
18	皮肤性病学	第 8 版	√
19	中医学	第 6 版	√
20	医学心理学	第 5 版	√
21	急诊医学	第 4 版	√
22	康复医学	第 4 版	
23	医学文献检索	第 4 版	
24	全科医学导论	第 3 版	√
25	医学伦理学	第 3 版	√
26	临床医学实践技能	第 2 版	
27	医患沟通	第 2 版	
28	职业生涯规划和就业指导	第 2 版	

第六届全国高等职业教育临床医学专业(3+2)教育教材建设评审委员会名单

顾　　问

文历阳　郝　阳　沈　彬　王　斌　陈命家　杜雪平

主 任 委 员

杨文秀　黄　钢　吕国荣　赵　光

副主任委员

吴小南　唐红梅　夏修龙　顾润国　杨　晋

秘 书 长

王　瑾　窦天舒

委　　员（以姓氏笔画为序）

马存根　王永林　王明琼　王柳行　王信隆　王福青
牛广明　厉　岩　白　波　白梦清　吕建新　乔学斌
乔跃兵　刘　扬　刘　红　刘　潜　孙建勋　李力强
李卫平　李占华　李金成　李晋明　杨硕平　肖纯凌
何　坪　何仲义　何旭辉　沈国星　沈曙红　张雨生
张锦辉　陈振文　林　梅　周建军　周晓隆　周媛祚
赵　欣　胡　野　胡雪芬　姚金光　袁　宁　唐圣松
唐建华　舒德峰　温茂兴　蔡红星　熊云新

秘　　书

裴中惠

数字内容编者名单

主　编　孔祥明　魏志平　胡晓军

副主编　张兴洪　王淑安

编　者（以姓氏笔画为序）

王国江（上海健康医学院附属周浦医院）

王淑安（哈尔滨医科大学附属第五医院）

王傲雪（大连医科大学附属第二医院）

孔祥明（厦门医学院第二附属医院）

刘姝萍（长治医学院附属和平医院）

刘莉萍（韶关学院医学院）

杨　鑫（长春市中心医院）

张　敏（曲靖医学高等专科学校）

张兴洪（徐州医科大学附属医院）

胡晓军（永州职业技术学院）

黄　晶（甘肃医学院）

雷　鸣（廊坊卫生职业学院）

魏志平（徐州医科大学附属医院）

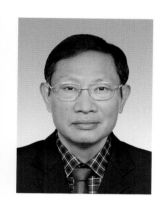

魏志平 徐州医科大学皮肤性病学教研室主任、教授、硕士研究生导师,徐州医科大学附属医院皮肤性病科主任、主任医师。现任中国医师协会皮肤科分会委员,江苏省医学会皮肤性病专业委员会副主任委员,皮肤病理学组委员,徐州市医学领军人才,徐州市医学会皮肤性病专业委员会名誉主任委员,曾任中华医学会皮肤性病学分会实验学组委员、中国中西医结合学会皮肤性病学分会银屑病学组委员,江苏省中西医结合学会皮肤性病专业委员会常务委员,江苏省临床重点专科学科带头人。

主要从事皮肤鳞状细胞癌、银屑病发病机制和治疗的临床与实验研究,主持各级科研课题7项,在国内重要专业期刊上发表科研论著70余篇,主编、副主编、参编专著、教材10余部,先后获得中华人民共和国教育部自然科学奖二等奖1项、江苏医学科技三等奖1项、江苏省卫生厅医学新技术引进奖二等奖2项、徐州市人民政府科技进步一等奖1项、二等奖3项、淮海科学技术奖二等奖1项、徐州市卫生局医学新技术引进奖一等奖1项。

写给同学们的话——

近年来,生命科学逐渐成为人类自然科学发展的先导,随着人们对自身生命及其价值认识的不断深入,皮肤性病学的内容也得到不断扩展,进入了一个飞跃发展的时代。同时,随着我国经济社会的发展和人民生活水平的提高,人们对皮肤健康的要求从仅限于"无病"逐步扩展到"美学",这在一定程度上促进了皮肤性病学的发展和进步,同时也向我们提出了挑战。皮肤性病学是一门涉及面广、整体性较强的学科,作为临床医生,只有构建和完善自己的知识体系,建立清晰的专业知识框架,提高自己的专业修养,才能不断适应时代和社会的新要求。

主编简介与寄语

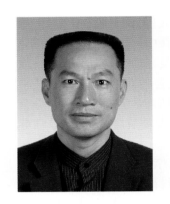

胡晓军 教授,永州职业技术学院教师,主要从事皮肤病与性病学教学、临床和科研。湖南省医学会、湖南省高职教育教学管理研究会、湖南省职成教育学会高职教育学会医卫类专业教学研究会会员。发表论文 30 余篇,主编著作 2 部、教材 4 部。主持湖南省教育厅科研项目 1 项、永州市科研项目 2 项。获湖南省高等教育省级教学成果奖三等奖 1 项、永州市科技成果进步奖二等奖 1 项。

写给同学们的话——

医生既要有精湛的医术,更要有高尚的仁心。医术是立业之本,仁心是敬业之魂。医术要潜心修炼,仁心要静心修养。

前　言

《皮肤性病学》第7版教材自2014年出版以来,已应用4年之久。4年来,包括皮肤性病学在内的生命科学发展迅猛,各种新理论、新方法、新成果不断涌现,临床医学和基础医学各专业间的渗透和交融越来越普遍。我国在医学教育、医疗卫生及预防保健事业的改革发展中取得了巨大成就,皮肤性病的基础理论研究、诊断技术及防治水平也有了很大提高,第7版教材中的某些内容已不适应新时期我国医学教育发展的现状。为了认真落实党的二十大精神,通过对使用7版教材相关院校师生的充分调研,根据教育部等六部门印发的《关于医教协同深化临床医学人才培养改革的意见》《助理全科医生培训实施意见(试行)》等文件精神对7版教材进行了修订。

在8版教材的编写中,我们认真总结、汲取前7轮教材的编写经验和成果,以7版教材为蓝本、突出"三基"(基础理论、基本知识和基本技能)、"五性"(思想性、科学性、先进性、启发性和实用性)、"三特定"(特定的对象、特定的要求和特定的限制)和"必须""够用"的编写原则。以面向基层、面向社区、面向农村,贴近临床,为广大基层医院培养下得去、用得上、留得住的高质量医学专业人才为目标。以"医教协同,加快构建中国特色标准化、规范化医学人才培养体系"为依据,服务"5+3"为主体、"3+2"为补充的临床医学人才培养体系建设,编写创新型临床医学高职规划教材。本轮教材积极贯彻教育部《教育信息化"十三五"规划》要求,努力推进教材的信息化建设水平,打造具有时代特色的"融合教材",服务并推动教育信息化。

教材是教育思想的重要载体,也是教学经验的结晶和教学质量的重要保证,做好教材编写工作就抓住了教学环节的关键节点。充分发挥教材的权威指导作用,使教材成为培养学生科学思维、创新思维的重要工具,培养学生独立分析、解决问题的实际工作能力。教材也与高职高专临床医学专业的培养目标相适应、与教学时数相适应、与21世纪的信息化教学改革要求相适应。8版教材的13名编委分别来自全国10个省市的12所高等医学院校,具有一定的地区代表性。

本版教材与第7版不同之处在于:①在每章后增加了一个病例讨论模块,删除每节要点,旨在激发学生的学习兴趣,提高学习效果。②增加随文二维码,通过融合教材促进教学互动。③皮肤性病学是一门以形态学观察和描述为主要特点的学科,8版教材继续采用图文并茂的方式进行介绍,增加或更换了部分照片,基本上每一种疾病都有对应的典型临床照片,以利于学生学习、理解及今后在临床实践中更好地应用。④教材内容与基层皮肤科实际情况紧密结合,明确基层医师应该掌握和熟悉的病种,对部分病因、发病机制较为复杂的疾病,在具体介绍时删繁就简,着重阐述其临床特点和防治要点,力求提高学生认知病症、解决实际问题的工作能力。⑤有诊疗指南、临床路径的疾病也一并参考最新诊疗指南和临床路径的要求,结合学生将来工作中要参加的助理执业医师资格考试,将各章节知识点与助理执业医师资格考试联系起来。⑥将网络增值服务改为融合教材,极大丰富了皮肤性病学的学习内涵,有利于进一步提高教学效果。

　　在教材编写过程中,得到有关院校和同行的大力支持,在此深表感谢!

　　由于编者水平有限,书中难免有不妥甚至错误之处,恳请广大同道及师生提出宝贵意见,以便及时勘误。

魏志平　胡晓军

2023 年 10 月

目 录

第一篇 总 论

第二篇 各 论

第一篇 总 论

第一章 皮肤的结构与生理功能

01章课件

第一节 皮肤的结构

皮肤（skin）位于体表，由表皮、真皮和皮下组织组成，并与其下的组织相连。其间有丰富的血管、淋巴管、神经、肌肉和皮肤附属器（图1-1）。在口、鼻、肛门、尿道口、阴道口等处与体内管腔黏膜相移

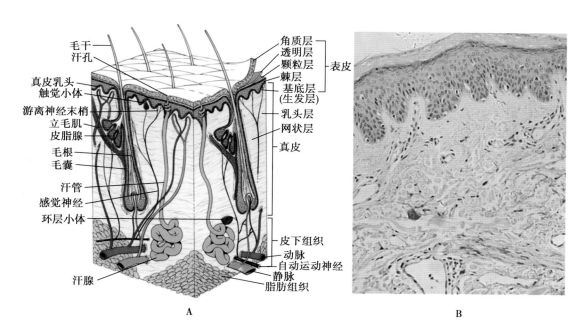

图 1-1 皮肤组织学
A. 结构示意图；B. 组织学。

行,是人体最大、最重要的器官之一。成人皮肤面积 1.5~2.0m²,新生儿约 0.21m²。其厚度随年龄、部位不同而异,不包括皮下组织,0.5~4.0mm,眼睑最薄,掌跖最厚。重量占体重的 16%。皮肤表面有细微的凸凹不平的皮纹,略隆起的称为皮嵴,凹下的称皮沟。较深的皮沟将皮面划分为三角形或多角形小区,称为皮野(skin field)。指(趾)末端屈侧的皮嵴呈涡纹状排列称为指纹(fingerprint),受遗传因素影响其形状各不相同,终生不变。皮肤颜色的深浅因人种、年龄、性别及部位不同而异。

由于真皮结缔组织纤维束排列方向的不同导致皮肤具有一定方向的张力线,称为皮肤切线或 Langer 线。皮肤切线对选择外科手术切口方向具有重要意义。皮肤纹理亦是由真皮纤维束牵拉形成,在身体多数部位,皮肤纹理的走向与皮肤切线相一致,在外科手术时,如按皮肤纹理的走向或沿皮肤切线方向切开皮肤,则皮肤切开的宽度、张力较小,愈后瘢痕细小。但面部褶皱线与 Langer 线垂直,故切口应与褶皱线平行。

人类皮肤可分为无毛(光滑)皮肤(non-hairy skin)和有毛(薄)皮肤(hair-bearing skin)两种类型:无毛(光滑)皮肤的特征为角质层厚,位于掌跖;有毛(薄)皮肤位于掌跖以外,被覆身体绝大部分区域。

一、表皮

表皮(epidermis)来源于外胚层,属于复层扁平上皮,主要由角质形成细胞和树枝状细胞组成。

(一)角质形成细胞(keratinocyte)

占表皮细胞成分的 80% 以上,来源于表皮最底层的干细胞群,具有产生角蛋白(Keratin)的特殊功能。角蛋白是一种复合丝状蛋白,不仅形成表皮外套(角质层),而且是毛发和甲的结构蛋白,具有多种类型。不同类型角蛋白的存在可作为角质形成细胞群体分型与分化程度的识别标记。角蛋白是维持表皮正常功能的关键因素。根据角质形成细胞增殖分化的特点,可将表皮分为五层。由里向外分别是基底层、棘层、颗粒层、透明层和角质层。生理情况下,表皮基底细胞分裂周期为 13~19 天;基底细胞移行至颗粒层最上约需 14 天,从颗粒层表面再移行至角质层表面并脱落约需 14 天,共约 28 天,称为表皮更替(通过)时间(epidermal transit time)。基底细胞分裂周期加上更替时间称表皮更新时间(epidermal turnover time),为 41~47 天。

1. 基底层(stratum basale, basal layer) 位于表皮最深层,又称生发层(stratum germinativum)。由一层圆柱状细胞组成,呈栅栏状排列。其长轴与表皮下基底膜带垂直。胞质嗜碱性,胞核浓染呈椭圆形,位置偏下方。基底细胞表达角蛋白 K5/K14。

基底层与真皮的交界面呈波浪状,表皮向真皮伸入的部分称表皮脚,真皮突向表皮底部的乳头状隆起称真皮乳头,两者相互镶嵌。用过碘酸-雪夫(PAS)染色在表皮与真皮交界处可见 0.5~1.0μm 厚的紫红色均质带,称基底膜带(basement membrane zone,BMZ),它对表皮与真皮的连接和支持、表皮的代谢和物质交换及免疫功能等有重要作用。基底膜带具有一定的渗透屏障作用,可阻止分子量大于 40 000 的物质通过。相邻的基底细胞、棘细胞间以桥粒相连(图 1-2)。基底细胞与真皮以半桥粒和基底膜带相连(图 1-3)。桥粒的超微结构:两个相邻细胞的细胞膜内侧各形成卵圆形致密增厚的附着板,

文档:角蛋白

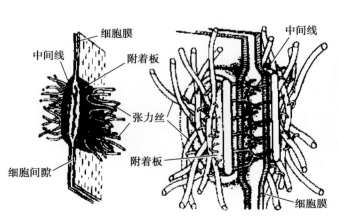

图 1-2 桥粒模式图

中间线
附着板
张力丝
附着板
细胞膜
细胞膜间隙
细胞膜

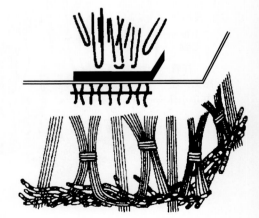

图 1-3 半桥粒模式图

胞质内的张力细丝由胞质走向附着板,再折回胞质,不穿过细胞膜,桥粒中央有 20~30nm 宽的透明间隙,内含低密度张力细丝。在角质形成细胞的分化过程中,桥粒可以分离,也可重新形成,使角质形成细胞上移至角质层并有规律地脱落。

2. 棘层(stratum spinosum,spinous layer) 位于基底层上方,由 4~8 层多角形、有棘突的细胞构成,胞核较大呈圆形,相邻细胞之间的突起以桥粒相连。由里向外,棘细胞渐趋扁平,电镜下,胞质内可见散在直径 100~300nm 的椭圆形被膜颗粒,称为角质小体或 Odland 小体,其内含有双极性磷酸脂质,可在角质形成细胞外形成一层薄膜,使之具有屏障作用。它的酸性磷酸酶可溶解细胞间的粘合物质使角质层细胞正常脱落。棘细胞表达角蛋白 K1/K10。

3. 颗粒层(stratum granulosum) 位于棘细胞层上方,由 2~4 层梭形细胞组成。胞质中有较多大小不一、形状不规则、HE 染色强嗜碱性的透明角质颗粒(keratohyaline granules)。在颗粒层上部,被膜颗粒增多,并向细胞膜移动,渐与胞膜融合,可释放出酸性黏多糖和疏水磷脂,形成多层膜状结构,充满细胞间隙,在颗粒层与角质层的角质形成细胞之间形成一个防水屏障,使体内水分不易渗出,也阻止体外水分向体内渗入。

4. 透明层(stratum lucidum) 仅见于掌跖的表皮。位于颗粒层上方。HE 染色可见在角质层与颗粒层之间有 2~3 层扁平无核、境界不清、嗜酸性、紧密相连的细胞,胞质中的疏水蛋白结合磷脂与张力细丝融合在一起形成防止水及电解质通过的屏障。

5. 角质层(stratum corneum) 位于表皮的最外层。由 5~10 层扁平、无核细胞组成。细胞长轴与皮肤表面平行。细胞之间交错排列呈叠瓦状,结构紧密。由于板层脂质和桥粒的降解,角质层上部细胞容易脱落。

基底细胞在向角质层移动过程中逐渐成熟,角质层细胞细胞核溶解、细胞器消失,胞质中充满张力细丝、电子致密基质和大分子量角蛋白。这种导致细胞死亡的程序化成熟过程称为终末分化。

(二)树枝状细胞(dendrocytes)

1. 黑素细胞(melanocyte) 位于基底细胞层,来源于外胚叶的神经嵴,以后移行至皮肤中,分散在基底细胞之间,约占基底细胞的 10%。在暴露部位的皮肤、乳晕、腋窝、生殖器及会阴区较多。此外,也可见于毛发、黏膜、视网膜色素上皮和软脑膜等处。其功能是产生黑素。每个黑素细胞借助树枝状突起向邻近的基底细胞和棘细胞输送黑素颗粒。每个黑素细胞的树枝状突起与 10~36 个角质形成细胞相接触,形成 1 个表皮黑素单元。黑素颗粒进入角质形成细胞后呈伞样聚集于细胞核顶部上方,起到遮挡和反射光线的作用,保护细胞核免受辐射损伤。

皮肤颜色的种族差异并不是由表皮中黑素细胞的数量差异决定的,角质形成细胞内黑素小体的数量、大小和分布的不同决定了肤色的差别。浅色皮肤者黑素小体较少且较小,包裹于膜结合的复合体中;深色皮肤者黑素小体较多、较大且单个分布。

2. 朗格汉斯细胞(Langerhans cell) 是一种来源于骨髓的免疫活性细胞,主要分布于表皮中上部,占表皮细胞的 3%~5%,平均为 4%。亦见于真皮、口腔、扁桃体、咽部、食管、阴道、直肠黏膜、淋巴结及胸腺等处。HE 染色、多巴染色阴性,氯化金及 ATP 酶染色阳性。电镜下,胞核呈扭曲状,胞质清亮,无张力细丝、黑素小体和桥粒。细胞内有特征性的朗格汉斯颗粒。细胞表面有多种标志,包括 IgG、IgE 和 C_3b 等的受体以及 CD1a、CD4、CD45、S-100 等抗原。朗格汉斯细胞有识别、处理、递呈抗原的功能,能介导 T 细胞依赖的免疫反应,在变应性接触性皮炎和异体器官移植后的排异反应中发挥重要作用。此外,朗格汉斯细胞在 T 细胞的胸腺外成熟和表皮内的分化过程中发挥作用。

3. 梅克尔细胞(Merkel cell) 梅克尔细胞可能是一种经过修饰的具有神经内分泌特征的角质形成细胞,亦有认为来源于外胚叶的神经嵴。其散在分布于基底细胞之间,具有短指状突起,在触觉敏锐部位(如指尖、鼻尖)密度较大,胞质中含多数直径 80~100nm 的神经内分泌颗粒。梅克尔细胞基底部与脱去髓鞘呈扁盘状的神经轴索末端接近,并形成细胞轴索复合体。可能具有非神经末梢介导的触觉感受作用。

二、真皮

真皮(dermis)来源于中胚层,属于不规则的致密结缔组织,是整个皮肤的支架结构,由胶原纤维、网状纤维、弹力纤维、细胞和基质构成。真皮可分为上部较薄的乳头层和下部较厚的网状层,两层间无明显的界限。乳头层内有丰富的毛细血管和毛细淋巴管,并有游离神经末梢和 Meissner 小体。网状层内有致密丰富的纤维和较大的血管、淋巴管、神经和皮肤附属器等结构。

1. 胶原纤维(collagen fibers) 胶原纤维是真皮结缔组织的主要成分。乳头层胶原纤维纤细,排列疏松,无一定走行方向;网状层胶原纤维粗大成束,走行方向几乎与皮面平行。胶原纤维韧性大,抗拉力强,但缺乏弹性。

2. 网状纤维(reticular fibers) 网状纤维是一种幼稚的、不成熟的胶原纤维,HE 染色难以显示,银染呈黑色,又称嗜银纤维。主要分布于乳头层、皮肤附属器、血管和神经周围。

3. 弹力纤维(elastic fibers) 弹力纤维在 HE 染色切片中难以辨认,醛品红染色呈紫色。弹力纤维由弹力蛋白和微原纤维构成,直径 1~3nm,呈波浪状,相互交织成网,缠绕在胶原纤维束之间。弹力纤维具有弹性,使皮肤受牵拉后易恢复原状。

4. 基质(ground substance) 基质是一种无定形的均质状物质,充填于纤维和细胞之间。主要成分为黏多糖、水、电解质及血浆蛋白等。黏多糖主要包括透明质酸、硫酸软骨素等,使基质形成具有许多微孔隙的立体分子筛构型。小于孔隙的物质如水、电解质、营养物质和代谢产物可自由通过进行物质交换,大于孔隙的物质(如细菌)则不能通过,限于局部,有利于吞噬细胞吞噬和清除。

5. 细胞(cell) 真皮中的细胞主要有成纤维细胞、肥大细胞、巨噬细胞、淋巴细胞及噬色素细胞等。

三、皮下组织

皮下组织(subcutaneous tissue)由脂肪小叶和小叶间隔组成。脂肪小叶由脂肪细胞组成,小叶间隔则由疏松结缔组织组成。其厚薄因身体不同部位及营养状况而异。皮下组织中分布有血管、淋巴管、神经、小汗腺和顶泌汗腺。

四、皮肤附属器

皮肤附属器(cutaneous appendages)包括毛发与毛囊、皮脂腺、小汗腺、顶泌汗腺及指(趾)甲等(图1-4)。

1. 毛发与毛囊(hair and hair follicle) 毛发(hair)由角化的表皮细胞构成,分为长毛、短毛及毳毛。长毛如头发、胡须及腋毛等。短毛如眉毛、睫毛、鼻毛及外耳道的短毛。毳毛细软,色淡,无髓,分布于面、颈、躯干及四肢等处。毛发露出皮面以上的部分称毛干,在毛囊内的部分称毛根(hair root),毛根下端呈球形膨大为毛球(hair bulb)。毛球底部向内凹入的部分称毛乳头(papilla),内含结缔组织、神经末梢及毛细血管,为毛球提供营养(图1-5);毛球下层靠近乳头处称

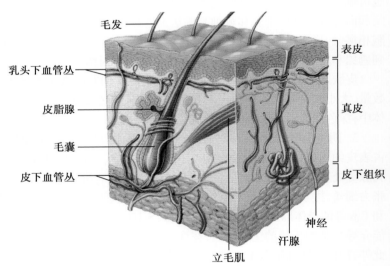

图 1-4 皮肤附属器、神经、血管模式图

毛母质(matrix),是毛发及毛囊的生长区,并有黑素细胞。毛囊由表皮下陷而成。自毛囊口至皮脂腺开口部称漏斗部,皮脂腺开口至立毛肌附着处为峡部。立毛肌下端附着在毛囊下部,上端附着于真皮乳头,属平滑肌,受交感神经支配,立毛肌收缩可引起毛发直立,形成"鸡皮疙瘩"。

毛发的生长周期可分为生长期(anagen)、退行期(catagen)及休止期(telogen):生长期约3年;退行期约3周,这时头发停止生长;休止期约3个月;旧发脱落后再生新发。人的头发约有10万根,身体各部位的毛发并非同时生长或脱落,其中80%处于生长期。正常人每天可脱发70~100根,同时又有

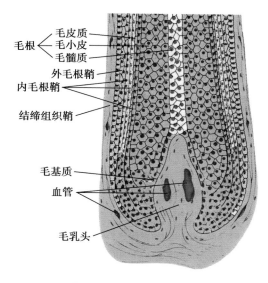

毛根 { 毛皮质
毛小皮
毛髓质
外毛根鞘
内毛根鞘
结缔组织鞘

毛基质
血管
毛乳头

图 1-5　毛发结构模式图

等量的新发生长。每根头发每日生长 0.27~0.4mm，3~4 年可长至 50~60cm。

2. 皮脂腺（sebaceous glands）　除掌跖和指（趾）屈侧外，全身皮肤均有皮脂腺分布。头面及胸背上部等处皮脂腺较为丰富，称为皮脂溢出部位。皮脂腺位于真皮上部，属全浆腺，由腺体和导管构成，腺体呈泡状，无腺腔；导管由复层扁平上皮构成，开口于毛囊上部，位于立毛肌和毛囊的夹角之间，立毛肌收缩时可促进皮脂排出。皮脂腺分泌皮脂润滑皮肤和毛发。皮脂腺主要受雄激素水平控制。

3. 小汗腺（eccrine glands）　小汗腺有分泌汗液和调节体温的作用。除唇红区、包皮内侧、龟头、小阴唇及阴蒂等处外，小汗腺遍布全身，以掌跖、腋、额部较多，背部较少。小汗腺属单曲管状腺，可分为分泌部和导管部。分泌部位于真皮深层或皮下组织，分泌细胞有明细胞和暗细胞两种，明细胞分泌汗液，暗细胞分泌黏蛋白，回吸收钠离子；导管开口于皮肤表面。小汗腺受交感神经支配，神经介质为乙酰胆碱。

4. 顶泌汗腺（apocrine sweat glands）　又称大汗腺，属大管状腺。由分泌部和导管组成。分泌部位于皮脂肪层中，导管开口于毛囊皮脂腺开口的上方，少数直接开口于皮肤表面，主要分布于腋窝、乳晕、脐窝、肛门及外阴等处。分泌方式为顶浆分泌，即顶泌汗腺分泌细胞管腔侧胞膜断裂，排出内容物。新鲜的顶泌汗腺分泌物为无臭乳状液，排出后被细菌分解，产生臭味。顶泌汗腺的分泌主要受性激素影响，青春期分泌旺盛；也受交感神经支配，神经介质为去甲肾上腺素。

5. 甲（nail）　甲由多层紧密的角化细胞构成，外露部分称甲板（nail plate），呈外凸的长方形，厚 0.5~0.75mm。甲板伸入近端皮肤中的部分称为甲根（nail root），覆盖甲板周围的皮肤称为甲廓（nail fold），甲板下的皮肤称为甲床（nail bed），甲根下的甲床称为甲母质（nail matrix），是甲的生长区（图 1-6）。甲的近端新月状淡色区称甲半月（nail lunula），这在拇指容易见到。指甲生长速度约为每日 0.1mm，趾甲生长速度为指甲的 1/3~1/2。

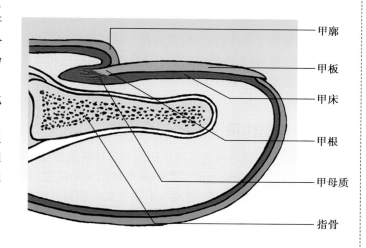

甲廓
甲板
甲床
甲根
甲母质
指骨

图 1-6　甲结构模式图

五、皮肤的血管、淋巴管、肌肉和神经

1. 皮肤的血管　皮肤的血管丛主要有三种。①皮下血管丛：位于皮下组织深部，其动、静脉较粗，多并行排列，水平走向，分支营养周围组织；②真皮下血管丛（深层血管丛）：位于真皮深部，分支营养汗腺、汗管、毛头头和皮脂腺；③乳头下血管丛（浅层血管丛）：位于乳头层下部，由此分出毛细血管袢的上行小动脉支供给真皮乳头的血流。然后折成毛细血管袢的下行静脉支汇合成小静脉，形成乳头下静脉丛。浅、深层血管丛之间有纵行的垂直交通支。在指（趾）、耳郭、鼻尖和唇等处真皮内有较多的动、静脉吻合，称为血管球（glomus），当外界温度明显变化时，在神经支配下，球体可以扩张或收缩，以控制血流，调节体温。

2. 皮肤的淋巴管　毛细淋巴管的盲端起源于真皮乳头的结缔组织间隙，其管壁由一层内皮细胞及稀疏的网状纤维构成,在乳头下层及真皮深部分别汇聚成浅、深层淋巴管网,经皮下组织引流入淋巴结。较大的深部淋巴管有瓣膜。由于毛细淋巴管内压力低于毛细血管及其周围组织间隙的渗透性,且管壁通透性较大,故皮肤中的组织液、游走细胞、细菌、病理产物等均易进入淋巴管而到达淋巴结,被吞噬消灭或引起免疫反应。肿瘤细胞则可通过淋巴管转移到皮肤。

3. 皮肤的肌肉 皮肤的肌肉除面部表情肌和颈阔肌为横纹肌外,主要为平滑肌,包括立毛肌、阴囊的肌膜、乳晕和血管壁的平滑肌。

4. 皮肤的神经 皮肤中有感觉神经及运动神经,通过它们与中枢神经系统的联系,可以产生各种感觉,支配肌肉活动及完成各种神经反射。感觉神经末梢可分为游离神经末梢和神经小体两类:游离神经末梢末端变细,呈树枝状分布于表皮下和毛囊周围,与痛觉、温度觉、触觉和压觉有关。神经小体又分两类:①非囊状小体:末端膨大、无囊包裹,如表皮下感受触觉的梅克尔细胞突触结构;②囊状小体:末端膨大,有囊包裹,包括 Vater pacini 小体、Meissner 小体、Ruffini 小体及 Krause 小体,分别感受压觉、触觉、热觉和冷觉。皮肤的运动神经来自交感神经的节后纤维,交感神经的肾上腺素能纤维支配立毛肌、血管、血管球和大、小汗腺的肌上皮细胞;胆碱能纤维支配小汗腺的分泌细胞。面神经支配面部横纹肌。

第二节 皮肤的生理功能

皮肤是人体的重要器官之一。其生理功能主要有屏障保护、感觉、调节体温、分泌和排泄、吸收、代谢和参与免疫反应等作用,对人体的健康起到十分重要的作用。

一、屏障保护作用

皮肤覆盖于人体表面,角质层位于机体最外层,柔韧致密,含水量少(10%~15%),相对干燥;真皮中的胶原纤维、弹力纤维分别赋予皮肤良好的韧性和弹性;皮下脂肪具有软垫样缓冲作用。它们共同构成一个完整的机械性屏障结构,使皮肤对外界各种机械性、物理性、化学性及生物性刺激具有一定的防护作用。

文档:皮肤屏障功能

二、感觉作用

皮肤中有丰富的神经纤维末梢网和各种感觉神经末梢,接受外界不同的刺激,产生冷、热、触、压、痛、痒等感觉。皮肤中不同类型的感觉神经末梢接受的刺激经大脑皮质中央后回综合分析后可产生干燥与潮湿、粗糙与平滑、坚硬与柔软等复合感觉。机体凭借这些感觉对外界刺激作出保护性反应,对外界环境的变化做出正确的应答。瘙痒是皮肤、黏膜的一种引起搔抓欲望的不愉快感觉,其产生的机制尚不完全清楚。

三、调节体温作用

皮肤位于机体体表,介于内外环境之间。在变幻不定的外环境中,机体能保持内环境的相对恒定,能处于恒温状态,首先要归功于皮肤的体温调节功能。在大脑体温调节中枢的控制、协调下,皮肤通过汗液蒸发,血管舒缩,控制流经皮肤血流量的多少,在调节体温上起着重要作用。当外界温度降低时,皮肤的血管收缩,汗液分泌减少,这样散热减少,防止了体内热量的散失。反之,血管扩张,汗液分泌增多,散热加速,以此维持人体体温的恒定。

四、分泌和排泄作用

在正常室温下,只有少数小汗腺处于分泌活动状态,每 24 小时共约分泌 500ml 汗液,因无出汗的感觉而称为不显性出汗。当环境温度高于 30℃或剧烈运动时,小汗腺分泌活动明显增加,排汗增多,称为显性出汗。汗液是无色透明的液体,其中水分占 99.0%~99.5%,固体成分中大部分为氯化钠,少量为氯化钾、乳酸和尿素氮等。汗液在皮肤表面以汗滴形式蒸发,蒸发 1g 汗液可带走

笔记

2.43kJ 的热量,通过排汗可散热降温,维持正常的体温。汗液排出后与皮脂混合,形成弱酸性乳状脂膜,能润泽皮肤和抑制某些细菌的生长。小汗腺的分泌活动主要受体内、外环境温度的影响,也受神经支配。人体大脑皮质活动,如精神紧张、恐惧、兴奋等可使掌跖、面部及躯干等处出汗增多,称为精神性排汗。进食辛辣刺激性食物可使口周、鼻、面、颈及背部皮肤出汗,称味觉性出汗。青春期顶泌汗腺分泌旺盛,情绪激动和环境温度升高时,其分泌也增加。分泌物的主要成分除水分外,还有脂肪酸、中性脂肪、胆固醇和类脂质等,经细菌酵解后产生臭味。皮脂腺的发育和分泌受多种激素(雄激素、孕激素、雌激素、糖皮质激素、垂体激素)的调控,雄激素和长期大量使用糖皮质激素,可促使皮脂腺增生肥大,分泌活动增加,而大量雌激素则可抑制皮脂腺的分泌活动。皮脂腺分泌和排泄的产物称皮脂,主要由甘油三酯、蜡酯、角鲨烯和固醇类组成。皮脂具有润肤润发、防止皮肤干裂的作用。同时皮脂中的不饱和脂肪酸对某些病原微生物的生长繁殖具有一定的抑制作用。乳化脂膜覆盖于皮肤表面,对皮脂腺的分泌排泄产生一种反压力,能减缓皮脂腺的分泌和排泄。当头面部皮脂排泄较旺盛时,若过度应用热水肥皂洗头、洗脸,这种反压力就会减轻或消失,皮脂的分泌排泄反而更加旺盛。

五、吸收作用

皮肤具有吸收功能,经皮吸收是外用药治疗皮肤病的理论基础。角质层、毛囊、皮脂腺、汗腺是经皮吸收的主要途径。皮肤的吸收作用受以下因素影响。①皮肤的结构和部位:角质层的厚薄、完整性、通透性不同,吸收能力也不同。阴囊吸收能力最强,其次为前额、大腿屈侧、上臂屈侧、前臂,掌跖最差。②角质层的水合程度:角质层的水合程度越高,皮肤的吸收能力就越强。局部用药后进行封包,药物吸收可提高 100 倍,就是因为封包后阻止了局部汗液和水分的蒸发,角质层水合程度增加所致。③被吸收物质的理化性质:完整的皮肤只能吸收少量水分和微量气体,水溶性物质不易被吸收,但小分子量氨气极易被吸收。脂溶性激素、维生素及油脂类物质吸收良好,吸收途径主要为毛囊和皮脂腺,皮肤对油脂类物质吸收最好的是羊毛脂,其次为凡士林、植物油和液体石蜡。重金属汞、铅、砷等可与皮脂中的脂肪酸结合形成脂溶性化合物而被吸收。④药物剂型:粉剂和水溶液中的药物很难被吸收,霜剂可被少量吸收,软膏、硬膏可促进吸收。有机溶媒如二甲基亚砜、丙二醇、氮酮等可增加皮肤吸收。⑤外界环境温度、湿度及皮肤的自身状况对皮肤吸收也有一定影响。

六、代谢作用

皮肤作为人体最大的一个重要器官参与整个机体的代谢活动,由于皮肤的特殊解剖结构和生理功能使其在生化代谢中具有许多特点。皮肤葡萄糖含量为 3.33~4.50mmol/L,相当于血糖的 2/3,表皮糖含量高于真皮和皮下组织。皮肤中糖的主要功能是提供能量,可通过无氧酵解、有氧氧化和磷酸戊糖通路进行糖的分解代谢,表皮中糖的无氧酵解特别旺盛;此外皮肤中的糖还可作为黏多糖、糖原、脂质、核酸、蛋白质的生物合成底物。糖尿病病人血糖增高的同时,皮肤内的葡萄糖含量也增高,使皮肤易发生细菌和真菌感染。皮肤脂类包括脂肪和类脂质(磷脂、糖脂、胆固醇和固醇脂等)。前者主要存在皮下组织,其主要功能是氧化供能;后者是构成生物膜的主要成分。皮肤内的 7-脱氧胆固醇经紫外线照射后合成维生素 D_3,可防治佝偻病。皮肤内的蛋白质可分为纤维性蛋白质和非纤维性蛋白质两大类。前者主要包括角蛋白、胶原蛋白和弹力蛋白等;后者包括多种细胞内的核蛋白以及调节细胞代谢的各种酶,它们分布在真皮的基质和基底膜带中,常与黏多糖类物质结合形成黏蛋白。皮肤内含水量较高,是身体储藏水分的重要器官。婴幼儿皮肤的含水量较成人更高。当机体脱水时,皮肤可提供其自身水分的 5%~7% 以补充血容量。皮肤的水分主要贮存在真皮内。皮肤中含有 Na^+、Cl^-、Ca^{2+}、Mg^{2+}、HPO_4^{2-}、Cu^{2+} 和 Zn^{2+} 等多种电解质。以 Na^+ 和 Cl^- 含量最高,主要存在于细胞间液中;K^+、Ca^{2+}、Mg^{2+} 主要在细胞内,K^+ 对维持细胞内外的酸碱平衡及渗透压起着重要作用;Ca^{2+} 对细胞膜的通透性及细胞间的黏着性有一定作用;Mg^{2+} 与某些酶的活性有关;Cu^{2+} 在黑素和角蛋白的形成中起重要作用;Zn^{2+} 是 20 多种酶的组成成分之一,并与这些酶的活性有关。

七、免疫作用

皮肤不但是被动的保护性屏障,同时还是免疫应答的主动参与者,是一个活跃的、有许多特点的免疫器官。1986 年 Bos 提出了"皮肤免疫系统"的概念,1993 年 Nickoloff 提出"真皮免疫系统"进一步补充了 Bos 的观点。皮肤免疫系统是由正常人皮肤中与免疫应答相关的细胞成分、体液因子构成的复合体,由角质形成细胞、朗格汉斯细胞、皮肤 T 细胞、真皮微血管单位以及各种相互作用的细胞因子、生长因子和趋化因子组成。皮肤免疫系统能够为机体提供更为活跃、主动的保护作用。位于表皮的朗格汉斯细胞可以吞噬、处理及递呈经表皮进入的抗原性物质,刺激机体的细胞免疫反应。位于皮肤毛细血管周围的肥大细胞,表面有 IgE 受体,受到刺激后,可释放出组胺、5- 羟色胺等活性物质,参与机体 I 型变态反应。角质形成细胞能够表达主要组织相容性复合体(MHC)- Ⅱ类分子,可以产生多种细胞因子如白细胞介素(IL)-1、3、6、8 及肿瘤坏死因子(TNF)-α 等参与机体的免疫应答。真皮内还有组织细胞、淋巴细胞等,对来自机体内外的刺激做出积极的免疫反应。(图 1-7)。

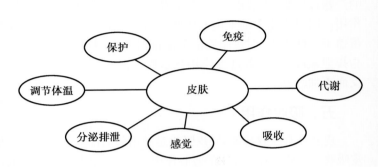

图 1-7 皮肤的生理功能示意图

本章小结

皮肤由表皮、真皮及皮下组织构成;表皮属复层扁平上皮,由角质形成细胞(占 80%)和树枝状细胞(黑素细胞、朗格汉斯细胞、梅克尔细胞)组成,由内向外分为基底层、棘层、颗粒层、透明层(掌跖)和角质层;表皮细胞间通过桥粒相互连接,表皮和真皮则通过半桥粒及基底膜带相互连接。真皮属不规则致密结缔组织,分为上部较薄的乳头层和下部较厚的网状层,由纤维(主要为胶原纤维)、基质(蛋白多糖)和细胞(成纤维细胞、组织细胞、肥大细胞)组成。皮下组织由疏松结缔组织和脂肪小叶构成。皮肤附属器包括毛发与毛囊、皮脂腺、小汗腺、顶泌汗腺和甲;毛囊具有自身生长周期;皮肤中含有血管、淋巴管、肌肉和神经。皮肤具有重要的生理功能,具有屏障保护作用、感觉作用、代谢作用;皮脂腺分泌的皮脂和小汗腺分泌的汗液乳化形成皮表脂质膜,润泽皮肤;小汗腺分泌汗液可调节体温;皮肤又是一个免疫系统,具有重要而活跃的免疫功能;皮肤的吸收作用是外用药治疗的理论基础。

扫一扫,测一测

思考题

1. 简述表皮的组织学特点。
2. 简述皮肤的屏障功能、免疫功能特点。
3. 简述皮肤吸收功能的影响因素。

(魏志平)

学习目标

1. 掌握　各种原发、继发损害的定义和临床特点;皮肤性病体格检查顺序。
2. 熟悉　玻片压诊、皮肤划痕试验、棘层细胞松解征的检查方法和临床意义;斑贴试验的适应证、注意事项;梅毒血清学检查结果的临床意义。
3. 了解　真菌直接镜检等皮肤性病科常用实验室检查的方法和步骤。
4. 能正确、熟练地采集病史,书写皮肤性病科病历。

第一节　皮肤性病的临床表现

一、症状

症状(symptom)指病人主观感受到的不适。有局部症状和全身症状两种。

局部症状有瘙痒、疼痛、烧灼、麻木及蚁行感等。瘙痒是一种可以引发搔抓欲望的不愉快感觉,是皮肤性病最常见的自觉症状。可轻可重,可阵发性、间断性或持续性发作,可仅发生于局部,亦可泛发全身。瘙痒可伴有皮损,也可不伴有皮损,可以是皮肤病的表现,也可是系统性疾病的表现。皮肤科医生应寻找引起瘙痒的任何潜在病因。产生剧烈瘙痒的皮肤性病有皮肤瘙痒症、痒疹、神经性皮炎、荨麻疹、疥疮及湿疹等皮肤性病;此外,某些恶性肿瘤(如恶性淋巴瘤)、代谢性疾病(如甲状腺功能亢进、糖尿病)、慢性肾衰竭以及某些肝、胆和造血系统疾病等,亦常伴有剧烈瘙痒。而一些性传播疾病如二期梅毒等,皮疹明显,仅有轻微瘙痒或不痒,要引起警惕。疼痛常见于带状疱疹、疖、丹毒及结节性红斑等。接触性皮炎除瘙痒外可有烧灼感,或有胀痛感。麻木感是由于感觉神经末梢受损,功能减退或丧失所致,常见于麻风。全身症状有畏寒、发热、头痛、乏力、食欲减退及关节痛等。

二、体征

体征(sign)即皮肤损害,亦称皮损或皮疹,是指通过视诊或触诊能够检查出来的皮肤及黏膜病变,即可以看到或摸到的皮肤及黏膜病变。皮损的性质和特点是诊断皮肤性病的客观依据,分原发损害和继发损害两大类。原发损害是皮肤性病特有的病理变化产生的第一个损害;继发损害是由原发损害演变而来,由于搔抓、感染、治疗处理及损害修复过程中进一步产生的损害。原发损害和继发损害不是孤立的、静止不变的,一种损害可演变为另一种损害,两者并非都能绝然分开。例如:色素沉着斑在黄褐斑是原发损害,在固定性药疹则是继发损害;脓疱性银屑病的脓疱是原发的,但湿疹的脓疱则是继发感染引起的,因此,皮肤科医生要有辩证唯物主义思想,用动态和发展的观点对皮损进行具体分析,决定其属于原发损害还是继发损害。

(一)原发损害

1. 斑疹(macule) 斑疹是局限性皮肤颜色的改变,既不隆起,也不凹下。直径大于 1cm 者称斑片(patch)。斑疹可分为 4 种。

(1)红斑:由于毛细血管扩张、充血引起,压之褪色(图 2-1)。分为炎症性和非炎症性两种,前者略肿胀,局部温度稍高;后者局部皮温不高,也不肿胀,可呈不规则片状,如鲜红斑痣。

(2)出血斑:由于血液外渗至真皮组织所致,压之不褪色。皮疹开始鲜红色,渐变为紫红色(图 2-2)及黄褐色,经 1~2 周可消退。直径小于 2mm 者称瘀点,大于 2mm 者称为瘀斑。

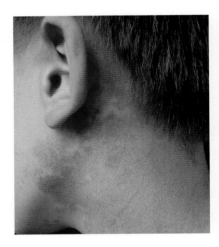

图 2-1 红斑

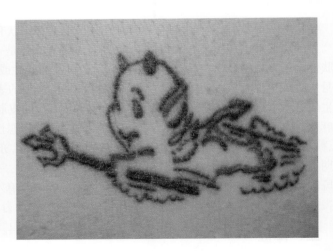

图 2-2 出血斑

(3)色素沉着斑:由于表皮或真皮内色素增多所致,呈褐色或黑色(图 2-3)。人为地皮肤内注入外源性色素称文身(图 2-4)。

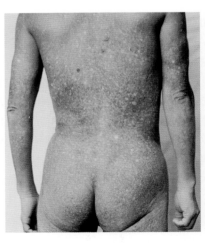

图 2-3 色素沉着斑

图 2-4 文身

(4)色素减退斑及色素脱失斑:由于皮肤内黑色素减少或脱失所致(图 2-5、图 2-6)。前者如白色糠疹,后者如白癜风。

2. 丘疹(papule) 为局限性、实质性、隆起性损害,直径小于 1cm。可由于表皮细胞增生、真皮炎症浸润或代谢产物聚集引起。丘疹表面可扁平(如扁平疣)、半球形(如传染性软疣)或乳头状(如寻常疣)(图 2-7);可呈红色、白色、淡黄色或黑色等不同颜色。表面覆盖有鳞屑的丘疹称鳞屑性丘疹。

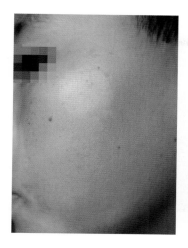

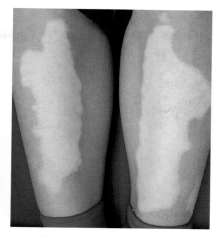

图 2-5　色素减退斑　　　　　图 2-6　色素脱失斑

介于斑疹和丘疹之间,扁平而稍隆起的皮损称斑丘疹(maculopapule);丘疹顶端伴有水疱者称丘疱疹(papulovesicle);伴有脓疱者称丘脓疱疹(papulopustule)。

3. 斑块(plaque)　斑块为较大的或多数丘疹融合而成的直径大于 1cm 的扁平、隆起浸润性损害(图 2-8)。

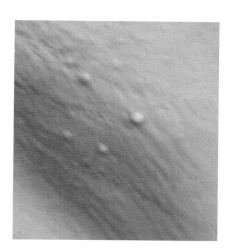

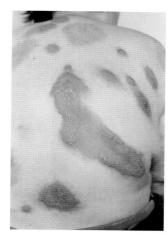

图 2-7　丘疹　　　　　　　　图 2-8　斑块

4. 水疱(vesicle)　水疱为高出皮面内含液体的局限性腔隙性损害(图 2-9)。如疱内含浆液,呈淡黄色;疱内含血液,呈红色(血疱);疱内含淋巴液则澄清透明。损害可位于角层下、表皮中下部或表皮下。直径一般小于 1cm,大于 1cm 者称大疱(bulla)。

5. 脓疱(pustule)　脓疱是含有脓液的疱(图 2-10)。疱液浑浊,可稀薄或黏稠,疱周可有红晕。可为原发损害,亦可继发于水疱。大多由化脓性细菌感染所致,如脓疱疮;少数由非感染因素引起,如脓疱性银屑病。

6. 结节(nodule)　结节为位于真皮或皮下组织的局限性、实质性损害(图 2-11),呈圆形或类圆形,高出皮面者既可看到又可摸到,不高出皮面者则需触诊方可查出,大小为粟粒样至樱桃样,有一定硬度。可由真皮或皮下组织的炎症浸润(如瘤型麻风)、代谢产物沉积(如结节性黄色瘤)、寄生虫感染(如猪囊虫病)或肿瘤等引起。结节可自行吸收,亦可破溃而形成溃疡。结节直径大于 2~3cm 者称肿块(mass 或 tamer)。

7. 囊肿(cyst)　囊肿为内含液体、黏稠物和细胞成分的局限性囊性损害(图 2-12)。呈圆形或类圆

11

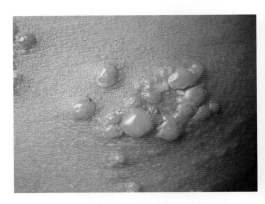

图 2-9 水疱

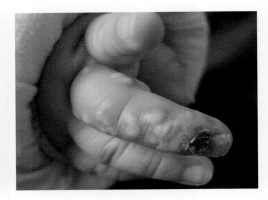

图 2-10 脓疱

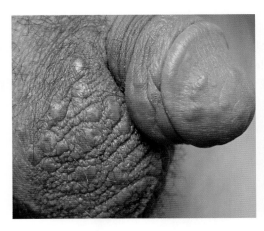

图 2-11 结节

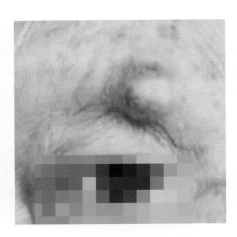

图 2-12 囊肿

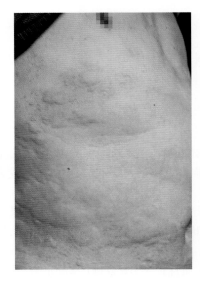

图 2-13 风团

0201

画廊:原发损害

形,触之有囊性感。一般位于真皮或皮下组织,如皮脂腺囊肿。

8. 风团(wheal) 风团为真皮浅层水肿引起的暂时性、局限性、隆起性损害(图 2-13)。皮损颜色呈淡红或苍白色,大小不等,形态不一,边缘不规则,周围有红晕。皮损常于数小时或 10 余小时内消退,消退后不留痕迹。自觉剧痒。见于荨麻疹。

(二) 继发损害

1. 鳞屑(scale) 为即将脱落或累积增厚的表皮角质层细胞,其大小、厚薄及形态不一(图 2-14)。有的小如糠秕(如花斑癣),有的较大而呈片状(如剥脱性皮炎),有的干燥呈灰白色(如单纯糠疹),有的油腻呈黄褐色(如脂溢性皮炎)。生理情况下,角质层细胞随代谢而脱落,不易被察觉;在病理情况下,由于角质形成细胞更替时间缩短(如银屑病)或角化过程发生异常(如寻常型鱼鳞病),鳞屑明显增多。

2. 浸渍(maceration) 为皮肤长时间浸水或处于潮湿状态,角质层吸收了过多水分而使表皮松软变白、起皱(图 2-15)。常发生在指(趾)缝等皱褶部位。浸渍处表皮容易脱落或继发感染。

3. 抓痕(excoriation) 抓痕为搔抓或摩擦所致的表皮或真皮浅层的缺损(图 2-16)。表面常呈线条状或点状,可有血痂,愈后一般不留瘢痕。常见于剧烈瘙痒性皮肤性病。

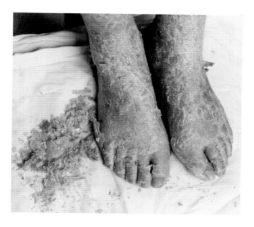

图 2-14 鳞屑

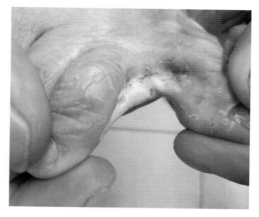

图 2-15 浸渍

4. 糜烂(erosion) 为表皮或黏膜上皮的缺损,露出红色湿润面(图 2-17)。常由水疱或脓疱破溃、浸渍处表皮脱落或丘疱疹表皮的破损等损伤所致。因损害表浅,尚有部分基底细胞未受损害,故愈后不留瘢痕。

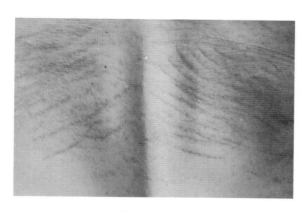

图 2-16 抓痕

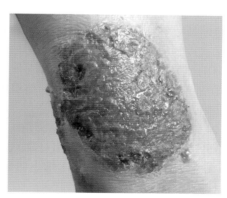

图 2-17 糜烂

5. 溃疡(ulcer) 溃疡为皮肤或黏膜的局限性缺损,可深达真皮或皮下组织(图 2-18)。其形态、大小及深浅,可因病因和病情轻重而异。溃疡面常有浆液、脓液、血液或坏死组织。主要由结节或肿块破溃,或外伤后形成,愈合后可形成瘢痕。

6. 裂隙(fissure) 裂隙亦称皲裂。系皮肤的线条状裂口。深度常可达真皮,并有疼痛或出血,多发生于掌跖、指(趾)关节部位以及口角、肛周等处(图 2-19)。常由于局部皮肤干燥或慢性炎症等引起的皮肤弹性减弱或消失,再加外力牵拉而形成。

7. 痂(crust) 痂是由皮损表面的浆液、脓液、血液、药物以及脱落组织等混合而凝成的附着物(图 2-20)。其颜色可因内含成分不同而异。例如浆液性痂呈淡黄色、脓痂呈黄绿色,血痂则呈棕色或暗红色。

8. 苔藓样变(lichenification) 亦称苔藓化。表现为皮肤局限性浸润肥厚,皮沟加深,皮嵴隆起,呈多个多角形的丘疹,群

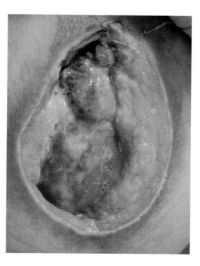

图 2-18 溃疡

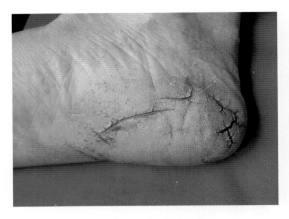

图 2-19 裂隙

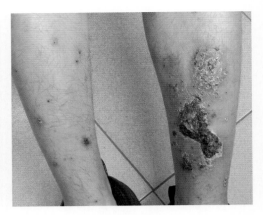

图 2-20 痂

集或融合成片,表面粗糙,似皮革样,边缘清楚(图 2-21),常伴剧痒。常因经常搔抓或摩擦使角质层及棘细胞层增厚,真皮产生慢性炎症等所致。常见于神经性皮炎及慢性湿疹。

9. 萎缩(atrophy) 是一种退行性改变所引起的表皮变薄或真皮和皮下组织的减少(图 2-22,图 2-23)。可发生于表皮、真皮或皮下组织。①表皮萎缩:为局部表皮菲薄,呈半透明羊皮纸样,表面可有细皱纹,正常皮沟变浅或消失。②真皮萎缩:为真皮结缔组织减少所致,常伴有皮肤附属器的萎缩。表现为局部皮肤凹陷,但表皮纹理可正常。③皮下组织萎缩:主要由皮下脂肪组织减少所致的明显凹陷,局部皮纹正常。

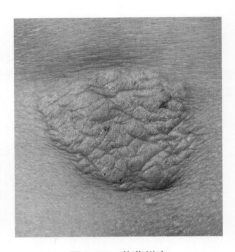

图 2-21 苔藓样变

10. 瘢痕(scar) 溃疡被新生结缔组织和新生表皮覆盖形成瘢痕。其轮廓与先前损害相一致。表面光滑,无皮纹,亦无毛发,缺乏弹性(图 2-24),增生明显而隆起者,称增生性瘢痕;局部凹陷,皮肤变薄,柔软而发亮者,称萎缩性瘢痕。

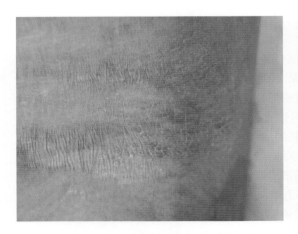

图 2-22 萎缩

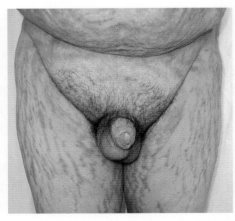

图 2-23 萎缩

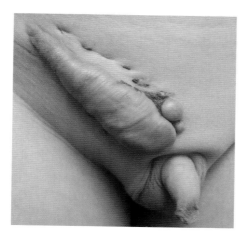

图 2-24 瘢痕

第二节 皮肤性病的诊断

皮肤性病发生于体表,大多看得见,摸得着,故皮肤性病科非常重视皮损形态学的观察和描述。皮肤性病的诊断与其他临床学科一样,也必须根据病史、体格检查和必要的实验室检查,并对其进行综合分析后作出正确的诊断。

一、病史

病史包括如下内容:

1. 一般项目 包括病人的姓名、性别、年龄、职业、籍贯、种族及婚姻状况等。

2. 主诉 病人就诊的主要症状、发病部位和持续时间。

3. 现病史 疾病发生、发展的经过,尤其要注意皮损的起始部位和特点。病人的自觉症状。可能的病因或诱因,如食物、药物、接触物及感染等。来医院前的诊治经过、疗效及不良反应等。由于治疗皮肤病的非处方(OTC)药物较多,应详细询问病人就诊前的用药情况。

4. 既往史 过去有无类似疾病,有无食物、药物、接触物及对动、植物过敏史。

5. 个人史 生活习惯、个人嗜好、职业、工作环境。女性病人应询问月经、妊娠和生育史,对性病病人要询问其性接触史,性伴情况。

6. 家族史 家族中有无类似疾病病人,与遗传、传染有无关联等。

二、体格检查

1. 全身检查 有的皮肤性病常伴有内脏或全身性疾患,故应注意有无全身症状。全身检查与内科相同。

2. 皮肤黏膜检查 应在充足的自然光线下检查,诊室温度应适宜,检查部位应充分暴露,检查应包括皮肤、黏膜和皮肤附属器。

(1) 视诊:视诊时应注意皮损的以下内容。①部位与分布:是暴露部位还是遮盖部位,是伸侧、屈侧或间擦部位,还是多汗、多皮脂或与黏膜交界部位;是局限性还是全身性,若是全身性则应注意皮损是对称分布还是弥漫分布;是否沿某一血管、神经分布。②排列:是呈线状、带状还是呈环形、弧形或不规则形排列,是散在还是融合,是孤立还是群集存在。③性质:是原发损害还是继发损害,是单一皮损还是多种皮损。④大小及数目:皮损大小可实际测量,用厘米、毫米表示或用实物对比描述,如针头、绿豆、鸡蛋或手掌大小等;皮损数量少可用具体数字表明,皮损数量多则用较多、甚多表示。⑤颜色:正常皮色或红、黄、紫、黑、褐、蓝、白色,并注意其色调如淡红、鲜红或银白色等。⑥边缘与界限:清楚、比较清楚或模糊。⑦形状:圆形、椭圆形、弧形、多角形、不规则形或地图状等。⑧表面与基底:

表面可分为光滑或粗糙、隆起或凹陷,有无糜烂、溃疡、渗出、出血,有无鳞屑或痂等;基底可为较宽、较窄,或呈蒂状。⑨其他,如溃疡的深浅、水疱的大小、疱壁厚薄以及是否易破,疱液是澄清、浑浊还是血性等。

(2) 触诊:了解皮损的大小、形态、深浅、硬度及弹性等,有无浸润肥厚、萎缩变薄、松弛凹陷等,有无触痛、感觉过敏或减弱等,局部皮肤温度有无升高或降低,浅表淋巴结有无肿大、触痛或粘连。棘层细胞松解征(Nikolsky sign):是某些发生棘层松解病理变化的皮肤病(如天疱疮)检查方法,有四种阳性表现:①用手指推压水疱一侧,可使疱壁沿推压方向移动;②手指轻压疱顶,水疱向四周扩展;③稍用力在外观正常皮肤上推擦,表皮即剥离;④牵拉破损水疱壁时,可使水疱周围外观正常皮肤一起剥离。

3. 其他临床检查

(1) 玻片压诊试验(diascopic examination):用洁净、透明的玻片按压红斑 15 秒以上,可使红色消退,当玻片松开后红色复现。如为瘀点、瘀斑,则玻片按压后颜色不变。寻常狼疮结节压诊时呈现特有的苹果酱色(图 2-25)。

(2) 皮肤划痕试验(dermatographic test):用钝器以适当压力划压皮肤,划后 3~15 秒,在划过处出现红色线条;划后 15~45 秒,在红色线条两侧出现红晕;划后 1~3 分钟沿划痕出现条状风团者为皮肤划痕试验阳性,见于荨麻疹病人(图 2-26)。

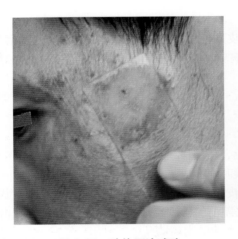

图 2-25 玻片压诊试验

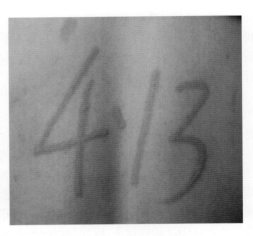

图 2-26 皮肤划痕试验

(3) 斑贴试验(patch test):是临床用于检测Ⅳ型变态反应的一种诊断方法(图 2-27)。根据受试物的性质配制成适当浓度的浸液、溶液、软膏或用原物作为试剂。方法:取 4 层 1cm×1cm 大小的纱布用试剂浸湿,或将受试物置于纱布上,然后贴于前臂屈侧或背部脊柱两侧,其上用一稍大的玻璃纸覆盖,用橡皮膏固定边缘;现多采用铝制小室斑试器,将受试物置于小室内,贴于前臂屈侧或背部脊柱两侧,一般 48 小时后取下试物,间隔 30 分钟,查看结果。可视具体情况在 72 小时或 96 小时后进一步观察结果。试验期间一旦出现较严重的局部和全身变态反应,应立即取下试物,并用清水洗净及适当处理。如同时做多个不同试验物时,每 2 个之间的距离至少为 4cm。试验时必须设对照。

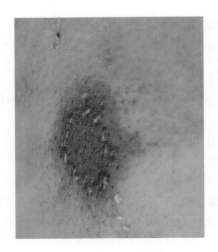

图 2-27 斑贴试验(阳性)

结果判定:①阴性反应:受试部位无任何反应。②阳性反应:"±"为可疑,皮肤出现轻微瘙痒、红斑;"+"为弱阳性,皮肤出现单纯红斑,瘙痒;"++"为中等阳性,皮肤出现水肿性红斑、丘疹;"+++"为强阳性,皮肤出现显著的红斑、水肿伴丘疹或水疱。

临床意义:阳性反应表示病人对试验物过敏,也可能是由于原发性刺激或其他因素所致的阳性反应,但后者一旦将试验物去除,反应可很快消退,而过敏所致者,试验物去除后24~48小时内,反应一般是增强而不是减弱。阴性反应则表示病人对试验物无敏感性。

注意事项:配制试验物质时应注意与原致病物一致,但浓度必须由低到高,以免引起强烈反应。禁用原发刺激物做斑贴试验。急性皮炎未消退前不应做斑贴试验。试验期间不能沐浴。试验前一周及试验期间禁用糖皮质激素和抗组胺药。

第三节 皮肤性病的实验室检查

一、真菌检查

1. 标本的采集 浅部真菌病常采取鳞屑、菌痂、毛发和甲屑等。深部真菌病,根据病情采取脓液、痰、尿、粪、口腔、阴道分泌物以及各种穿刺液和病变组织等。

2. 直接镜检 将采取的标本置于载玻片上,通常滴上1~2滴10%~20%氢氧化钾溶液后盖上盖玻片,放置数分钟或在火焰上微加温以加速角质溶解,然后轻轻压紧盖玻片使标本透明呈云雾状,驱除空气泡,吸去周围溢液,以免沾污盖玻片而妨碍镜检。

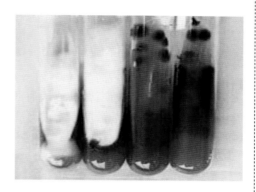

图 2-28 真菌培养

3. 真菌培养 主要用于确定菌种。在无菌条件下将标本接种于沙堡氏培养基斜面上(图2-28、图2-29)。一般每一斜面接种2~3处,每份病材接种2~3管。浅部真菌,在25℃室温下培养,一般1周左右即开始生长,观察2~3周;深部真菌,在37℃下培养,观察3~4周(图2-30)。

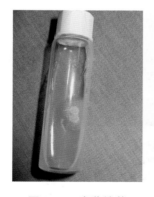

图 2-29 真菌培养

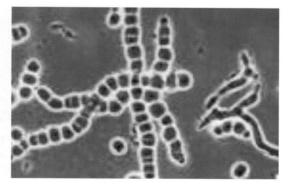

图 2-30 真菌菌丝

二、疥螨检查

首先于皮损处寻找隧道,在隧道末端虫点底部1mm处用注射针头垂直于隧道长轴进针,直至虫点底部后放平针杆,稍加转动,疥虫即落入针口孔槽内,缓慢挑破皮肤;或用消毒外科刀片沾少许矿物油刮取丘疹顶部的角质部分,移附着物于玻片并滴生理盐水后镜检可找到疥虫(图2-31、图2-32)。

三、醋酸白试验

人乳头瘤病毒感染的上皮细胞与正常细胞产生的角蛋白不同,能被冰醋酸致白。用棉签清除皮损表面分泌物后,外涂冰醋酸5分钟后观察,皮损变为白色,周围正常组织不变色为阳性。

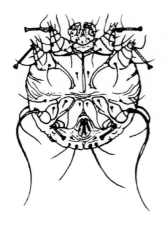

图 2-31 疥虫(雄)

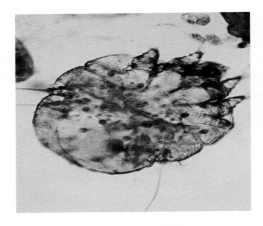

图 2-32 疥虫(雌)

四、梅毒螺旋体检查

1. 梅毒螺旋体暗视野显微镜检查　检查者戴手套,无菌生理盐水棉拭子拭去皮损(硬下疳、溃疡、扁平湿疣及湿疹等)表面污物,或用消毒钝刀轻轻除去痂皮,轻刮皮损表面并轻施压力至出现渗液而无出血为度。用盖玻片蘸取少量渗出液,覆盖于有生理盐水的载玻片上,盖上盖玻片,置于暗视野显微镜下,见长 5~20μm,有 6~12 个螺旋,运动活泼的螺旋体即为阳性(图 2-33、图 2-34)。

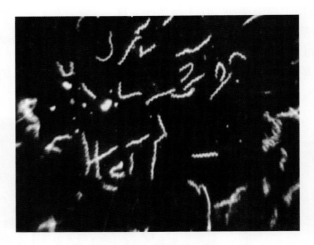

图 2-33 梅毒螺旋体(暗视野检查)

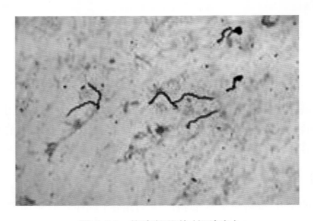

图 2-34 梅毒螺旋体(银染色)

2. 梅毒的血清学检查　包括非梅毒螺旋体抗原血清试验和梅毒螺旋体抗原血清试验。前者有性病研究实验室试验(venereal disease research laboratory test,VDRL)、不加热血清反应素试验(unheated serum reagin test,USR)、快速血清反应素环状卡片试验(rapid plasma reagin circle card test,RPR)、甲苯胺红不需加热血清试验(toluidine red unheated serum test,TRUST);后者有梅毒螺旋体颗粒凝集试验(treponema pallidum agglutination,TPPA)、荧光螺旋体抗体吸收试验(fluorescent treponemal antibody-absorption test,FTA-ABS)和梅毒螺旋体血细胞凝集试验(treponema pallidum hemaglutination assay,TPHA)等。

非梅毒螺旋体抗原血清试验敏感性高而特异性低,当结果为阳性、临床表现符合梅毒时,可初步诊断梅毒;定量检查是观察疗效、判断复发及再感染的有效方法。梅毒螺旋体抗原血清试验结果为阳性时,则可确诊为梅毒。

五、淋病奈瑟菌检查

1. 直接涂片检查　取脓性分泌物涂片、干燥、固定、革兰染色可见革兰阴性细胞内双球菌(图2-35)。女性病人需取宫颈分泌物检查。

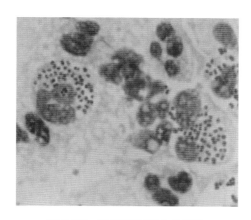

图 2-35　淋球菌直接涂片镜检

2. 培养　取男性尿道口以上 2.0~4.0cm 及女性宫颈内 1.0~2.0cm 处分泌物,直接接种于 T-M、NYG 培养基培养,24~48 小时挑取菌落做革兰染色、氧化酶试验及糖发酵试验等鉴定,并做药敏试验测最小抑菌浓度以及 β- 内酰胺酶检测。

本章小结

瘙痒是最常见的自觉症状,重症病人可伴全身症状。原发损害包括斑疹、丘疹、斑块、风团、水疱、脓疱、结节、囊肿;继发损害包括鳞屑、痂、浸渍、糜烂、溃疡、抓痕、裂隙、苔藓样变、萎缩和瘢痕;原发损害和继发损害不是孤立的、静止不变的,一种损害可演变为另一种损害,要有辩证唯物主义思想。皮肤性病的诊断需要采集完整病史,体格检查顺序为一看部位与分布,二看排列,三看皮损性质,体格检查应有明亮的光线,室内温度要适宜,要充分暴露皮损,黏膜及皮肤附属器应同时检查。应根据病情合理选择实验室检查。

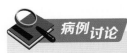

病人,男,69岁。右小腿胫前皮肤起"红斑"伴发热1天。右小腿肿胀、疼痛。既往有足癣病史。查体:T 38.9℃,右小腿胫前皮肤可见大片水肿性红斑,境界清楚,局部皮温升高,压痛(+),右足第1趾间可见浸渍,白色腐皮。

问题:

1. 本例病人有哪些原发损害和继发损害,皮损的分布属于哪种形式?
2. 本例病人在选择辅助检查时除要做血常规外,还应选择哪项皮肤科实验室检查?

扫一扫,测一测

思考题

1. 简述皮肤科临床常见的自觉症状。
2. 简述原发损害和继发损害产生的原因。
3. 试以湿疹为例,写出由红斑到色素改变的皮损演变过程。

(魏志平)

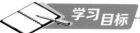学习目标

1. 掌握　外用药物的治疗原则与使用注意事项。

2. 熟悉　抗组胺药、糖皮质激素、维 A 酸类等常用内用药物的药理作用、适应证、禁忌证和不良反应;外用药的种类和剂型;冷冻、电疗的治疗原理、适应证及术后处理。

3. 了解　常用外科治疗方法及适应证;激光与光子治疗、光疗、放射治疗的治疗原理、适应证;皮肤性病的预防及护理;皮肤的美容。

4. 具备在基层医院开展冷冻、电疗等治疗操作,施行面膜、化妆术等美容操作的能力。

5. 能帮助、指导正确使用外用药,指导皮肤性病的护理和皮肤的美容;能开展皮肤性病的预防宣教。

　　皮肤是机体的重要组成部分,许多皮肤性病有全身反应,有的皮肤性病是全身疾病的局部表现或与全身情况有密切关系。皮肤性病的整体和局部治疗很重要,同时也应积极做好皮肤性病预防、护理及皮肤的美容。

第一节　皮肤性病的预防

　　1. 保持皮肤清洁　皮肤表面有污垢、皮肤排泄物、病原生物等黏附,若不及时清洗,会影响皮肤的结构和功能,甚至有致病作用,因此,清洁皮肤非常重要。应选择自来水、河水、湖水等对皮肤无刺激性的软水,温度适宜,清洁剂要适合皮肤的类型,对皮肤的刺激性小。沐浴次数及时间应根据季节、环境的不同而异。

　　2. 保持充足睡眠　良好的睡眠习惯和充足的睡眠时间对维持皮肤的更新和功能非常重要,同时睡眠时大脑皮质处于抑制状态,有利于消除疲劳、恢复活力。生物钟因人而异,成人应保持每天 6~8 小时睡眠,过劳或失眠者往往因皮肤不能正常更新而颜色黯淡。

　　3. 保持合理饮食　蛋白质、脂肪、糖、维生素和微量元素都是维持皮肤正常结构和功能代谢、保持皮肤健康所必需的物质,因此饮食结构必须合理。应注意饮食多样化、合理化,避免偏食,以保证机体能获得皮肤健康所需的各种营养素;戒除一切对皮肤有害的饮食癖好,多食蔬菜、水果、瘦肉、鱼、豆类等健康食品,少吃油脂及精制食物。

　　4. 保持健康心理　精神状态与皮肤性状关系密切。情绪稳定、心情舒畅可使皮肤血管扩张、血流量增加、代谢旺盛,皮肤红润、容光焕发;抑郁、忧愁、焦虑或紧张均可引起和加快皮肤衰老,使肤色黯淡、灰黄、缺乏生气。精神创伤、过度紧张、忧郁、悲观等,可使皮肤疾病发作或加重、影响治疗效果。

　　5. 坚持锻炼身体　经常、适当的体育锻炼(如跑步、登山、游泳等)可增加皮肤对氧气、阴离子的吸

收,加速废物排泄,增加血流携氧量,增强皮肤对外界环境的适应能力及抵抗力,保持皮肤健康。

6. 防止致病因素的作用 各种皮肤性病的病因不同,应采取针对性的预防措施。感染性皮肤病特别是性病应大力普及预防知识,形成社会性的预防,控制传染源,切断传播途径;对变态反应性疾病尽可能避免接触过敏原,避免再次接触、摄入;发病与饮食可能有密切关系的,应避免吃鱼、虾、蟹、蛋、羊肉等易过敏及辛辣刺激性食物;避免日光过度照射,避免接触强酸、强碱等有害因素。

7. 合理使用护肤品 护肤品有清洁、保护、营养皮肤等作用,使用得当,可清洁皮肤、补充皮肤营养、增加皮肤抵抗力、防止致病因素的作用、延缓皮肤老化,使皮肤变得更加健美。应根据皮肤的类型、护肤品的性能和剂型、皮肤的吸收特点等选择护肤品。

第二节 皮肤性病的治疗

皮肤性病的治疗可采用药物治疗、物理治疗、外科治疗等,药物治疗包括内用药物治疗、外用药物治疗。

一、内用药物治疗

药物治疗是皮肤性病的主要治疗手段,口服、注射等内用药物治疗是许多皮肤性病的治疗方法,抗组胺药、糖皮质激素、抗感染药物是常用的内用药。

(一) 抗组胺药物

抗组胺药物(antihistamines)是皮肤科最常使用的药物。组胺有使毛细血管扩张、血管通透性增高、平滑肌收缩、腺体分泌增加及血压下降等作用。抗组胺药通过竞争效应细胞上的组胺受体,发挥抗组胺作用。根据竞争受体的不同,抗组胺药可分为 H_1 受体拮抗剂和 H_2 受体拮抗剂。

1. H_1 受体拮抗剂 与组胺有相同的乙基胺结构,能与组胺争夺 H_1 受体,减轻或消除组胺引起的毛细血管扩张、血管通透性增高、平滑肌收缩、腺体分泌增加及血压下降等。此外还有不同程度的抗胆碱及抗 5- 羟色胺作用。

第一代 H_1 受体拮抗剂多数易通过血 - 脑屏障,导致乏力、困倦、头晕、注意力不集中、口干、排尿困难、瞳孔散大等不良反应。高空作业及精细工作者、驾驶员、肝肾功能不全者、癫痫病人禁用或慎用,青光眼和前列腺肥大者也应慎用或禁用。常用药物见表 3-1。

表 3-1 常用的第一代 H_1 受体拮抗剂

药名	成人剂量及用法	常见不良反应及注意事项
氯苯那敏 (chlorpheniramine)	4~16mg/ 次,3 次 / 日,口服或 10mg/ 次,1~2 次 / 日,肌内注射	嗜睡、痰液黏稠、胸闷、咽喉痛、心悸、失眠、烦躁
苯海拉明 (diphenhydramine)	25~50mg/ 次,3 次 / 日,口服或 20mg/ 次,1~2 次 / 日,肌内注射	头晕、嗜睡、口干,青光眼者慎用
赛庚啶 (cyproheptadine)	2~4mg/ 次,3 次 / 日,口服	嗜睡、头痛、失眠、口干、光敏性、低血压、心动过速、尿潴留、体重增加,青光眼者禁用
多塞平 (doxepin)	25mg/ 次,2~3 次 / 日,口服	嗜睡、口干、视物模糊、体重增加,青光眼、孕妇、儿童慎用
异丙嗪 (promethazine)	12.5~25mg/ 次,3 次 / 日,口服或 25~50mg/ 次,1~2 次 / 日,肌内注射	嗜睡、低血压、注意力不集中,青光眼及肝、肾功能不全者慎用
酮替芬 (ketotifen)	1mg/ 次,2 次 / 日,口服	嗜睡、疲倦、口干、恶心、头晕、体重增加

第二代 H_1 受体拮抗剂口服吸收快,不易通过血 - 脑屏障,不产生嗜睡或仅有轻度困倦作用,30 分钟起效,1~2 小时达高峰,24 小时内由肾脏完全排泄。常用药物见表 3-2。

表 3-2 常用的第二代 H_1 受体拮抗剂

药名	成人剂量及用法	不良反应及注意事项
阿斯咪唑 (astemizole)	10mg/次，1次/日，口服	连续使用 1 个月以上可出现体重增加，孕妇慎用，忌与唑类抗真菌药物合用
氯雷他定 (loratadine)	10mg/次，1次/日，口服	偶见乏力、头痛、口干、恶心，2 岁以下儿童、孕妇、哺乳期妇女、肝肾功能损害者慎用
西替利嗪 (cetirizine)	10mg/次，1次/日，口服	头痛、头晕、胃肠道反应，婴幼儿、孕妇、哺乳期妇女慎用
特非那定 (terfenadine)	60mg/次，2次/日，口服	偶见乏力、头痛、口干、心律不齐，孕妇慎用，忌与大环内酯类抗生素、唑类抗真菌药物合用
非索非那定 (fexofenadine)	60mg/次，2次/日，口服	婴幼儿、孕妇、哺乳期妇女慎用
咪唑斯汀 (mizolastine)	10mg/次，1次/日，口服	严重肝病、心脏病病人禁用，轻度困倦、婴幼儿、孕妇、哺乳期妇女禁用，忌与大环内酯类抗生素、唑类抗真菌药物合用

2. H_2 受体拮抗剂　与 H_2 受体有较强亲和力，可拮抗组胺的血管扩张、血压下降和胃液分泌增多等作用，如西咪替丁 (cimetidine)200mg，2 次/日，口服；雷尼替丁 (ranitidine)150mg，2 次/日，口服。H_2 受体拮抗剂和 H_1 受体拮抗剂合用治疗慢性荨麻疹效果较好。西咪替丁还有增强细胞免疫功能及抗雄性激素作用，可用于治疗带状疱疹和痤疮。不良反应有腹泻、腹胀、口苦、口干、血清转氨酶升高。用药剂量较大时可引起男性乳房发育、性欲减低，停药即可消失。孕妇忌用。

（二）糖皮质激素

糖皮质激素 (glucocorticoid) 具有抗炎、免疫抑制、抗细胞毒、抗休克、抗增生等多种作用。

短程治疗用于药疹、接触性皮炎、急性荨麻疹等，症状明显改善后，可较快减量或停药；中程治疗用于病期较长的疾病，如过敏性紫癜、多形性红斑，症状控制后常需 2~3 个月递减，逐渐过渡至停药；长程治疗用于慢性疾病、免疫功能异常性疾病，如免疫性大疱性皮肤病、结缔组织病、淋巴瘤等，应早期、足量、持续用药，待病情控制后缓慢减量，每 5~7 天减量一次，每次减量为原剂量的 10%，病情稳定后，需持久用泼尼松 5~10mg/d，维持 6~12 个月以上。冲击疗法用于危重抢救病例，如过敏性休克、喉头水肿、系统性红斑狼疮有严重肾损害或脑损害，用甲泼尼龙 0.5~1g 加入 5% 葡萄糖液 500ml 中静脉滴注，3~10 小时滴完，持续用药 3~5 天后，改用口服泼尼松 40~80mg/d，维持治疗一段时间；局部注射用于治疗瘢痕疙瘩、神经性皮炎、慢性增生性皮肤病等，用泼尼松龙悬浊液和 0.5%~1% 的利多卡因混合后，注射于皮损内或距皮损边缘 1cm 处，每周 1 次，4~6 周为 1 个疗程。

长期大剂量使用糖皮质激素可出现不良反应，如并发感染、消化道溃疡或合并出血及穿孔、糖尿病、骨质疏松、骨折及骨缺血性坏死、低钾血症、精神障碍，此外还可引起满月脸、食欲和体重增加、痤疮、多毛和萎缩纹等，因此要严格掌握糖皮质激素的适应证，经常注意不良反应的发生，及时给予必要处理。

常用糖皮质激素见表 3-3。

（三）抗生素

1. 青霉素类　对球菌作用较强，对革兰阳性杆菌、螺旋体(梅毒螺旋体)、放线菌也有疗效，主要用于治疗丹毒、脓疱疮、疖、痈、蜂窝织炎、梅毒、淋病、类丹毒、败血症等。半合成青霉素，如苯唑青霉素钠、邻氯青霉素钠、氨苄青霉素钠、羟氨苄青霉素、哌拉西林钠等，主要用于耐药性金黄色葡萄球菌感染。使用前应询问有无过敏史并常规进行皮试。

2. 头孢菌素类　为半合成广谱抗生素，能杀菌，作用机制似青霉素，主要用于耐药金黄色葡萄球菌及一些革兰阴性杆菌所引起的严重感染如败血症，主要不良反应有肝、肾损害，变态反应等，主要有头孢拉定、头孢哌酮、头孢呋辛、头孢噻肟、头孢曲松、头孢克肟等。对青霉素过敏者应注意与本类药物的交叉过敏。

表 3-3　常用的糖皮质激素

效能	药名	抗炎效价	等效剂量	成人剂量及用法
低效	氢化可的松 （hydrocortisone）	1	20	10~20mg/ 次，1~4 次 / 日，口服；100~400mg/ 次，1 次 / 日， 静脉滴注
中效	泼尼松 （prednisone）	4	5	5~20mg/ 次，2~4 次 / 日，口服
	泼尼松龙 （prednisolone）	4~5	5	5~20mg/ 次，2~4 次 / 日，口服 10~25mg/ 次，1 次 / 日，静脉滴注
	甲泼尼龙 （methylprednisolone）	7	4	4~16mg/ 次，2~4 次 / 日，口服 40~80mg/ 次，1 次 / 日，静脉滴注
	曲安西龙 （triamcinolone）	5	4	4~8mg/ 次，2~4 次 / 日，口服
高效	地塞米松 （dexamethasone）	30	0.75	0.75~1.5mg/ 次，2~4 次 / 日，口服；2~20mg/ 次，1 次 / 日， 静脉滴注
	倍他米松 （betamethasone）	40	0.5	0.5~1.0mg/ 次，2~4 次 / 日，口服；6~12mg/ 次，1 次 / 日， 肌内注射

3. 氨基糖苷类　广泛用于感染性疾病，尤其是革兰阴性杆菌引起的败血症及其他类型化脓性感染。主要不良反应为肾毒性、耳毒性及阻断神经肌肉接头，临床应用需加以注意，主要药物有链霉素、庆大霉素、大观霉素、阿米卡星（丁胺卡那霉素）等。

4. 四环素类　为广谱抗生素，除对革兰阳性菌和阴性菌都有效外，对衣原体、支原体、螺旋体也有良好效果。主要不良反应有胃肠道反应、二重感染、对骨和牙生长的影响、肝脏毒性等。主要药物有四环素、多西环素、二甲胺四环素等。

5. 大环内酯类　抗菌谱与青霉素类相似，主要对革兰阳性菌及某些革兰阴性球菌有效，对衣原体、支原体和螺旋体亦有效，毒性较低，可用于对青霉素过敏的病人。主要药物有红霉素、交沙霉素、螺旋霉素、罗红霉素、克拉霉素、阿奇霉素等。

6. 喹诺酮类　为抗菌谱广、抗菌活力强、不良反应较少的新型抗菌药，其抗菌机制与各种常用的抗生素不同，因此与其他抗菌药物无交叉耐药性。主要药物有诺氟沙星、氧氟沙星、培氟沙星、环丙沙星、依诺沙星等。可用于金黄色葡萄球菌、溶血性链球菌、大肠杆菌等引起的皮肤软组织感染，亦可用于治疗软下疳、淋病及其他非淋球菌感染性尿道炎，氧氟沙星、培氟沙星还可用于治疗皮肤结核和麻风，特别是在治疗麻风的联合化疗中可缩短病程。

7. 磺胺类　具有抗菌谱广、口服吸收较迅速、不易变质的优点。按作用性质和半衰期长短分为：①短效磺胺，4~6 小时给药 1 次；②中效磺胺，每日给药 1~2 次；③长效磺胺，每日或每周给药 1~2 次，首次剂量宜加倍。对革兰阳性和阴性菌、衣原体、奴卡菌有效，常用于革兰阳性和阴性球菌所致的皮肤性病。主要药物有复方磺胺甲噁唑。磺胺吡啶、柳氮磺吡啶对连续性肢端皮炎、疱疹样皮炎、坏疽性脓皮病等有一定疗效。部分病人可引起变态反应。

8. 抗结核药　包括异烟肼、利福平、乙胺丁醇等，除对结核杆菌有效外，也用于治疗某些非结核分枝杆菌，一般需要联合用药。

去甲万古霉素、克林霉素、磷霉素、多黏菌素等可根据病情酌情选用。

（四）抗病毒药物

1. 核苷类抗病毒药　主要有阿昔洛韦及同类药物

（1）阿昔洛韦（acyclovir）：在病毒感染的细胞内利用病毒胸腺嘧啶核苷激酶的催化生成单磷酸阿昔洛韦，然后在细胞激酶的作用下转化为三磷酸阿昔洛韦，对病毒 DNA 多聚酶具有强大的抑制作用，干扰病毒 DNA 的合成，主要用于单纯疱疹、带状疱疹、生殖器疱疹等。不良反应有注射处静脉炎、暂时性血清肌酐升高。肾功能不全者慎用。

（2）伐昔洛韦（valaciclovir）：口服吸收快，在体内迅速转化成阿昔洛韦，血浓度较口服阿昔洛韦高

3~5 倍,提高了生物利用度。抗病毒谱广,较阿昔洛韦安全,服用方便。过敏者及孕妇禁用。

（3）泛昔洛韦（famciclovir）：口服吸收快,在体内转化为喷昔洛韦,喷昔洛韦作用机制与阿昔洛韦相似,组织中浓度高。

（4）更昔洛韦（ganciclovir）：为阿昔洛韦衍生物,抗巨细胞病毒作用较阿昔洛韦强,可用于免疫缺陷并发巨细胞病毒感染的病人。

2. 利巴韦林（ribavirin）　是一种广谱抗病毒药物,通过干扰病毒核酸合成而阻止病毒复制,对多种 DNA 病毒或 RNA 病毒有效。对疱疹病毒、流感病毒、腺病毒均有抑制作用。不良反应有口渴、白细胞减少等,妊娠早期忌用。

3. 干扰素（interferon）　是病毒或其诱导剂进入宿主细胞内诱导该细胞产生的一种糖蛋白,有抑制病毒、抗肿瘤及免疫调节作用。目前常用的人干扰素有 3 种,α- 干扰素（白细胞干扰素）、β- 干扰素（成纤维细胞干扰素）、γ- 干扰素（免疫干扰素）。可用于病毒性皮肤病（如严重带状疱疹）和肿瘤病人。可有流感样症状、发热和肾损害等不良反应。

聚肌胞是最常用的干扰素诱导剂,诱导产生的干扰素能与病毒 DNA 多聚酶结合而阻止病毒复制,用于带状疱疹、单纯疱疹、扁平疣、寻常疣等。可有轻度发热,孕妇忌用。

（五）抗真菌药物

1. 灰黄毒素（griseofulvin）　灰黄霉素是一种窄谱抗真菌药物,结构与鸟嘌呤相似,能竞争性抑制鸟嘌呤进入 DNA 分子中,干扰真菌 DNA 合成而抑制真菌的生长,并且它与微管蛋白结合,阻止真菌细胞分裂,对皮肤癣菌有抑制作用。口服吸收后,经汗腺进入角质层,并与毛囊及甲的角蛋白结合,保持较高浓度,阻止皮肤癣菌继续侵入,待病变组织代谢脱落后,由新生正常组织代替,达到治疗目的。主要用于头癣、泛发性体癣,对花斑糠疹及深部真菌病无效。超微粒制剂吸收较快,与高脂肪饮食同服,可增加吸收率。可有胃肠反应、头晕、光敏性药疹、白细胞减少及肝损害等不良反应。

2. 多烯类药物（polyene）　能与真菌胞膜上的麦角固醇结合,使膜上形成微孔,改变膜的通透性,引起细胞内物质外渗,导致真菌死亡。

（1）两性霉素 B（amphotericin B）：广谱抗真菌药物,对多种深部真菌有较强抑制作用,但对皮肤癣菌抑制作用较弱,不用于浅部真菌病的治疗。因口服吸收不良且不稳定,仅能静脉滴注。成人剂量为 0.1~0.7mg/（kg·d）,最大剂量不超过 1mg/（kg·d）,从小剂量开始,根据全身反应缓慢加量。滴注液的浓度应小于 0.1mg/ml,缓慢滴注,6~8 小时滴完。常有寒战、发热、食欲减退、肾损害、低血钾和静脉炎等不良反应,需与地塞米松等联合应用。两性霉素 B 脂质体是一种内含两性霉素 B 的双层脂质体,能降低与胆固醇的结合,而增强与麦角胆固醇的结合,可减少两性霉素 B 的不良反应。

（2）制霉菌素（nystatin）：对念珠菌和隐球菌有抑制作用。因毒性强,不能用于注射。口服难吸收,大部分从粪便排泄,因此用于消化道念珠菌感染。成人 200 万 ~400 万 U/d,儿童 5 万 ~10 万 U/（kg·d）,分 3~4 次口服。有轻微胃肠道反应。

3. 5- 氟胞嘧啶（5-fluorocytosine,5-FC）　是人工合成的抗真菌药物,能选择性进入真菌细胞内,在胞嘧啶脱氨酶作用下转化为氟尿嘧啶,干扰真菌核酸合成。人体组织内缺乏此种酶,故毒性较小。口服吸收较好,可通过血 - 脑屏障。用于隐球菌病、念珠菌病、着色真菌病。与两性霉素 B 联合应用可减少耐药性的发生率,并有协同作用。成人剂量为 50~150mg/（kg·d）,分 3 次服,疗程为数周至数月。有恶心、食欲减退、白细胞减少、血小板下降等不良反应。肾功能不良者慎用,孕妇忌用。

4. 唑类药物（azole）　是人工合成的广谱抗真菌药,通过抑制细胞色素 P450 依赖酶,干扰真菌细胞的麦角固醇合成,导致麦角固醇缺乏,使真菌细胞生长受到抑制,对酵母菌、丝状真菌、双相真菌等均有较好的抑制作用。克霉唑（clotrimazole）、咪康唑（miconazole）、益康唑（econazole）、联苯苄唑（bifonazole）等主要外用治疗浅部真菌病。

（1）酮康唑（ketoconazole）：主要用于系统性念珠菌感染、慢性皮肤黏膜念珠菌病、泛发性体癣、花斑糠疹等的治疗。该药吸收需要胃酸,故空腹服药,且不宜同服减少胃酸的药物。有恶心、眩晕等不良反应,有较严重的肝脏毒性。长期大剂量服用可引起血中雄激素水平下降,男性乳房发育或阳痿,也可出现心悸、过敏性休克、血小板减少、嗜酸性粒细胞增多、中性粒细胞减少及皮损等。可致畸,孕妇忌用。

(2) 伊曲康唑（itraconazole）：是三唑类广谱高效抗真菌药，有高度亲脂、亲角质的特性，口服或静脉给药，在皮肤和甲中药物浓度迅速超过血浆浓度，且皮肤浓度可持续数周，甲浓度持续 6~9 个月。用于孢子丝菌病、隐球菌病、念珠菌病、着色真菌病和浅部真菌病等。常见恶心、头痛、胃肠道不适和转氨酶水平升高等不良反应。

(3) 氟康唑（fluconazole）：是一种可溶于水的三唑类叔醇。该药可供静注，不经肝脏代谢，90% 以上由肾脏排泄，可通过血 - 脑屏障，作用迅速，因此适用于肾脏及中枢神经系统等深部真菌感染。适用念珠菌病、隐球菌病等。少数病人可引起胃肠反应、皮损、肝功能异常、低钾、白细胞减少等不良反应。

5. 丙烯胺类药物（allylamine） 可供内用的有特比萘芬（terbinafine），属第二代丙烯胺类抗真菌药，能抑制真菌细胞上麦角固醇合成所需的鱼鲨烯环氧化酶，达到杀灭和抑制真菌的双重作用。口服吸收好，作用快，有较好的亲脂和亲角质性，对甲真菌病和角化过度型手癣疗效较好，对酵母菌效果较差。少数病人有胃肠反应及皮损等。

6. 碘化钾（potassium iodide） 是治疗孢子丝菌病的首选药物，亦可用于皮肤血管炎、脂膜炎及非感染性肉芽肿等的治疗。不良反应为眼睑肿胀、流泪、喷嚏、咽喉炎等似感冒症状。有碘过敏史、孕妇禁用，结核病病人忌用。

（六）维 A 酸类药物

维 A 酸类药物是一组与天然维生素 A 结构类似的化合物，能调节上皮细胞和其他细胞的生长和分化，对恶性细胞生长有抑制作用，可调节免疫和炎症过程，主要不良反应有致畸、高甘油三酯血症、高血钙、骨骼早期闭合、皮肤黏膜干燥、肝功能异常等，根据其分子结构的不同，有三代维 A 酸供临床应用。

1. 第一代维 A 酸 是维 A 酸的天然代谢产物，主要有全反式维 A 酸（all-transretinoicacid）、异维 A 酸（isotretinoin）、维胺脂（viaminate）。

2. 第二代维 A 酸 是单芳香族维 A 酸，主要有依曲替酯（etretinate）、依曲替酸（etratain）。依曲替酯主要用于严重银屑病、各型鱼鳞病、掌跖角化病等，可与糖皮质激素、PUVA 联用治疗皮肤肿瘤。依曲替酸是依曲替酯的替代产品，用量较少，半衰期较短，安全性显著提高。第二代维 A 酸比第一代维 A 酸不良反应轻。

3. 第三代维 A 酸 为多芳香族维 A 酸，代表药物是芳香维 A 酸乙酯（arotinoid），用于银屑病、鱼鳞病、毛囊角化病等。阿达帕林和他扎罗汀为外用制剂，可用于治疗痤疮和银屑病。

（七）免疫抑制剂

免疫抑制剂（immunosuppressant）对机体的免疫系统有非特异的抑制作用，既可抑制免疫应答，又可抑制肿瘤细胞的分裂，还有非特异性抗炎作用等。一般用于结缔组织病、免疫性大疱性皮肤病及皮肤肿瘤等的治疗。与糖皮质激素联合应用，可提高疗效，减少激素用量。不良反应有胃肠道反应、诱发感染、骨髓抑制、肝脏损害、致畸等。常用的有环磷酰胺、硫唑嘌呤、甲氨蝶呤、环孢素等。

1. 环磷酰胺（cyclophosphamide，CTX） 是烷化剂类免疫抑制剂，可抑制细胞生长、成熟和分化，对 B 淋巴细胞抑制作用更强，因此对体液免疫抑制明显。主要用于红斑狼疮、天疱疮、皮肌炎、变应性皮肤血管炎、原发性皮肤 T 细胞淋巴瘤等。

2. 硫唑嘌呤（azathioprine，AZP） 在体内代谢形成 6- 巯基嘌呤，对 T 淋巴细胞有较强抑制作用，可用于天疱疮、大疱性类天疱疮、红斑狼疮、皮肌炎等。

3. 甲氨蝶呤（methotrexate，MTX） 是叶酸代谢拮抗剂，能与二氢叶酸还原酶相结合，使二氢叶酸还原成四氢叶酸，干扰嘌呤和嘧啶核苷酸的生物合成，使 DNA 合成受阻，从而抑制淋巴细胞或上皮细胞的增生，主要用于治疗红斑狼疮、天疱疮、重症银屑病。

4. 环孢素（cyclosporin） 又称环孢素 A（cyclosporin A，CSA），是一种选择性作用于 T 淋巴细胞的免疫抑制剂，主要用于器官移植，也用于自身免疫性疾病等的治疗。可用于严重的银屑病、天疱疮、大疱性类天疱疮、特应性皮炎等。

5. 他克莫司（tacrolimus） 属大环内酯类抗生素，其免疫抑制作用的机制似环孢素，作用是环孢素的 10~100 倍，并有调节免疫功能和良好的抗炎作用。用于严重而顽固的银屑病、特应性皮炎、红斑狼疮等。

（八）免疫调节剂

免疫调节剂（immunomodulator）能增强机体的非特异性和特异性免疫反应，使不平衡的免疫反应趋于正常，主要用于病毒性皮肤病、自身免疫性疾病和皮肤肿瘤的治疗。

1. 卡介菌（Bacillus Calmette-Guerin，BCG） 是牛结核菌的减毒活菌苗，卡介菌多糖核菌是去掉菌体蛋白后提取的菌体多糖，可增强机体抗感染和抗肿瘤的能力。成人每次1ml肌内注射，隔日1次，15~18次为1个疗程。

2. 左旋咪唑（levamisole） 能增强机体的细胞免疫功能，调节抗体的产生。成人剂量为100~200mg/d，分2~3次口服，每2周连服3天为1个疗程，可重复2~3个疗程。有恶心、瘙痒、皮损、粒细胞和血小板减少等不良反应。

3. 转移因子（transfer factor） 是抗原刺激免疫活性细胞释放出来的一种多肽，无抗原性，可激活未致敏的淋巴细胞，并能增强巨噬细胞的功能。适用于带状疱疹、念珠菌病、特应性皮炎等辅助治疗。成人剂量1~2U，皮下注射，每周1~2次，1个月后改为每2周1次，疗程3个月至2年。

4. 胸腺肽（thymosin） 是一种具有免疫活性的多肽，胸腺因子D是从胸腺提取的多肽，对机体免疫功能有调节作用，成人剂量每次2~10mg，每日或隔日1次肌内注射或皮下注射，疗程根据疾病和病情而定，不良反应可有注射处红肿、硬结或瘙痒等。

（九）维生素类药物

维生素A可维持上皮组织正常功能，调节人体表皮角化过程，缺乏时可引起皮肤干燥、毛周角化、眼干燥症等，长期服用应注意肝脏损害；维生素C可降低毛细血管通透性，增强抵抗力；维生素E有抗氧化、维持毛细血管完整性、改善周围循环等作用，大剂量可抑制胶原酶活性，主要用于过敏性皮肤病、慢性炎症性皮肤病、色素性皮肤病及血管性皮肤病等的治疗。烟酸在体内转化为烟酰胺，有扩张血管的作用。维生素K、维生素B_6、维生素B_{12}等也较常用。

（十）其他类药物

1. 氯喹（chloroquine）和羟氯喹（hydroxy chloroquine） 能降低皮肤对紫外线的敏感性，稳定溶酶体膜，抑制中性粒细胞的趋化性和吞噬功能。主要用于红斑狼疮、多形日光疹、扁平苔藓等的治疗。主要不良反应为胃肠道反应、白细胞减少、药疹、角膜色素沉着、视网膜黄斑区损害、肝肾损害等，羟氯喹不良反应较小。

2. 氨苯砜（diaminodiphenylsulfone，DDS） 有抑制麻风杆菌，抑制白细胞趋化及稳定溶酶体膜的作用，可用于治疗麻风、类天疱疮、皮肤血管炎等。口服50~150mg/d，最好服6日休息1日，经常检测白细胞及血红蛋白，服药过程中应注意由于变性血红蛋白引起的发绀，长期服用需加服铁剂和维生素B_{12}。有致畸作用，孕妇禁用。

3. 沙利度胺（thalidomide） 用于治疗麻风反应、多形日光疹、盘状红斑狼疮、结节性痒疹等。成人口服100~400mg/d，有效后改为维持量，50~100mg/d。可致畸，引起周围神经炎，孕妇忌用。

4. 甲硝唑（metronidazole）、替硝唑（tinidazole） 除治疗滴虫病外，还可治疗阿米巴病、毛囊蠕形螨和厌氧菌感染，对酒渣鼻有一定疗效。剂量为200mg，2次/日，疗程10~15天。有恶心、口干、中性粒细胞减少等不良反应。

5. 钙剂 可增加毛细血管的致密度，降低通透性，有消炎、抗过敏作用，常用于急性湿疹、荨麻疹、药疹等。10%葡萄糖酸钙或5%溴化钙溶液，10ml/d，静脉缓慢注射，注射过快有引起心律不齐或停搏等危险。

6. 硫代硫酸钠（sodium thiosulfate） 有抗过敏和解毒作用。成人剂量为5%硫代硫酸钠10~20ml静脉缓慢注射，1次/日。注射过快可致血压下降。

7. 雷公藤多苷 具有免疫调节、抗炎、抗肿瘤和抗生育等作用，适用于红斑狼疮、皮肌炎、红皮病、天疱疮、类天疱疮、银屑病、掌跖脓疱病、皮炎或湿疹等。雷公藤多苷是雷公藤提取物，用量为1~1.5mg/（kg·d），分2~3次口服，1个月为1个疗程。常有消化道症状、肝脏损害、白细胞减少、精子活动降低、月经量减少或闭经。

8. 静脉用人血免疫球蛋白（intravenous immunoglobulin，IVIg） 大剂量IVIg治疗多种自身免疫性疾病，如危重红斑狼疮、红斑狼疮合并严重感染、消化道出血、昏迷等危重并发症、系统性红斑狼疮

(SLE)合并妊娠、激素或免疫抑制剂治疗无效的红斑狼疮、皮肌炎和多发性肌炎、天疱疮、大疱性类天疱疮等。成人剂量为 400mg/(kg·d),连用 3~5 天,必要时 2~4 周重复 1 次。不良反应较小,少数病人有一过性头痛、背痛、恶心、低热等,多与滴速过快有关。

二、外用药物治疗

皮肤是人体的外在器官,外用药物直接用于皮损,是皮肤性病治疗的重要方法。外用药物治疗时,局部药物浓度高、吸收少,具有疗效高、不良反应少的特点。

(一) 外用药物的种类及功能

常用外用药物按其作用分为以下类型。

1. 清洁剂(clearing agents)　有清除渗出物、鳞屑、痂和残留药物等作用,常用生理盐水、3% 硼酸溶液、1∶8000 高锰酸钾溶液、1∶1000 呋喃西林溶液、植物油和液体石蜡等。

2. 保护剂(protective agents)　有减少摩擦、防止刺激等保护皮肤的作用,常用滑石粉、20%~50% 氧化锌粉、10%~20% 炉甘石、淀粉、植物油等。

3. 止痒剂(antipruritic agents)　可通过麻醉、清凉等作用减轻瘙痒,常用 5% 苯唑卡因、1% 麝香草酚、1% 苯酚、5%~10% 樟脑、1% 薄荷脑等。各种焦油制剂,如煤焦油、糠馏油等,虽是角质促成剂,但也有止痒作用。

4. 抗菌剂(antiseptics)　有杀灭或抑制细菌的作用,常用 3% 硼酸溶液、0.1% 依沙吖啶、5%~10% 过氧化苯甲酰、1∶2000 苯扎溴铵、1% 克林霉素(氯洁霉素)、0.1% 小檗碱(黄连素)、1% 四环素、0.5%~3% 红霉素、2% 莫匹罗星等。

5. 抗真菌剂(antifungal agents)　有杀灭和抑制真菌的作用,常用唑类,如 2%~3% 克霉唑、1% 益康唑、2% 咪康唑、2% 酮康唑、1% 联苯苄唑;丙烯胺类,如 1% 特比萘芬;此外,10% 十一烯酸、5%~10% 水杨酸、6%~12% 苯甲酸、10%~30% 冰醋酸、2.5% 二硫化硒、5%~10% 硫黄等也有抗真菌作用。

6. 抗病毒剂(antiviral agents)　有抗病毒作用,3%~5% 阿昔洛韦(无环鸟苷)、5%~10% 碘苷(疱疹净)用于治疗单纯疱疹及带状疱疹;10%~40% 足叶草酯主要用于治疗尖锐湿疣及跖疣,足叶草酯毒素是足叶草酯的主要活性成分,药理作用更可靠,使用更安全,0.5% 足叶草酯毒素,2 次/日,用 3 天停 4 天为 1 个疗程,可重复 4 个疗程。

7. 杀虫剂(insecticides)　有杀灭疥螨、虱、蠕形螨等寄生虫的作用,常用 5%~10% 硫黄、1%γ-666、2% 甲硝唑、25% 苯甲酸苄酯、50% 百部酊、5% 过氧化苯甲酰等。

8. 角质促成剂(keratoplastics)　能促进表皮角质层正常化,常伴有收缩血管、减轻炎性渗出和浸润的作用,适用于有角化不全的疾病如银屑病,常用 2%~5% 煤焦油或糠馏油、5%~10% 黑豆馏油、3% 水杨酸、3%~5% 硫黄、0.1%~0.5% 蒽林、钙泊三醇软膏等。

9. 角质剥脱剂(keratolytics)　又称角质松解剂,使过度角化的角质层细胞松解脱落,常用 5%~10% 水杨酸、10% 间苯二酚(雷锁辛)、10% 硫黄、20%~40% 尿素、5%~10% 乳酸、10%~30% 冰醋酸、0.01%~0.1% 维 A 酸等。

10. 收敛剂(astringents)　能凝固蛋白质、减少渗出、促进炎症消退、抑制皮脂和汗腺分泌,常用 0.2%~0.5% 硝酸银、2% 明矾液、5% 甲醛等。

11. 腐蚀剂(caustics)　能破坏和去除增生的肉芽组织或赘生物,常用 30%~50% 三氯醋酸、纯苯酚、硝酸银棒、5%~20% 乳酸等。

12. 遮光剂(sunscreen agents)　能吸收或阻止紫外线穿透皮肤,有遮光和防晒作用,用于多形日光疹、红斑狼疮、光毒性药疹、日光性荨麻疹,常用 5% 二氧化钛、10% 氧化锌、5%~10% 对氨基苯甲酸、5% 奎宁等。

13. 脱色剂(depigment agents)　可减轻色素沉着,常用 3%~10% 过氧化氢溶液、3% 氢醌(hydroquinone)、20% 壬二酸(azelaic acid)等。

14. 糖皮质激素制剂(glucocorticoid agent)　有抗炎、减少渗出、止痒及抗增生等作用,按其作用的强弱可分为低、中、强、超强效四类。低效的有 1% 醋酸氢化可的松、0.25% 醋酸甲泼尼龙等,中效的有 0.05% 地塞米松、0.5% 醋酸氢化可的松、0.025%~0.1% 曲安奈德、0.01% 氟轻松等,强效的有 0.1% 丁酸氢化可的松、0.025% 双丙酸倍氯米松、0.05% 戊酸倍他米松、0.025% 氟轻松、0.025% 氯氟舒松,超强效的有 0.02%~0.05% 丙酸氯倍他索、0.05% 卤米松、0.1% 氯氟舒松等。长期外用糖皮质激素可引起局部皮肤萎缩、毛细血管扩张、痤疮及毛囊炎等,因此面部及婴儿不宜长期使用。长期大面积外用糖皮质激素,可吸收引起全身性不良反应,需加注意。

(二)外用药的剂型

不同剂型的外用药作用特点不同,为使药物能充分发挥作用,外用药需配制成不同的剂型。选择正确的剂型,才能达到治疗目的。

1. 溶液(solution) 是药物的水溶液,具有清洁、收敛等作用,主要用于湿敷,若溶液中含有抗菌药物,则有抗菌、消炎作用。常用的有 3% 硼酸溶液、1∶8000 高锰酸钾溶液、0.2%~0.5% 醋酸铝溶液、0.1% 硫酸铜溶液等。

2. 粉剂(powder) 一种或几种干燥粉末状药物均匀混合而成的剂型,有干燥、保护和散热等作用,主要用于急性或亚急性皮炎无糜烂、渗液时。常用的有氧化锌粉、滑石粉、炉甘石粉等。

3. 洗剂(lotion) 也称振荡剂,是 30%~50% 的不溶性粉剂与水的混合物,有止痒、散热、干燥、保护等作用。常用的有炉甘石洗剂、复方硫黄洗剂。

4. 酊剂和醑剂(tincture and spiritus) 是药物的乙醇溶液或浸液,酊剂是非挥发性药物的乙醇溶液,醑剂是挥发性药物的乙醇溶液,有消炎、杀菌、止痒等作用。常用的有 2.5% 碘酊、复方樟脑醑等。

5. 乳剂(emulsion) 油和水经乳化后加入水溶性或脂溶性药物而成的剂型,有两种类型:一种为油包水型(W/O),油是连续相,水是分散相,称为脂,有轻度油腻感,主要用于干燥皮肤或在寒冷季节使用;另一种为水包油型(O/W),水是连续相,油是分散相,称为霜,不油腻,易洗去,用于油性皮肤。乳剂有保护、润泽作用,渗透性较好,主要用于亚急性或慢性皮炎。

6. 油剂(oil) 植物油溶解药物或与药物混合而成的剂型,有清洁、保护、润滑等作用,主要用于亚急性皮炎和湿疹。常用 25%~40% 氧化锌油、10% 樟脑油。

7. 软膏(ointment) 凡士林、单软膏(植物油加蜂蜡)或动物脂肪和药物混合而成的剂型,有润滑皮肤、防止干裂、软化痂皮、保护创面等作用。软膏渗透性强,作用深达,常用于慢性湿疹、慢性单纯性苔藓、银屑病等。由于软膏可阻止水分蒸发,不利于散热,故不用于急性皮炎、湿疹的渗出期。

8. 糊剂(paste) 含有 20%~50% 粉剂的软膏,作用与软膏相似,药物渗透性比软膏弱,刺激性低,由于含粉剂较多,有一定的吸水和收敛作用,常用于有轻度渗出的亚急性皮炎、湿疹。毛发部位不宜用糊剂。

9. 硬膏(plaster) 橡胶、树脂等黏着性基质与药物混合涂布于裱褙材料(布、纸、有孔塑料薄膜)上而成的剂型。硬膏贴于皮肤表面后,可阻止水分蒸发,增加皮肤的水合作用,有利于软化皮肤,增加药物的透皮吸收。常用于慢性、局限性皮炎无渗液者。毛发部位不宜应用。

10. 凝胶(gel) 有机高分子化合物和有机溶剂如丙二醇、聚乙二醇与药物混合而成的剂型,外涂在皮肤上形成一层薄膜,无刺激性,有保护、润滑皮肤的作用,急、慢性皮炎均可使用。

11. 涂膜剂(film) 成膜材料、药物溶于挥发性溶剂中制成的剂型,外用后溶剂迅速挥发,在皮肤表面形成一均匀薄膜,有保护、减少摩擦、防止感染的作用,常用于慢性皮炎,也可用于职业病防护。

12. 气雾剂(aerosol) 成膜材料、液化气体与药物混合制成的剂型,喷涂后药物均匀分布于皮肤表面,常用于急、慢性皮炎或感染性皮肤病。

(三)外用药物的治疗原则

1. 正确选择药物 根据病因、病理变化、皮损及症状等选择药物。如化脓性皮肤病选用抗菌剂;真菌性皮肤病选用抗真菌剂;病毒性皮肤病选用抗病毒剂;疥疮、虱病选用杀虫剂;变态反应性皮肤病选用糖皮质激素、抗组胺药;瘙痒性皮肤性病选用止痒剂;角化不全者选用角质促成剂;角化过度者选用角质剥脱剂;有渗出者选用收敛剂。

2. 正确选择剂型 根据皮损特点选择不同的剂型。①急性皮炎仅有红斑、丘疹、丘疱疹而无糜烂渗出者选用粉剂、洗剂,有糜烂、渗出较多时选用溶液湿敷,有糜烂、渗出不多时则用糊剂;②亚急性皮炎渗出不多者选用油剂、糊剂,无糜烂时选用乳剂、糊剂;③慢性皮炎选用软膏、硬膏、乳剂、酊剂、涂膜剂;④单纯瘙痒无皮损者选用酊剂、乳剂。

3. 使用注意事项 ①根据皮损的性质选用不同的用药方法:明显渗出性皮损选用冷湿敷法,常用开放性冷湿敷。用 2%~4% 硼酸、1:5000 呋喃西林、0.1% 依沙吖啶等溶液,以纱布 6~8 层或小毛巾两层,放入药液中浸透,提起拧至不滴水为度,摊开后紧贴于皮损上,每天湿敷 2~3 次,每次 30 分钟或更长,每隔 10 分钟更换敷料一次,湿敷面积一般不宜超过体表 1/3,以免药物过量吸收中毒,天气较冷时注意保暖,大面积皮损或婴幼儿做湿敷,应适当减低药物浓度;增生、浸润及苔藓样变皮损,可局部涂药后用塑料薄膜封包,每日换药一次,以促进药物吸收,提高疗效,也可选用硬膏直接贴敷皮损,2~3 天更换一次;面积不大的表浅性皮损,可单纯涂擦乳剂或软膏;治疗疥疮的药物应遍涂于颈部以下全身皮肤,尤其是皮肤皱褶部位。②药物浓度要适当,应由低到高逐渐增加浓度。③用药要根据病人年龄、性别和部位,刺激性强或浓度高的药物不宜用于小儿、妇女以及面部、口腔周围皮肤和黏膜。④向病人或家属交代清楚使用方法,以取得较好的疗效。⑤必须询问病人有无药物过敏史,用药过程中,若有刺激、过敏或中毒现象,应立即停药并作适当处理。⑥对于皮肤敏感者,宜选用温和而刺激性小的药物,先小面积使用,如无不良反应,可扩大面积使用;皮损面积较大者,应选用浓度较低的药物,或将皮损分片治疗。

三、物理治疗

物理治疗有冷冻治疗、激光治疗、光疗、电疗、放射治疗、微波治疗、水疗等方法。

(一) 冷冻治疗

冷冻治疗(cryotherapy)是利用低温使细胞内形成冰晶、细胞膜变性、细胞脱水、局部血液循环障碍导致组织坏死达到治疗目的。常用的制冷剂液氮是无色、无臭、无味的液体,温度低,沸点为 −196℃,有安全、易购、价廉、使用简单等优点,也可使用二氧化碳雪(−70℃)等。冷冻常用接触法和喷雾法。冷冻时局部发白,数分钟后解冻,局部肿胀、疼痛,1~2 天内可发生水疱或大疱,1~2 周内干燥、结痂,2~3 周痂脱落,留有暂时性色素沉着或色素减退斑,一般可逐渐消退。冷冻适用于寻常疣、扁平疣、传染性软疣、尖锐湿疣、雀斑、结节性痒疹、草莓状血管瘤、脂溢性角化病、化脓性肉芽肿、基底细胞上皮瘤等。严重的寒冷性荨麻疹、冷球蛋白血症、冷纤维蛋白血症、雷诺征以及年老、体弱和对冷冻不能耐受者禁用。

(二) 激光与光子治疗

激光(laser)是由激光器产生的单一波长的特殊光束,相干性强、单色性好、方向性好、功率高,常利用激光的热效应、压力效应、电磁场效应和光化学效应使组织发生凝固性坏死、炭化和汽化,引起照射处皮肤破坏、血管阻塞,也可破坏不同色泽的细胞或色素颗粒,从而达到治疗某些皮肤病的目的。依激光器所使用的介质和产生的波长不同可分为二氧化碳激光器、氦 - 氖激光器、掺钕钇铝石榴石激光器、亚离子激光器、钕玻璃激光器、准分子激光器等。光子是在激光基础上发展起来的一种强脉冲光,与激光不同的是光子是一个波段。强脉冲光(intense pulsed light,IPL)是非相干的滤过光源发出的宽谱可见光,波长范围通常在 400~1200nm。

1. 二氧化碳激光(carbon dioxide laser) 使用较普遍,也称激光刀(波长 10 600nm,功率 3~300W)。适用于寻常疣、尖锐湿疣、化脓性肉芽肿、血管角皮瘤、疣状痣、皮脂腺痣、单纯血管瘤、睑黄瘤、毛发上皮瘤、汗管瘤、脂溢性角化、基底细胞上皮瘤、鳞状细胞癌等。局部常规消毒麻醉后,用湿的敷料保护好周围正常皮肤,一般采用原光束聚焦烧灼,面积较大者可分区治疗。治疗后 1~2 周局部结痂,2~3 周后脱落,可留有色素沉着。

2. 掺钕钇铝石榴石激光(neodymium doped yttrium aluminum garnet laser,Nd:YAG 激光) 为很常用的一种激光,波长多为 1064nm 及 532nm 两种,前者主要治疗病变较深的疾病如太田痣、文身,后者主要用于病变较浅疾病的如雀斑、咖啡斑、贝克痣等,亦可治疗鲜红斑痣等血管性疾病。

3. 308nm 准分子激光(308nm excimer laser) 该种激光和 311nm NB-UVB 波长相近,但光学特性明显不同,前者具有激光的一般特点,单色性好、相干性好、方向性强及亮度高,采用光斑治疗,具有高度选择性,特别是小面积和不规则形状的白斑,可增加病变部位治疗剂量,避免损伤周围正常皮肤。目前主要用于治疗白癜风。

4. 氦 - 氖激光(He-Ne Lasers) 用于斑秃、带状疱疹、玫瑰糠疹等理疗。患处局部照射,可促进炎症吸收和创伤修复,每次 5~10 分钟,每周 2~3 次。

5. 强脉冲光子嫩肤仪(IPL)　IPL 是一种高强度、非相干、多光谱的光源,主要是利用光热分解作用,在不破坏正常皮肤的前提下满足作用光对靶目标(氧合血红蛋白、黑色颗粒)的作用时间,并且具有足够能量密度使靶目标破坏,从而达到治疗效果。IPL 依治疗病变不同常配备有多种波长的治疗头,常用有 420~1200nm、520~1200nm、620~1200nm,还有 560~1200nm、695~1200nm、755~1200nm 等。临床主要用于治疗面部毛细血管扩张、酒渣鼻、痤疮、雀斑、脂溢性角化病等。

(三) 光疗

1. 红外线治疗(infrared therapy)　红外线能量较低,组织吸收后主要产生热效应,有扩张血管、改善局部血液循环和营养、促进炎症消退、加速组织修复等作用。适用于皮肤感染、慢性皮肤溃疡、冻疮、多形红斑等。

2. 紫外线治疗(ultraviolet therapy)　紫外线分为短波紫外线(UVC,波长 180~280nm)、中波紫外线(UVB,波长 280~320nm)、长波紫外线(UVA,波长 320~400nm)。常用中波紫外线和长波紫外线,具有加速血液循环、促进合成维生素 D、抑制细胞过度生长、镇痛、止痒、促进色素生成、促进上皮生长、免疫抑制等作用,适用于治疗玫瑰糠疹、银屑病、斑秃、白癜风、慢性溃疡、毛囊炎、疖、丹毒、带状疱疹、冻疮、异位性皮炎和局限性瘙痒症等。对光敏感、红斑狼疮、活动性肺结核、甲状腺功能亢进、心肝肾功能不全者禁用。采用局部照射,红斑量治疗每周 2~3 次,剂量每次增加 30%~40%,一次照射面积小于 400~500cm^2,10 次为 1 疗程,照射时需戴防护眼镜。

窄谱 UVB(narrow-band UVB,NB-UVB)波长在 311nm 左右,由于波长范围较窄,从而防止了紫外线的许多不良反应,治疗作用相对较强。窄谱 UVB 是治疗银屑病、白癜风、特应性皮炎及早期皮肤T 细胞淋巴瘤等的最佳疗法之一,与 PUVA 相比,疗效相当,但不用光敏剂,不良反应很少,国内应用广泛。

UVA1 疗法:波长在 340~400nm,主要用于治疗特应性皮炎,对硬皮病、皮肤 T 细胞淋巴瘤亦有效。

3. 光化学疗法(photochemotherapy,PUVA)　是口服或外涂 8- 甲氧补骨脂素(或三甲基补骨脂素)后加长波紫外线照射皮肤达到治疗目的的一种方法。8- 甲氧补骨脂素为光敏性物质,在长波紫外线照射下可产生光敏反应,使细胞分裂受到抑制,皮肤色素增加等。用于治疗银屑病、原发性皮肤 T 细胞淋巴瘤、白癜风、斑秃、泛发性扁平苔藓、掌跖脓疱病等。8- 甲氧补骨脂素口服每次 0.5~0.6mg/kg,或外用 0.1%~0.5% 的酊剂,服药 2 小时或外用药 1~2 小时后照射 UVA,每周 2~3 次,开始用最小光敏量,以后逐渐加大剂量。服药后病人 12 小时内应戴墨镜保护眼睛,避免日晒,避免食用光敏性食物。治疗期间可有胃肠反应、红斑反应和皮肤干燥、多毛、瘙痒、甲下出血、甲剥离和雀斑样色素沉着斑等,长期使用偶可引起白内障和诱发皮肤癌。对紫外线敏感者、白内障、恶性黑素瘤病人及有严重器质性疾病者禁用。孕妇及 12 岁以下儿童不宜使用。

(四) 电疗

电疗(electrotherapy)包括电解法、电烙(电灼)法、电凝固法和电干燥法等。电解法利用直流电在阴极附近组织中产生氢氧化钠而达到破坏和去除病变组织的目的,可治疗毛细血管扩张症、蜘蛛痣、局限性多毛症及一些小的皮肤赘生物等,局部常规消毒和局麻后,将阴极刺入损害部位或毛囊口,通过 6V、0.5~2mA 电流,10~30 秒,直至皮损表面发白为止。电烙(电灼)法利用电热破坏或去除病变组织,可治疗各种疣、化脓性肉芽肿、较小的皮肤良性肿瘤等,施治时局部常规消毒和局麻,选择适当大小的电烙头接通电流,烧灼皮损,术后保持创面清洁、干燥,愈后可有萎缩性瘢痕。此类电热烧灼器触头大、火花大、损伤大,目前使用电离子手术治疗仪较为普遍。电离子手术治疗仪是利用等离子体火焰使触头与组织间温度瞬间达到 3000℃左右,可迅速将病变组织汽化清除,而对正常组织损伤很小,其输出功率连续可调,并设有长火与短火。短火穿透力强,火花小,可行切割组织;长火火花较大,作用时间短,可止血。电离子手术治疗仪治疗适应证广泛,寻常疣、尖锐湿疣、脂溢性角化病、蜘蛛痣、腋臭、雀斑、睑黄瘤等皮肤赘生物均可应用,操作方便快捷。

(五) 放射治疗

放射治疗(radiotherapeutics)是用放射线照射治疗皮肤性病的方法,常用浅层 X 线、电子束、核素。X 线能抑制或破坏分化不良或增生的细胞,减少汗腺、皮脂腺的分泌和闭塞微血管,并有止痒、镇痛作用,可治疗海绵状血管瘤、瘢痕疙瘩、局限性多毛症和臭汗症、顽固性跖疣、基底细胞上皮瘤、鳞状细胞癌、原发性皮肤 T 细胞淋巴瘤、乳房外湿疹样癌和恶性淋巴瘤等。照射剂量可根据病种、病情、发病部位及皮损面积大小而定。治疗时避免过大剂量,注意不良反应的发生。常用核素主要为 ^{32} 磷和 ^{90} 锶,做局部敷贴治疗。浅层电子束结合局部手术等综合措施治疗瘢痕疙瘩有效。

四、外科治疗

外科治疗(surgical therapy)是应用手术治疗皮肤性病的方法,包括体表外科切除术、切割术、皮肤移植术、皮肤磨削术、毛发移植术等。

1. 体表外科切除术 用于皮肤肿瘤、囊肿的切除及组织病理检查取材,亦可通过手术疗法治疗腋臭、脓肿切开引流、拔甲等。

2. 切割术 用特制的五峰刀做局部切割,可破坏局部增生的毛细血管及结缔组织,适用于酒渣鼻,尤其是毛细血管扩张明显和鼻赘期更佳。

3. 皮肤移植术 包括表皮移植、皮瓣移植和游离皮片移植术。表皮移植利用表皮分离机进行负压吸引,使基底层与真皮间形成水疱而分离,再将供皮区移至受皮区,适用于白癜风、无色素痣等的治疗;皮瓣移植因有血液供应,易于成活,适用于创伤修复、较大皮肤肿瘤切除后修复;游离皮片移植包括表层皮片、中厚皮片和全层皮片移植,适用于烧伤后皮肤修复、浅表性皮肤溃疡、皮肤瘢痕切除后修复等。

4. 皮肤磨削术 利用电动磨削器或微晶体磨削皮肤,达到消除皮肤凹凸性病变的目的。适用于痤疮遗留的小瘢痕、雀斑、爆炸粉尘沉着等的治疗。有瘢痕体质者及附近有感染病灶不宜使用。

第三节 皮肤性病的护理

皮肤性病的治疗很重要,同时,皮肤性病的护理也是疾病防治中的一个重要环节,正确而耐心细致的护理,有利于疾病的治疗和病人的康复。

1. 精神护理 多数皮肤病病人呈慢性复发性病程,在治疗皮肤病的过程中,使病人树立起对疾病的治疗信心非常重要。首先应解除病人的思想负担,放下包袱面对现实,鼓励病人正确对待疾病,积极同疾病作斗争。使病人意识到不良情绪、沮丧、忧愁、惊恐、萎靡不振等会导致人体大脑皮质调节功能紊乱,继而免疫调节功能紊乱,抵抗力和抗病能力下降,不利于治疗和康复,甚至出现恶性循环。同时需注意劳逸结合,防止过度劳累,保持愉快的心情、良好的睡眠等对病人的康复尤为重要。

2. 饮食护理 饮食对许多皮肤病的发生、发展有一定影响,变态反应性疾病如荨麻疹、皮炎、湿疹等常与鱼、虾等致敏食物有关;瘙痒性疾病亦可因饮酒、进食辛辣刺激性食物而加重;脂溢性皮炎、痤疮等需少油腻、低糖饮食。因此,合理的饮食对皮肤性病治疗很重要。

3. 创面护理 及时清洁创面。皮损表面药物如粉剂、洗剂、中草药等可用一般清洁剂或生理盐水清洗;创面渗液已干涸结痂者可用软膏厚涂,待结痂软化后,再用植物油或液体石蜡将其轻轻抹除;橡皮膏残留可先用松节油或汽油清洁,再用酒精擦洗干净。

感染性创面,可用 1:8000~1:5000 高锰酸钾溶液、0.1%~0.5% 依沙吖啶溶液或中药黄连、黄柏、银花之煎液浸泡清洗,较大脓疱及大疱应先用消毒注射器抽吸疱液。

外阴、肛周、眼、口、鼻孔的分泌物,可用生理盐水或 2% 硼酸溶液清洁,外耳道分泌物可用 3% 过氧化氢溶液清洁。

第四节 皮肤的美容

皮肤覆盖于人体表面,是人体的天然外衣,是审美的重要器官。健美的皮肤不仅能完成复杂的生理功能,还能直接体现人体美。随着物质生活的改善,人们的精神生活水平也逐步提高,健美观深入人心,皮肤的保健与美容越来越受到重视。

一、皮肤健美的要素

皮肤是机体的外在器官,机体内部各系统、器官的正常功能对皮肤有重要的影响,因此健美的皮肤是反映整体健康的一面"镜子"。判断皮肤是否健美的要素有皮肤的色泽、纹理、湿润度、弹性及功能,皮肤性状主要与遗传、性别、年龄、内分泌变化、营养及健康状况等有关。

1. 肤色　肤色主要由皮肤内色素的含量与分布、皮肤血液内氧合血红蛋白与还原血红蛋白的含量、皮肤的厚度及光线在皮肤表面的散射三大因素决定。黑素和胡萝卜素是皮肤的主要色素,黑素是决定皮肤颜色的主要色素,黄种人皮肤颜色还与皮肤内胡萝卜素含量有关。健美的皮肤应该是白里透红,但不同种族的肤色受遗传影响可表现为白色、黄色或黑色。

2. 润泽　是指皮肤的滋润、光泽程度。皮肤的含水量、代谢及分泌排泄功能正常时,皮肤湿润、有光泽;皮脂分泌过多时可使皮肤油腻;含水量、皮脂分泌过少时则皮肤干燥、粗糙、黯淡无光。

3. 纹理　皮肤的纹理由真皮纤维束的排列和牵拉形成,健美皮肤的纹理细小、表浅,细腻,毛孔小。皮肤老化或皮肤病可使皮肤纹理增多、变粗或加深,出现皱纹。

4. 弹性　皮肤的弹性主要由皮肤含水量、皮下脂肪厚度及真皮胶原纤维和弹力纤维的质量和功能决定。皮肤的含水量和脂肪厚度适中时,皮肤柔韧而富有弹性。皮肤老化,皮肤含水量减少、皮下脂肪萎缩、真皮胶原纤维和弹力纤维变性断裂,皮肤松弛、弹性减弱。

5. 皮肤的功能　健美的皮肤有赖于皮肤功能的正常,皮肤功能的改变影响皮肤的健美。正常的皮肤功能使皮肤有健美的外观,延缓皮肤的老化。

二、皮肤的类型

不同种族、不同个体的皮肤差异很大,皮肤分类方法很多,根据皮肤含水量、皮脂分泌状况、皮肤pH 值以及对外界刺激的反应不同,皮肤可分为五种类型。

1. 中性皮肤　为理想的皮肤,其角质层含水量 20% 左右,pH 为 4.5~6.5,皮脂分泌量适中,皮肤表面光滑细嫩,不干燥,不油腻,有弹性,对外界刺激(气候、温度变化等)适应性较强。

2. 干性皮肤　角质层的含水量低于 10%,pH>6.5,皮脂分泌量少,皮肤干燥,缺少油脂,皮纹细,毛孔不明显,洗脸后有紧绷感,对外界刺激敏感,易出现皮肤皲裂、脱屑和皱纹。干性皮肤与先天性因素、经常风吹日晒、使用碱性洗涤剂过多等有关。

3. 油性皮肤　其角质层含水量为 20% 左右,pH<4.5,皮脂分泌旺盛,皮肤油腻发亮,毛孔粗大,肤色往往较深,弹性好,不易起皱,对外界刺激一般不敏感。油性皮肤多与雄激素分泌旺盛、偏食高脂食物及香浓调味品有关,易患痤疮、脂溢性皮炎等皮肤病。

4. 混合性皮肤　是干性、中性或油性混合存在的一种皮肤,面中央部位即前额、鼻部、鼻唇沟及下颏部呈油性,双面颊、双颞部等表现为中性或干性。躯干部皮肤和毛发性状一般与头面部一致。

5. 敏感性皮肤　又称过敏性皮肤,多见于过敏体质者。皮肤对外界刺激的反应性强,若遇日光、冷、热、化妆品等因素,易出现红斑、丘疹、水疱及瘙痒、刺痛等临床表现。

三、皮肤的美容方法

皮肤长期直接与外界环境接触,随着年龄的增长会出现老化和一些异常,采用一定的方法可去除或减轻这些问题,改善容貌,增强自信、自尊,达到美容目的。常见的皮肤美容方法有以下一些。

1. 面膜　将外用药物或营养物质与医用石膏粉调和后敷于面部以达到面部皮肤保健与美容目的的一种方法。面膜与皮肤产生亲和力,随着面膜的逐渐干燥,肤温升高,血液循环加快,皮肤绷紧而张力加强,皮肤分泌的皮脂和水分反渗入角质层,使表皮柔软舒展,毛孔张开,面膜中有效成分渗入皮肤被吸收。适用于痤疮皮肤、色斑皮肤、脂溢性皮炎等。面部皮肤急性炎症、溃烂、皮肤过敏、体癣及精神异常者禁用。

2. 化妆术　是用化妆品外用于有颜色改变的皮肤处,使局部颜色被改变,从而达到美容目的的方法。化妆品多在化妆品柜台出售,凡有局部颜色改变而对遮盖类化妆品不过敏者均为适应证,如鲜红斑痣、太田痣、咖啡斑和白癜风等。

3. 化学剥脱治疗术　应用化学药物的腐蚀性作用于浅表皮肤病变组织,致组织坏死、结痂、脱落,达到治疗与美容目的的一种方法。适应证有雀斑、扁平疣、睑黄瘤、汗管瘤、文身、浅表瘢痕、脂溢性角化病、面部细小皱纹等。禁忌证有严重心、肝、肾疾病,精神异常,瘢痕体质,单纯疱疹发作期及恶性皮肤肿瘤病人等。常用化学药物腐蚀性物质有果酸、三氯醋酸、间苯二酚等。

4. 皮肤磨削术　应用医用电动磨削器械或砂纸摩擦皮肤,除去面部瘢痕、色素病变、皮肤良性肿瘤及皱纹等的一种皮肤美容手术。适应证有外伤、痤疮、天花和水痘愈后遗留的瘢痕,大面积雀斑,皮肤内色素粉尘,汗孔角化病,汗管瘤及面部细小皱纹等。禁忌证有面部急、慢性炎症及溃疡,脓皮病、精神异常、高血压、传染病、瘢痕体质、凝血机制异常者。

5. 微波术　是一种较新的技术,对皮肤表浅病变进行微波治疗,能精确控制,不损伤真皮层,皮损界面极为清晰,不留瘢痕,以组织损伤小、无炭化而取代冷冻、电灼、激光等方法。适应证有汗管瘤、各种痣、腋臭、脱毛、皮肤溃烂、带状疱疹、皮炎、冻疮等,禁忌证有瘢痕体质、孕妇、高血压、装有心脏起搏器病人等。注意眼睛的防护。

6. 超声波术　超声波主要通过超声波的机械、热和化学三大作用,促使皮肤产生局部效应,细胞被按摩后,细胞生理功能活性增加,改变血液循环。将药物或营养物用超声波导入能促进吸收,达到消除病变和抗衰老作用。适应证有色素斑、皱纹、眼袋、黑眼圈、痤疮及炎性硬结性损害等。

7. 激光术　激光是发展较快、效果显著的一种治疗、美容技术,不同波长的激光效果不同。波长510nm、520~530nm、532nm 的激光适合表皮层色素性疾病,如雀斑、脂溢性角化症、咖啡斑的治疗和美容;波长1064nm 的激光适合真皮层的色素性疾病,如太田痣;波长694nm、755nm 的激光适合表皮及真皮交界的色素性疾病;波长595nm 的激光适合鲜红斑痣、面部毛细血管扩张症等;半导体激光用于全身各部位的脱毛。

8. 文刺术　利用针刺技术将外源性色素颗粒置于特定部位的表皮或真皮内,使局部出现一定形状的颜色改变,从而达到美容目的方法。适应证有文眉线、眼线、唇线、唇红等。感染部位及过敏体质、瘢痕体质、糖尿病和心脏病者等禁用。

9. 注射美容术　在特定部位注射肉毒毒素可减轻或消除额、眉间、眼角、颈部等部位的皱纹;在面部咬肌内注射可使其萎缩,达到瘦脸、修饰面型的效果。在局部注射胶原、透明质酸、硅酮、自体脂肪等填充剂,可达到填补软组织缺陷、消除皱纹、隆鼻、修饰唇部等美容目的。

本章小结

　　预防皮肤性病要养成良好的生活习惯,心情愉悦、睡眠充足、合理饮食、适当锻炼;保持皮肤清洁,合理使用护肤品;防止各种致病因素的作用。皮肤性病的治疗可采用药物治疗、物理治疗、外科治疗等,药物治疗包括内用药物和外用药物治疗。抗组胺药、糖皮质激素、抗生素、抗真菌药、抗病毒药及维 A 酸类药物在皮肤科应用广泛,应根据病情正确使用。不同种类的外用药物功能不同,外用药物要制成不同的剂型才能充分发挥作用。使用外用药物要正确选择种类、剂型并掌握注意事项。冷冻、激光、光疗、电疗等物理治疗是皮肤性病的治疗方法,有的皮肤性病也需外科治疗。优质护理是皮肤性病防治的重要前提,要让病人正确面对疾病,重视饮食护理和创面护理。根据皮肤健美的要素、皮肤的类型选择皮肤的美容方法。

病例讨论

　　病人,男,9 岁。左耳垂周围红、肿、糜烂、渗液、结痂、瘙痒10 余天。3 年前,左耳垂初起红、肿,然后出现丘疱疹、糜烂,有渗液、结痂,向周围扩延,瘙痒明显。治愈后反复发作。体格检查:左耳垂周围红、肿、糜烂、渗液、淡黄色痂,境界不清。

问题：
1. 根据本病的皮损，首先选择外用药的什么剂型？
2. 如何进行湿敷？

扫一扫，测一测

思考题

1. 简述 H_1 受体拮抗剂的药理作用和不良反应。
2. 简述糖皮质激素的药理作用和不良反应。
3. 根据皮损特点如何选择外用药剂型？
4. 简述皮肤性病的预防措施。

（胡晓军）

第二篇 各 论

第四章 病毒性皮肤病

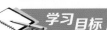

1. 掌握 常见病毒性皮肤病的临床表现;诊断要点和治疗方法。
2. 熟悉 病毒性皮肤病的病因;传染途径;临床分型;鉴别诊断及预防。
3. 了解 病毒性皮肤病的发病机制。

病毒性皮肤病是指由病毒感染引起的,以皮肤黏膜病变为主的一类疾病。

病毒是一种体积微小、结构简单、完全依靠寄生在宿主细胞内才可以复制、增殖的微生物。不同病毒对组织的亲嗜性有差别,人乳头瘤病毒具有嗜表皮性,疱疹病毒具有嗜神经及表皮性,更多的病毒呈泛嗜性,导致包括皮肤在内的全身广泛组织损伤。不同病毒感染所引起的皮损存在较大差别,可表现为:①新生物型:皮损以疣状增生为主,如各种疣。②疱疹型:皮损以水疱为主,如单纯疱疹、带状疱疹、水痘。③红斑发疹型:皮损以红斑或斑丘疹为主,如麻疹、风疹。

第一节 单 纯 疱 疹

单纯疱疹(herpes simplex)是由单纯疱疹病毒感染所致的疱疹性皮肤病,病程有自限性,易复发。

【病因】

单纯疱疹系由单纯疱疹病毒(herpes simplex virus,HSV)所致,属 DNA 病毒。根据其抗原性不同分为两型,即 HSV-Ⅰ型和 HSV-Ⅱ型。人类是 HSV 唯一自然宿主,主要通过飞沫、唾液、接吻等直接接触传染,也可经病毒污染的衣物用品间接传染。HSV-Ⅰ型主要侵犯头面部皮肤黏膜,HSV-Ⅱ型主要累及生殖器部位皮肤黏膜。病毒经皮肤黏膜轻微破损处进入人体形成初次感染,亦称原发型感染。其中多数为无症状隐性感染或亚临床表现,只有少数出现临床表现。此后,病毒就潜伏于局部感觉神经节细胞中,成为 HSV 终生携带者。当发热、疲劳、曝晒、经期、情绪激动、消化不良等使机体免疫功能暂时降低时,体内潜伏的病毒被再次激活,沿神经轴索移行至神经末梢分布的皮肤、黏膜组织,在上皮细胞中复制,形成疱疹复发。

【临床表现】

临床上分原发型和复发型。前者较少见,后者常见。

1. 原发型 为首次感染 HSV 者,多见于幼儿时期。

(1) 隐性或亚临床感染:首次感染 HSV 者多数无临床表现,但血清中可检出 HSV 相应抗体。

(2) 疱疹性龈口炎:本型最常见,绝大多数由 HSV-Ⅰ型引起,多发于 1~5 岁儿童。在舌部、牙龈、颊黏膜、上腭或口唇部出现群集性小水疱,破溃后形成点状浅表性溃疡。疼痛明显,患儿多伴发热、咽痛、食欲缺乏、颈部淋巴结肿大。病程约2周。

(3) 新生儿单纯疱疹：少见，多由HSV-Ⅱ型所致，为孕妇患生殖器疱疹，分娩时经产道传染给新生儿。患儿生后4~7日出现发热，头部皮肤、口腔黏膜、眼结膜出现疱疹、糜烂。重者累及大脑或内脏，出现高热、黄疸、肝脾大、呼吸困难等，预后较差，易致死。幸存者常遗留永久性大脑功能障碍等后遗症。

(4) 其他：包括接种性单纯疱疹、疱疹样湿疹（Kaposi水痘样疹）、疱疹性脑炎、疱疹性角膜结膜炎、生殖器疱疹等。

2. 复发型 病人原发感染消退后，当受到发热、疲劳等诱发因素使机体免疫功能暂时降低时，单纯疱疹可复发，且有在同一部位反复出现皮疹的倾向。最常见的是口唇疱疹和颜面疱疹，病人多为成年人，皮疹好发于皮肤黏膜交界处，如口周、唇缘、鼻孔附近（图4-1、图4-2），亦可见于颜面部。初为局部皮肤灼热、刺痛、瘙痒，继之出现红斑、群集性粟粒大水疱，破溃后糜烂、渗液、结痂。病程1~2周，愈后局部可留暂时性色素沉着，但常在同一部位复发。在外阴复发通常称为生殖器疱疹，属性传播疾病。

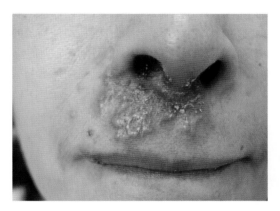 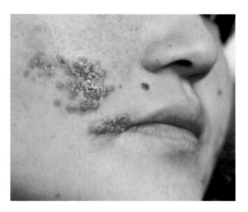

图4-1 单纯疱疹（鼻孔周）　　　　图4-2 单纯疱疹（口角）

【实验室检查】

疱液涂片做细胞学检查，可见到多核巨细胞和核内包涵体；免疫荧光检查细胞刮片用抗HSV-Ⅰ型或Ⅱ型单克隆抗体可检出HSV并进行分型；将疱液接种于家兔角膜引起树枝状角膜炎有诊断意义。

【诊断与鉴别诊断】

根据簇集性小水疱，好发于皮肤黏膜交界处及易复发等特点，一般可作出诊断。本病应与带状疱疹、脓疱疮、手足口病等疾病进行鉴别。

【治疗】

病程自限。治疗原则是缩短病程，抗病毒，防止继发感染，减少复发。

1. 局部治疗 可选用3%阿昔洛韦软膏、1%喷昔洛韦乳膏、炉甘石洗剂外搽；继发感染时可加用0.5%新霉素霜、2%莫匹罗星软膏、2%夫西地酸乳膏；有糜烂面用3%硼酸液或0.1%依沙吖啶液冷湿敷；疱疹性龈口炎，用1:5000呋喃西林液或1:1000苯扎溴铵（新洁尔灭）溶液漱口。

2. 全身治疗 目前认为核苷类药物是抗HSV最有效的药物。

(1) 原发型：阿昔洛韦0.2g/次，5次/日，疗程7~10日。

(2) 复发型：成人，阿昔洛韦0.2g/次，5次/日或0.4g/次，3次/日，口服；或伐昔洛韦，成人，0.3g/次，2次/日，口服，疗程5日。

(3) 频繁复发型（1年复发6次以上）：阿昔洛韦0.4g/次，3次/日口服；或伐昔洛韦，0.5g/次，1次/日口服，一般需连续口服6~12个月。亦可联合应用免疫调节剂（如干扰素、转移因子或胸腺素等）。

第二节 水 痘

水痘(varicella)是由水痘-带状疱疹病毒(varicella-zoster virus,VZV)引起的原发感染,是一种急性传染性皮肤病。

【病因】

水痘-带状疱疹病毒,属 DNA 病毒,可存在于病人呼吸道分泌物、疱液和血液中,经呼吸道飞沫和直接接触而传染。人类是该病毒唯一宿主,传染期一般从皮疹出现前 1~2 天到疱疹完全结痂为止。水痘-带状疱疹病毒感染后产生病毒血症,少数感染者出现皮疹,多数人被感染后并不出现临床症状,称为隐匿性感染,同时感染后病毒可长期潜伏在脊髓后根神经节或脑神经感觉神经节内,所以水痘是水痘-带状疱疹病毒的原发性感染。

【临床表现】

潜伏期 2 周左右。起病较急,病人可有发热、倦怠等前驱症状,多见于 2~10 岁的儿童(图 4-3、图 4-4),近年来青壮年发病也不少见。皮损一般先出现于躯干,逐渐波及头面部及四肢,呈向心性分布,四肢远端皮损稀疏,可累及口腔、外阴。初为红斑,很快变为丘疹和水疱,水疱粟粒至绿豆大小,中央可有脐凹,周围绕以红晕,疱液初期清澈,疱壁薄易破,常有瘙痒,继发感染时可有脓疱。疱疹在 2~4 天内干燥结痂,约 2 周脱落,如不发生继发感染,不留瘢痕。在发病 2~4 天内,皮损陆续分批发生,故在同一部位同时可见丘疹、水疱、结痂等各期皮疹,此为水痘的特点之一。

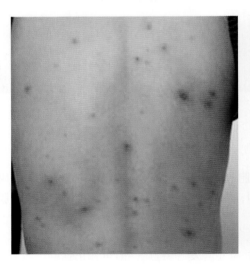
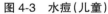

图 4-3 水痘(儿童)

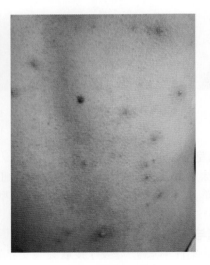

图 4-4 水痘(儿童)

成人水痘较儿童水痘症状严重,前驱期长,高热等全身症状显著,皮损数量较多,瘙痒也更加明显,需及时治疗。

【实验室检查】

疱液涂片做细胞学检查,可见到多核巨细胞和核内包涵体;直接免疫荧光法检查疱疹基底刮片或疱液中的水痘-带状疱疹病毒抗原;间接免疫荧光法检测病人血清中的水痘-带状疱疹病毒抗体,若病程中抗体效价升高 4 倍以上,有诊断意义。

【诊断与鉴别诊断】

根据发热、倦怠等前驱症状,皮肤分批出现斑疹、丘疹、水疱、结痂及向心性分布等特点,一般可作出诊断。本病应与丘疹性荨麻疹、脓疱疮、手足口病等疾病进行鉴别。

【治疗】

以抗病毒、防止继发感染为原则,应隔离至全部皮疹结痂为止,一般不少于 2 周。

1. **局部治疗** 以干燥、止痒、消炎为主。外用炉甘石洗剂,水疱破溃者可用 2% 甲紫溶液,有脓疱时可用莫匹罗星软膏或夫西地酸乳膏。

2. **全身治疗** 早期口服阿昔洛韦,儿童剂量为每日 10~20mg/kg,分次口服,连用 5 天;成人剂量为每次 800mg,每日 4 次,连用 7 天。高热时可给予退热剂,但不宜使用阿司匹林和对乙酰氨基酚,以免增加瑞氏(Reye)综合征的风险;瘙痒明显者可口服抗组胺药;继发感染时给予抗生素。

第三节 带 状 疱 疹

带状疱疹(herpes zoster)是由水痘 - 带状疱疹病毒引起的疱疹性皮肤病,常伴神经痛。

【**病因**】
初次感染多在儿童期,病毒经呼吸道黏膜进入体内,表现为水痘或呈隐性感染。此后,病毒长期潜伏在脊髓后根神经节或脑神经感觉神经节的神经元中。当机体免疫功能降低时,如感冒发热、过度劳累、感染、恶性肿瘤、器官移植、长期使用糖皮质激素、免疫抑制剂等,使潜伏的病毒被激活,沿感觉神经轴索下行,到达该神经所支配的皮肤内复制,产生水疱,同时受累神经发生炎症、坏死,产生神经痛。

【**临床表现**】
1. **典型表现** 发疹前可有倦怠、低热等全身症状,皮疹好发于肋间神经、三叉神经、腰骶神经等支配区,患处皮肤先有神经痛或感觉异常等前驱症状,1~4 天内沿受累神经走行方向出现皮疹,初为不规则红斑,继之产生簇集性粟粒到绿豆大红色丘疹、丘疱疹,迅速变为水疱,周围有红晕,疱液清,不融合。数日后疱液变浑浊,破溃成糜烂面或干涸结痂,痂脱后遗留暂时性红斑或色素沉着(图 4-5,图 4-6,图 4-7)。皮疹沿某一周围神经呈带状分布,单侧性,一般不超过躯干中线。神经痛是本病最主要的特征之一,可在发病前或伴随皮损出现,老年病人常较为剧烈。可并发局部淋巴结肿痛。病程 3~4 周。由于病人机体抵抗力的差异,临床可见多种不典型带状疱疹,如仅有神经痛而无皮疹者称顿挫型带状疱疹;仅有红斑或小丘疹而无水疱者称不全型带状疱疹;出现大疱者称大疱型带状疱疹;疱液呈血性者称出血型带状疱疹;局部出现组织坏死,愈后遗留瘢痕者,称坏疽型带状疱疹。

2. **特殊表现**

(1) 眼带状疱疹(herpes zoster ophthalmicus):病毒侵犯三叉神经眼支,累及单侧眼睑、结膜、角膜,疼痛剧烈,易形成溃疡性角膜炎,遗留瘢痕者可致失明。

(2) 耳带状疱疹(herpes zoster oticus):是病毒侵犯面神经与听神经所致,单侧耳郭、外耳道、鼓膜出现簇集性水疱,伴疼痛、耳鸣、耳聋、眩晕、眼球震颤、舌前 1/3 味觉消失等,称面瘫、耳痛、外耳道疱疹三联征,称为拉姆齐·亨特综合征(Ramsey-Hunt syndrome)。

(3) 播散性带状疱疹(disseminated herpes zoster):在受累皮节外出现 20 个以上的水痘样皮损,主要见于机体抵抗力严重低下的病人。

3. **带状疱疹相关性疼痛** 带状疱疹在发疹前、发疹时及皮损消退后均可伴有神经痛,老年病人疼痛更加明显,统称带状疱疹相关性疼痛;皮损消退后(通常 4 周后)神经痛持续存在者,称带状疱疹后遗神经痛。

【**实验室检查**】
疱液涂片做细胞学检查,可见到多核巨细胞和核内包涵体;直接免疫荧光法检查疱疹基底刮片或疱液中的水痘 - 带状疱疹病毒抗原;间接免疫荧光法检测病人血清中的水痘 - 带状疱疹病毒抗体,若病程中抗体效价升高 4 倍以上,有诊断意义。

【**诊断与鉴别诊断**】
根据簇集性水疱,沿某一周围神经呈单侧带状分布,伴疼痛,可作出诊断。本病前驱期或无皮疹时,易误诊为肋间神经痛、心绞痛、肩周炎、坐骨神经痛等,需加注意,并做相应检查。有时应与单纯疱疹、脓疱疮等相鉴别。

微课:水痘与带状疱疹

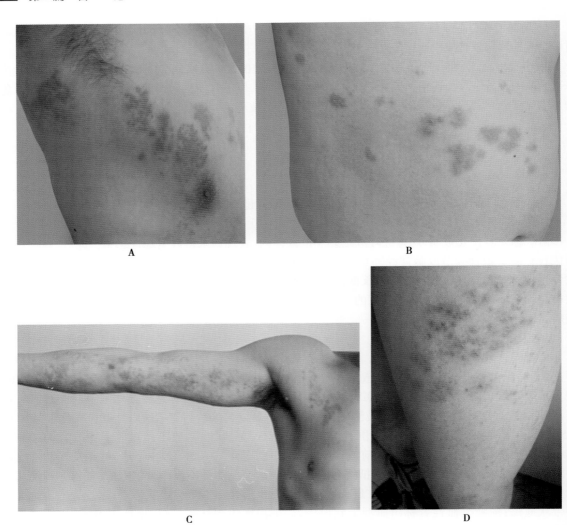

图 4-5 带状疱疹
A.胸部带状疱疹；B.腰部带状疱疹；C.上肢带状疱疹；D.下肢带状疱疹。

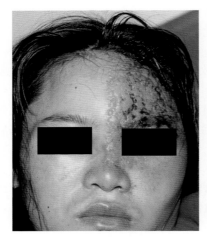

图 4-6 带状疱疹（三叉神经眼支）

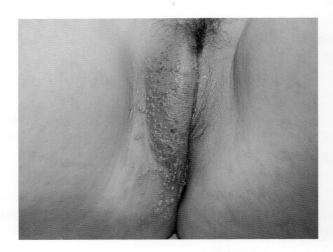

图 4-7 带状疱疹（外阴部）

【治疗】

1. 全身治疗 本病具有自限性,治疗原则是抗病毒、消炎、镇痛、预防继发感染。

(1) 抗病毒药物:应早期(发疹后 48~72 小时内)、足量进行抗病毒治疗。①阿昔洛韦,0.8g/ 次,5 次 / 天,口服,连用 7~10 天。病情重者按 10mg/kg,静脉滴注,1 次 /8 小时,连用 5~7 天。②伐昔洛韦,0.3g/ 次,2 次 / 天,口服,连用 7~10 天。

(2) 镇痛药:急性期疼痛可以选择三环类抗抑郁药(如阿米替林),开始每晚 25mg,最高单次口服 100mg;亚急性或慢性疼痛可选择加巴喷丁或普瑞巴林口服;此外,亦可选用卡马西平、西咪替丁、双氯芬酸钠等。

(3) 糖皮质激素:应用有争议,在病变早期(1 周内)口服泼尼松,最初剂量为 30~40mg/d,逐日递减,10~12 天内撤尽。适用于重症且无禁忌证病人,早期应用可抑制神经纤维炎症过程,减轻疼痛,缩短病程,减少后遗神经痛的发生。

(4) 营养神经药物:可应用维生素 B_1、维生素 B_{12} 及维生素 E。

2. 局部治疗

(1) 外用药:以抗病毒、消炎、防止继发感染为主。疱疹未破时可外用炉甘石洗剂、阿昔洛韦乳膏或喷昔洛韦乳膏;疱疹破溃后可酌情用 3% 硼酸溶液或 1:5000 呋喃西林溶液湿敷,或外用 0.5% 新霉素软膏或 2% 莫匹罗星软膏。

(2) 眼部处理:如合并眼部损害需请眼科医生协同处理。可外用 3% 阿昔洛韦眼膏、更昔洛韦眼药水、碘苷(疱疹净)滴眼液,眼部禁用糖皮质激素外用制剂。

(3) 理疗:早期在皮损部位照射紫外线有助于减轻炎症,缩短病程。后期照射红外线、氦 - 氖激光,可促进局部表皮修复与减轻疼痛。

第四节　手足口病

手足口病(hand-foot-mouth disease)是以掌跖部出现水疱和糜烂性口炎为特征,多发于儿童的一种病毒性皮肤病。

【病因】

主要为柯萨奇病毒 A16,有时为柯萨奇病毒 A5、A7、A9、A10、B1、B2、B3、B5 及肠道病毒 71。发生肠道病毒 71 感染时,可合并中枢神经系统损害。本病主要经粪 - 口途径传播,也可通过飞沫经呼吸道传播,疱液、咽部分泌物和粪便中均可分离出病毒,也可通过直接接触病人皮肤、黏膜疱疹液和间接接触被污染的手、毛巾、手绢、杯、玩具、食具、奶具、床上用品、内衣以及医疗器具等感染。

【临床表现】

潜伏期 4~7 天。多见于 2~10 岁的儿童,以 5 岁以下更为常见,多在夏秋季流行。发疹前可有发热、头痛等前驱症状,1~3 天后手掌、足跖、口部出现皮损(图 4-8、图 4-9),初为红色斑疹,很快成为 2~4mm 大小的水疱,疱壁薄,疱液清亮,周围绕以红晕,水疱破溃后可形成灰白色糜烂面或浅溃疡。皮损可同时发生于手、足、口腔,也可呈不全表现,而以口腔受累为多见(90% 以上)。手足背侧以及臀部、肛周也可累及(图 4-10),病程 1 周左右,愈后极少反复。重症病例可出现神经系统受累、呼吸及循环衰竭。

【实验室检查】

肠道病毒 71 感染时,可合并中枢神经系统损害,病情较重,可通过以下实验室检查协助诊断。

1. 末梢血白细胞 重症者 WBC 计数升高($>15 \times 10^9$/L)或显著降低($<2 \times 10^9$/L)。

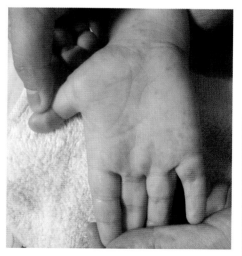

图 4-8　手足口病(手部皮损)

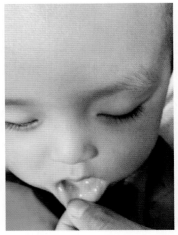
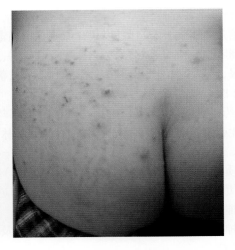

图 4-9 手足口病(口腔皮损)　　图 4-10 手足口病(臀部皮损)

2. 病原学检查　特异性 EV71 核酸阳性或分离到 EV71 病毒。

3. 血清学检查　特异性 EV71 抗体检测阳性。

【诊断与鉴别诊断】

根据发热、头痛等前驱症状,发生在手、足、口腔等部位的特征性皮损,结合流行病学可作出诊断。重症病例可出现神经系统受累、呼吸及循环衰竭,可结合相关实验室检查协助诊断。本病应与多形红斑、疱疹性咽峡炎、水痘等进行鉴别。

【治疗与预防】

1. 局部治疗　皮肤损害可选用炉甘石洗剂或莫匹罗星软膏,口腔损害可用口腔溃疡涂膜剂或口腔清洁含漱剂漱口。

2. 全身治疗　可口服利巴韦林,亦可口服板蓝根冲剂。重症者,按神经系统受累阶段及心肺衰竭阶段进行治疗。

3. 注意隔离,防止在幼儿园内传播。

第五节　疣

疣(verruca)是由人乳头瘤病毒感染皮肤黏膜所引起的良性赘生物,临床分为寻常疣、扁平疣、跖疣、尖锐湿疣等。

【病因】

人乳头瘤病毒(human papilloma virus,HPV)属 DNA 病毒中乳多空病毒科 A 属。HPV 分 80 余种亚型,与不同类型的疣有关。人体皮肤黏膜的复层扁平上皮是 HPV 唯一宿主,因此也称人疣病毒。传染途径主要是在皮肤的损伤处经直接接触和自身接种传染,也可通过病毒污染的器物间接传染。HPV 进入机体后在上皮细胞内复制繁殖,引起局部上皮组织增生形成疣状损害。病程慢性,但多有自限性,通常 2 年左右自行消退。细胞免疫功能低下或缺陷者,以及常用免疫抑制剂或糖皮质激素者易致 HPV 感染。

临床上常见的类型有寻常疣、扁平疣、跖疣、尖锐湿疣(详见第八章)。

一、寻常疣

寻常疣(verruca vulgaris)俗称"瘊子""刺瘊",多由 HPV-1、2、4、7 型所致。

【临床表现】

好发于手背、手指、足背、甲缘等处(图 4-11,图 4-12)。初发皮疹为针帽大灰白色扁平丘疹,表面粗糙。经数周或数月后渐增至黄豆、蚕豆大小,明显隆起,表面干燥且粗糙不平,或呈菜花状、乳头瘤状,

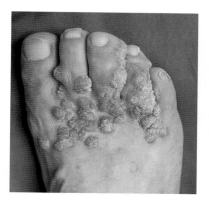

图 4-11　寻常疣（足背、趾缘）

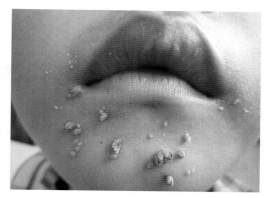

图 4-12　寻常疣（下颌）

灰白色或浅褐色,触之坚硬。皮疹数目不定,可单发或多发,也可相互融合成斑块状。病程慢性,但多有自限性,约 65% 的病人在 2~3 年内消退,5 年自然清除率可达 90%。发生在甲周者称甲周疣（periungual wart）（图 4-13）;发生在甲床者称甲下疣（subungual wart）;疣体细长突起伴顶端角化者称丝状疣（verruca filiformis）,好发于颈、额和眼睑;表面参差不齐而突起者称指状疣（digitate wart）,好发于头皮及趾间。

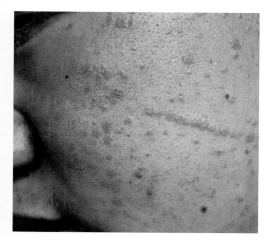

【诊断与鉴别诊断】

根据疣体的形态、部位可作出诊断,必要时做病理检查。

【治疗与预防】

局部治疗为主。

图 4-13　寻常疣（甲周）

1. 局部治疗　目前多采用物理疗法与外用药治疗。

（1）物理疗法:酌情选择冷冻、激光、微波、电离子等疗法,适用于皮损数目较少者。

（2）外用药:可选用抗病毒、角质剥脱或腐蚀性外用药。如 5% 氟尿嘧啶软膏、3% 酞丁胺二甲基亚砜搽剂,2~3 次/天,点涂疣体表面。先用温水浸泡皮疹处,刮除角质层,再点涂药物,疗效较好。

2. 全身治疗　疗效常不肯定,对于皮疹较多较大且久治不愈者,在局部治疗的同时配合全身治疗。①左旋咪唑,成人,50mg/次,3 次/天,口服 3 天,休 11 天,6 周为一疗程。②转移因子,成人,2ml/次,每周 2 次,上臂内侧皮下注射,3 周为一疗程。

3. 预防　避免搔抓摩擦,以免将病毒包涵体传染给他人或自身接种传染。

二、扁平疣

扁平疣（verruca plana）,好发于青少年,又称青年扁平疣,多由 HPV-3、5、8、9、10 和 11 型所致。

【临床表现】

好发于青少年颜面、手背及前臂（图 4-14）。皮疹为粟粒至绿豆大扁平坚实丘疹,表面光滑,呈圆形、椭圆形、不规则形。正常肤色或淡褐色。皮疹数目多少不一,稀疏散在分布或密集成群,可见由于搔抓后的自体接种现象,即沿抓痕呈串珠状排列。一般无自觉症状,偶有轻痒。病程慢性,可经 2~3 年或更久自行消退。

【诊断与鉴别诊断】

根据青少年面部、手背部扁平坚实丘疹,表面光滑,可作出诊断。应与脂溢性角化病相鉴别。

图 4-14　扁平疣（同形反应）

【治疗】

以局部治疗为主。

1. 局部治疗

(1) 外用药:3% 酞丁胺霜、重组人干扰素 α-2b 软膏,2~3 次 / 天;0.1% 维 A 酸霜,每晚 1 次,点涂疣体;咪喹莫特软膏:隔日外用 1 次,2~4 周为一疗程。

(2) 液氮冷冻:采用冷冻铜头接触冷冻法,面部每个疣体冷冻约 5 秒即可,其他部位冷冻时间适当延长。操作简单,疗效好,适应于皮损数目少,且病程较长者,应注意冷冻后引起的色素改变等不良反应。

2. 全身治疗　①聚肌胞,成人,2mg/ 次,肌注,每周 2 次,连用 4 周;②左旋咪唑,成人,50mg/ 次,3 次 / 天,口服 3 天,停 11 天,6 周为一疗程。

三、跖疣

跖疣(verruca plantaris)是指发生于足底或趾跖面的寻常疣,多由 HPV-1、3、4 型所致。

【临床表现】

初发皮疹为针帽大角质增生性丘疹,渐增至黄豆大或更大。由于皮损位于足底,处于受压状态,故无明显隆起,较为扁平并向四周扩大成斑块状。表面粗糙不平,皮纹消失,呈灰褐色或黄褐色,中间微凹,周边环绕增厚的角质环(图 4-15)。皮疹单发或散在多发,邻近的疣体常相互融合形成大的角质片块,称镶嵌疣。若用小刀削去疣体表面角质层,中间可见灰白色疏松的角质软芯及真皮乳头层毛细血管受损出血凝固所致小黑点,周边是疣体与角质环交界线。一般无症状,疣体受压有轻度疼痛。病程慢性,受压有轻度疼痛。

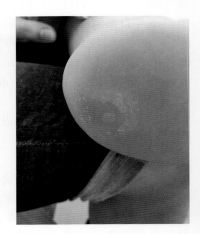

图 4-15　跖疣

【诊断与鉴别诊断】

足底与趾跖面角质增生性扁平丘疹或斑块,渐增多扩大,压痛不明显,可以诊断。有时应与鸡眼或胼胝进行鉴别。

【治疗】

以局部治疗为主,皮损数目较少者可酌情选择冷冻、激光、微波、电离子等疗法;皮疹较多或融合成片者外用 10% 甲醛溶液、30% 冰醋酸液、33% 三氯醋酸液,也可用 3% 甲醛溶液或 1% 冰醋酸液浸泡,每次 15 分钟,1 次 / 天;平阳霉素 10mg 用 1% 普鲁卡因 20ml 稀释,注射在疣体根部,每个疣 0.2~0.5ml,每周 1 次,适用于难治性跖疣。

第六节　传染性软疣

传染性软疣(molluscum contagiosum)是由传染性软疣病毒(molluscum contagiosum virus,MCV)感染所致的表皮传染性疾病,俗称"水瘊子"。

【病因】

传染性软疣病毒,属 DNA 病毒中的痘病毒。主要通过直接接触传染,也可自身接种或经被病毒污染的衣物用品间接传染,如毛巾、浴巾、搓澡巾、衣被等。该病毒有 4 个亚型,均可致病,以 MCV-1 最常见。MCV 主要在表皮细胞内复制繁殖,形成病毒包涵体,并组成软疣小体。感染病毒后潜伏期 2~3 周。

【临床表现】

多见于儿童及青年女性,好发于躯干、颈部、四肢近端及面部、外生殖器等部位(图 4-16、图 4-17),哺乳期母亲患病者常传染到婴幼儿头面部。皮疹初为针帽大皮色丘疹,渐增大呈粟粒至绿豆大半球形丘疹,质软,表面光滑,皮色或珍珠色,有蜡样光泽。丘疹小者顶端中央有小白点,增至粟粒大顶端微凹如脐窝,从中可挤出乳白色奶酪样物质,含有病毒包涵体,称软疣小体。皮疹大小不一,数目不等,

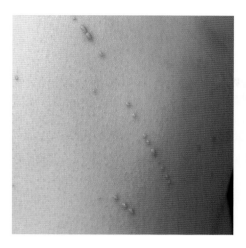

图 4-16　传染性软疣（自体接种）

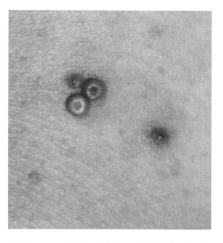

图 4-17　传染性软疣（继发细菌感染）

散在分布或较密集成群。一般无自觉症状，少数病人伴轻痒。体积达蚕豆大者，称巨型软疣；表面角化似寻常疣或皮角者称角化型软疣。经搔抓摩擦后可造成自身接种传染，亦可继发感染形成局部红肿或脓疱。病程 6~9 个月，可自行消退，愈后不留瘢痕。

【诊断与鉴别诊断】

根据散在半球形丘疹，表面光滑，有蜡样光泽，顶端有脐窝，可以诊断。

【治疗与预防】

以局部治疗为主，去除软疣小体为原则。皮肤消毒后，用无菌有齿镊或弯血管钳将软疣夹破，挤出软疣小体，点涂 3%~5% 碘酊。多数疣体治疗 1 次即愈，疗效较好。亦可选择冷冻治疗，冷冻治疗需要间隔 3~4 周重复进行。合并细菌感染时应先外用 2% 莫匹罗星软膏，感染控制后再行上述治疗。注意隔离，避免搔抓，以防自身接种传染。内衣应每周煮沸消毒 1 次。不用别人的毛巾、浴巾、搓澡巾，以防传染。

本章小结

单纯疱疹由 HSV 引起，以发生于皮肤和黏膜交界处的簇集性小水疱为特点，易复发。水痘是 VZV 引起的原发感染，多见于儿童及青少年，基本损害为丘疹、水疱，呈向心性分布，以在同一部位同时可见各期皮疹为特点。带状疱疹是潜伏于人体的 VZV 引起，典型皮损为红斑基础上的簇集性水疱，沿某一周围神经呈带状分布，伴有明显的神经痛及局部淋巴结肿痛。上述三病均应早期、足量应用阿昔洛韦等进行抗病毒治疗，注意预防继发感染，带状疱疹治疗中应注意镇痛、消炎、保护神经。手足口病多由柯萨奇病毒 A16 引起，好发于学龄前儿童，以掌跖部出现水疱和糜烂性口炎为特征，肠道病毒 71 引起的重症病人可致死亡。抗病毒可口服利巴韦林或板蓝根冲剂。疣是由 HPV 感染皮肤黏膜所引起，寻常疣多发生在暴露、易受损部位，为角质增生性丘疹，质硬；扁平疣为好发于青少年面部、手背及前臂的扁平坚实丘疹；跖疣是发生在足底与趾跖面的寻常疣，皮损数目少以局部药物及物理治疗为主，皮损数目多及久治不愈者可试用免疫调节剂和中药治疗。传染性软疣由传染性软疣病毒所致，多见于儿童及青年女性，典型皮损为具有蜡样光泽的半球形丘疹，顶部可见脐窝，治疗以去除软疣小体为原则。

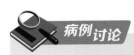

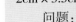
病人,女,68 岁。因左侧胸背疼痛不适 4 天,起皮疹 2 天前来就诊。病人 1 周前出现低热、乏力,服感冒药后上述症状缓解,但出现左侧胸背部疼痛不适,2 天前前胸及后背出现红斑、水疱等皮疹,今日皮疹增多加重遂来诊。体格检查:血压、体温、心率正常,痛苦面容。心、肺、腹部检查无明显异常。皮肤科情况:左侧胸、背部可见数片不规则红斑基础上的集簇性米粒至绿豆大丘疱疹,小水疱,疱壁紧张,疱液清,呈带状排列,其间可见数个花生米大水疱,疱液稍浊,背部见一面积约 2cm×3.5cm 的糜烂面,表面干洁。

问题:

1. 本病例病人的诊断是什么?
2. 诊断依据是什么?
3. 对本病例病人该如何治疗?

扫一扫,测一测

思考题

1. 简述成人面部单纯疱疹的治疗。
2. 简述带状疱疹的诊断要点。
3. 简述儿童水痘的皮疹特点。
4. 简述寻常疣的主要临床表现。
5. 简述传染性软疣的皮疹特点及主要治疗方法。

(刘莉萍)

第五章　真菌性皮肤病

学习目标

1. 掌握　常见浅部真菌病的临床表现、诊断要点及治疗方法。
2. 熟悉　念珠菌病、孢子丝菌病的临床分型、诊断要点及防治方法。
3. 了解　真菌性皮肤病的病因与发病机制；真菌直接镜检的检查方法。
4. 能用所学知识对真菌性皮肤病病人实施基本的诊断和治疗。
5. 能解释病情病因等，并指导病人预防疾病。

医学真菌学（midical mycology）是研究由真菌引起的皮肤黏膜、皮下组织和其他组织器官感染的学科。真菌病（mycosis）是由真菌（fungus）引起的感染性疾病。

真菌是广泛存在于自然界，以寄生和腐生方式吸取营养，能进行有性繁殖和无性繁殖的一类真核细胞生物。绝大多数对人类无害，只有少数真菌可引起人类疾病。根据真菌入侵组织深浅的不同，临床上分浅部真菌病和深部真菌病两大类。浅部真菌病，主要包括皮肤癣菌感染、马拉色菌感染和念珠菌感染。皮肤癣菌病（dermatophytosis），简称癣（tinea），多由嗜角蛋白性毛癣菌属、小孢子菌属和表皮癣菌属侵犯表皮、毛发和甲板所致，常见的有头癣、体癣、股癣、手足癣、甲癣等，属常见多发病，是防治重点。深部真菌病，包括皮下组织真菌病和系统性真菌病。引起皮肤、皮下组织及内脏器官的感染，常见的有念珠菌病、孢子丝菌病、着色真菌病、隐球菌病等，发病较少，但对人体损害较大，甚者危及生命。

第一节　头　　癣

头癣（tinea capitis）是指真菌感染头皮毛发所致的疾病，临床上分黄癣、白癣、黑点癣和脓癣四种，均具传染性。

【病因】

黄癣由许兰毛癣菌（简称黄癣菌）所致；白癣主要由犬小孢子菌或铁锈色小孢子菌引起；黑点癣主要由紫色毛癣菌或断发毛癣菌引起；脓癣主要由犬小孢子菌或须癣毛癣菌所致。主要通过与病人或患病动物直接接触传染，也可由被致病菌污染的理发工具、头巾、枕巾、毛巾、帽子、梳子等间接接触传染。

【临床表现】

1. 黄癣（tinea favosa）　俗称"癞痢头""秃疮"（图5-1）。临床上少见，多见于儿童。皮损初为红色斑点、丘疹或小脓疱，伴脓性分泌物，干涸后形成特征性黄癣痂，并不断扩大与增厚。典型的黄癣痂由黄癣菌与表皮碎屑构成，黄豆至蚕豆大或更大，边缘渐增厚翘起，中间稍凹有一毛发穿过，形似碟

47

状,自觉轻度瘙痒。痂呈硫黄色或污黄色,日久呈灰白色,若用乙醇蘸湿即可变成黄色。痂下为糜烂面,有脓性分泌物,伴特殊的鼠尿味或腐谷臭味。黄癣痂可相互融合成片,重者覆盖整个头皮。皮损中受到感染的毛发无光泽,呈干、枯、弯曲状,多数折断或脱落,仅残留少数散在的正常头发。由于遗留萎缩性瘢痕及毛囊受损,可形成大小不一的永久性秃发区。发际边缘皮肤与毛发多不受累,常有一圈宽窄不一的正常发带。黄癣菌侵犯面、颈、躯干等光滑皮肤,皮疹为丘疹、糜烂、黄癣痂,称体黄癣;侵犯指(趾)甲者,使甲板无光泽、变厚、变黄,称甲黄癣。

2. 白癣(tinea alba) 多见于学龄前儿童(图 5-2)。皮损初为淡红色毛囊性小丘疹,渐扩大形成圆形或椭圆形灰白色鳞屑斑,称为母斑;周围出现卫星状排列较小的鳞屑斑,称子斑。鳞屑斑是白癣的特征性表现,一般无炎症反应,或轻度淡红色,边缘清楚,可相互融合成大的斑片。病发干燥无光泽,变脆折断,残根长 2~4mm,称高位断发。毛根周围有菌丝与孢子包绕形成灰白色鞘状物,称白色菌鞘。斑疹内偶可有小脓疱和脓痂,少数转变成脓癣。自觉轻度瘙痒。若无继发感染,不会形成瘢痕,愈后不影响头发生长,青春期自愈。

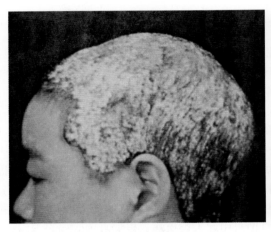

图 5-1　黄癣(痂)

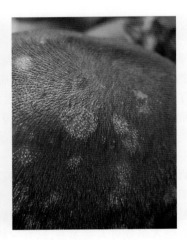

图 5-2　白癣(断发、菌鞘)

3. 黑点癣(black-dot ringworm) 又称黑癣,发病率较少。多见于儿童,成年人亦可受到感染。初为淡红色小丘疹,渐扩大成小片状灰白色斑,表面少量鳞屑,亦可相互融合成较大的斑片(图 5-3)。若为紫色癣菌引起者斑疹较小,炎症较轻;断发癣菌所致者则斑疹较大,炎症明显。特征性表现是斑疹内病发刚出头皮即折断,残根留在毛孔内,称低位断发。由于皮损内毛孔多留有病发残根,外观呈黑点状,称黑点癣。自觉不同程度瘙痒。病程慢性,少数转变成脓癣。病人愈后多不影响头发生长,少数则遗留绿豆大瘢痕,形成永久性秃发斑。

4. 脓癣(kerion) 多由白癣或黑点癣发展而成,也有发病开始即为脓癣者(图 5-4)。皮疹炎症明显,表现为群集性毛囊丘疹,迅速发展成毛囊性脓疱,并融合成淡红色肿块,边缘清楚,质地柔软,表面有蜂窝状排脓小孔,压之可挤出脓液。皮损内毛发根部松动,易拔除,且多数脱落。自觉轻度疼痛,耳后及枕部淋巴结肿大。愈后可遗留瘢痕,形成永久性秃发斑。

【实验室检查】

1. 真菌镜检 黄癣病发内有菌丝,黄癣痂可见鹿角状菌丝及孢子;白癣病发根周可见镶嵌堆积的成堆孢子;黑点癣病发内有链状排列的孢子;脓癣可在发内或发外找到孢子。

2. 滤过紫外线灯检查(Wood 灯检查) 暗室中检查白癣病发呈亮绿色荧光;黄癣呈暗绿色荧光;黑点癣无荧光;脓癣可有亮绿色荧光或无荧光。

3. 真菌培养 取病发、鳞屑、痂接种于沙堡培养基,有真菌生长,可鉴定菌种。

【诊断与鉴别诊断】

根据患儿头部皮损特征、真菌镜检、滤过紫外线灯检查可作出诊断。应与头皮脂溢性皮炎、银屑病鉴别。后两种病除皮损各有特征性表现外,真菌镜检与培养是阴性。

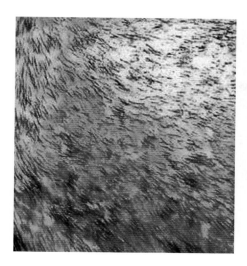

图 5-3　黑点癣

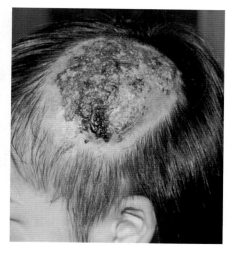

图 5-4　脓癣

【治疗与预防】

1. 治疗　采用综合疗法,即服药、搽药、洗头、剪发、消毒 5 种措施同时进行。

(1) 服药:灰黄霉素,儿童按 10~20mg/(kg·d),成人 0.6~0.8g/d,分 3 次餐后服,疗程 2~3 周。也可选服伊曲康唑、特比萘芬等抗真菌药。

(2) 搽药:选择外用 5% 硫黄软膏或 2% 碘酊、1% 特比萘芬霜、1% 联苯苄唑霜等抗真菌药,1~2 次 / 日,连用 6~8 周。

(3) 洗头:用硫黄香皂或 2% 酮康唑洗发剂洗头,1 次 / 日,连用 8 周。

(4) 剪发:理成光头,每周 1 次,理发工具应专用并消毒,连续 8 周。

(5) 消毒:病人的毛巾、枕巾、帽子等生活用具应煮沸消毒。

脓癣治疗同上,但脓肿处不宜切开排脓,可用 0.1% 依沙吖啶液或 3% 硼酸液湿敷。急性炎症期可短期联用小剂量糖皮质激素,继发细菌感染可加抗生素。

2. 预防

(1) 早期发现病人,积极综合治疗。

(2) 病人应床边隔离治疗,以防传染。

(3) 病人的衣物用品、学习用具及玩具应消毒,尤其对幼儿园、小学应防止造成小范围流行。

(4) 家中猫、狗等患有脱毛、脱屑等疾病应及时到动物医院治疗。

第二节　体癣和股癣

体癣(tinea corporis)是指除头皮、毛发、掌跖、甲和阴股部以外其他部位的皮肤癣菌感染。股癣(tinea cruris)是指腹股沟、会阴部、肛周和臀部的皮肤癣菌感染,实际是体癣在阴股部位的特殊型。

【病因】

主要为红色毛癣菌、须癣毛癣菌、犬小孢子菌、絮状表皮癣菌等。传染途径主要是与病人直接或间接接触传染,也可由自身的手、足、甲癣等感染蔓延而引起。

【临床表现】

1. 体癣　皮损好发于面部、躯干及四肢近端(图 5-5)。初为红色丘疹、丘疱疹或小水疱,继而形成有鳞屑的红色斑片,境界清楚,边缘不断向外扩展,中央趋于消退,呈环状、半环状或多环状形态,边缘常有丘疹、丘疱疹和小水疱,中央可有色素沉着。自觉瘙痒,可因长期搔抓引起局部湿疹样或苔藓样变。

2. 股癣　好发于腹股沟部位,也常见于臀部,单侧或双侧发生(图 5-6)。基本皮损与体癣相同。

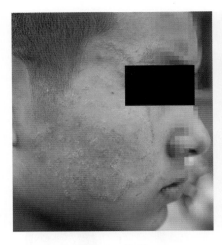

图 5-5　体癣

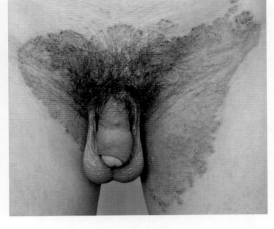

图 5-6　股癣

由于患处透气性差、潮湿、易摩擦,常使皮损炎症明显,瘙痒较重。

【实验室检查】

刮取皮损边缘处鳞屑镜检可找到菌丝。

【诊断与鉴别诊断】

根据皮损特点,在皮疹边缘刮取鳞屑镜检找到菌丝或孢子即可确诊。有时需与玫瑰糠疹、湿疹、慢性单纯性苔藓、脂溢性皮炎等鉴别。

【治疗与预防】

局部外用抗真菌药为主,若患有手足癣、甲真菌病应同时治疗。

1. 局部治疗　选择外用各种唑类(咪康唑、酮康唑、克霉唑、益康唑、联苯苄唑)膏或霜、特比萘芬霜等,2~3 次 / 日,连续外用 2 周以上,直至皮疹消退后继续用药 1~2 周。另外,还可用角质剥脱剂配合外用如复方苯甲酸软膏等。儿童体癣、面部体癣、股癣不宜使用刺激性较大的药物。

2. 全身治疗　皮疹广泛,超过体表面积 1/3 以上或病久顽固者给予口服抗真菌药,如伊曲康唑(成人 0.2g/d,餐后顿服,连用 7 日)、特比萘芬(成人 0.25g/d,连服 2 周),与外用药联合治疗可增加疗效。

3. 预防　勤沐浴、换内衣,股部注意通风透气。避免与病人或家养动物接触,勿共用毛巾、浴巾、浴盆、拖鞋等。

第三节　手癣和足癣

手癣(tinea manus)又称鹅掌风,是皮肤癣菌感染手指屈侧、指间、掌部所致。足癣(tinea pedis)是皮肤癣菌感染足趾屈侧、趾间、足侧缘、跖部引起。

【病因】

手足癣的致病性真菌主要是红色毛癣菌,其次为须癣毛癣菌、絮状表皮癣菌等。传染途径是与病人直接接触传染或间接接触传染,如共用拖鞋、洗脚盆、浴巾、擦脚巾等。手癣病人多数是因搔抓足癣、股癣传染到手部而引起手癣。足癣患病率远高于手癣。

【临床表现】

1. 足癣　发病率高,南方地区高于北方,多见于成年人。临床上分四型,但常以一型为主而兼有其他型皮疹。①趾间糜烂型:又称间擦型。多见于第三与第四趾间,局部皮肤潮湿、浸软、变白,表皮易擦破,基底呈红色糜烂面(图 5-7)。自觉瘙痒。继发细菌感染可有红肿、脓性分泌物,且可引起淋巴管炎、丹毒。②水疱型:多发于趾间、足底、足侧部,针帽至粟粒大深在性水疱,疱液清亮,疱壁厚,不易破裂。数日后疱液自行吸收,水疱干涸形成脱屑(图 5-8)。自觉瘙痒。继发细菌感染者局部可形成脓疱。③角化过度型:足跖或足跟部片状或弥漫性角质增厚,皮纹粗糙,干燥脱屑,部分呈皲裂状改变(图

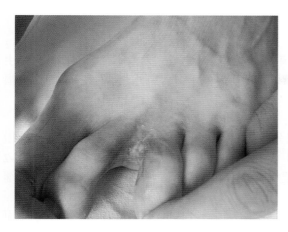

图 5-7　足癣（趾间糜烂型）

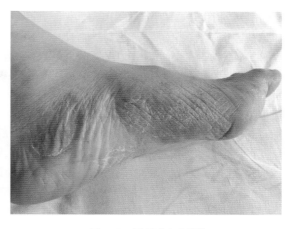

图 5-8　足癣（水疱型）

5-9）。病程长，伴不同程度瘙痒。④丘疹鳞屑型：足跖见小片状脱屑，呈弧形或环状附于皮损边缘，可发生红斑、丘疹，伴痒感。

2. 手癣　皮损与足癣大致相同。多因足癣传染到手部，且多数病人从一侧手开始。主要表现为水疱鳞屑型和角化增厚型，多位于手掌、指屈侧、掌缘。夏季可出现水疱、鳞屑，冬季则干燥、粗糙、增厚，甚者呈皲裂状。病程慢性，伴瘙痒，治疗不当可多年不愈。

【实验室检查】

刮取手足皮损处鳞屑或疱壁，直接镜检可找到菌丝或培养出真菌。

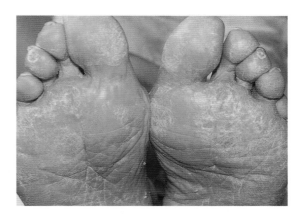

图 5-9　足癣（角化过度型）

【诊断与鉴别诊断】

根据皮损特征，结合真菌镜检或培养可确诊。本病需与湿疹、汗疱疹、掌跖角化症、掌跖脓疱病等进行鉴别。

【治疗与预防】

局部外用抗真菌药为主，且应适当延长治疗时间，以求彻底治愈。

1. 局部治疗　①趾间糜烂型：无明显渗出者，选择外用 3% 克霉唑霜、2% 咪康唑霜、1% 联苯苄唑霜等。渗出较多或继发感染者宜先用 3% 硼酸液或 0.1% 依沙吖啶溶液冷湿敷或浸泡，每次 20~30 分钟，2 次 / 日，渗出减少后外用粉剂（如咪康唑粉、枯矾粉），皮损干燥后再涂上述外用药。②水疱型：除外用上述药物外，还可选用萘替芬酮康唑乳膏、特比萘芬软膏等，可与各种抗真菌癣药水交替外用。③角化过度型及丘疹鳞屑型：除外用各种抗真菌制剂外，配合外用复方苯甲酸软膏、10% 水杨酸软膏等角质剥脱剂。

2. 全身治疗　病情严重影响工作生活、外用药久治不愈的顽固病人及合并湿疹化、继发细菌感染者可配合口服伊曲康唑（0.2g/d，餐后顿服，连用 1~2 周；或 0.1g/d，连用 4 周）或特比萘芬（0.25g/d，连服 2~4 周）。继发细菌感染者加用抗生素，癣菌疹病人适当配合口服抗组胺药。

3. 预防　注意个人卫生，勤洗手足及袜子，勿与病人接触，不与他人共用拖鞋、浴具、擦脚巾等。足癣病人除积极治疗外，勿用手抓脚，以免自身传染，并定期清洁消毒鞋、袜。

第四节　甲 真 菌 病

甲真菌病（onychomycosis）是由皮肤癣菌、酵母菌、霉菌引起的甲板或甲下组织感染。而甲癣（tinea

笔记

unguium)特指由皮癣菌所致的甲部感染。

【病因】

甲真菌病的主要致病菌为皮癣菌,如红色毛癣菌、须癣毛癣菌、絮状表皮癣菌等,也有些病人是由酵母菌或霉菌引起。趾甲真菌病,多由足癣传染;指甲真菌病除从手癣传染外,也可经搔抓足癣皮损而传染。

【临床表现】

发病多从甲前缘或甲侧缘开始向内蔓延,使部分甲或整个甲板变色呈灰白色或污褐色,逐渐增厚、变形、变脆,表面失去光泽,有点状凹陷或沟纹,甲板前缘呈虫蛀状或与甲床分离。多数先侵犯 1~2 个甲,重者全部指(趾)甲均可患病。病程缓慢,少数病人治疗不当终生不愈。一般无自觉症状,若继发细菌感染引发甲沟炎,局部红肿化脓,则有疼痛感。

临床上根据甲板受损的部位与程度至少可分为两型。①真菌性白甲(浅表性白色甲癣):起于甲面的中央近月区、甲的游离缘或其两侧皱襞。可局限于一侧或波及全甲(图 5-10)。②甲下型甲癣:常从甲板两侧或末端开始,初始为小而清楚的凹陷或带白色的斑点,持续不变或渐次波及甲根。若甲板被感染,则可形成裂纹,变脆或增厚,凹凸不平或破损,甚者整个甲板被破坏,呈灰黄或灰褐色,甲板部分或全部脱落。甲癣的特征是甲下有角蛋白及碎屑沉积(图 5-11)。

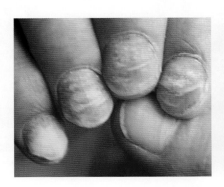
图 5-10 甲真菌病(浅表性白色甲癣)

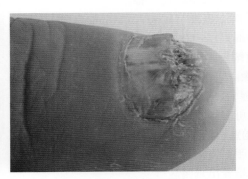
图 5-11 甲下型甲癣

【实验室检查】

刮取病甲碎屑镜检可找到菌丝或孢子。真菌培养阳性。

【诊断与鉴别诊断】

根据甲板损害的特征性改变、真菌镜检或培养阳性可以诊断。有时需与银屑病、扁平苔藓、湿疹等引起的甲改变鉴别,应结合相应的皮肤损害和真菌学检查结果进行鉴别。

【治疗与预防】

1. 局部治疗 先用小刀或指甲锉刮除、锉磨甲板的病变部分,再涂 30% 冰醋酸液、10% 碘酊、5%~10% 水杨酸软膏或咪唑类霜,1~2 次 / 日,连用 3~6 个月,直至病甲除尽、新甲生长完整为止。也可手术拔除病甲,或用 40% 尿素软膏封包剥甲,创面愈后外涂 3% 碘酊,直至新甲生长完整为止。近年用 8% 环吡酮胺或 5% 阿莫罗芬甲涂剂,疗效较好。

2. 全身治疗 伊曲康唑间歇冲击疗法:成人,0.2g/ 次,2 次 / 日,餐后口服,服 1 周、休 3 周为一疗程,指甲真菌病连用 2~3 个疗程;趾甲真菌病连用 3~4 个疗程。特比萘芬:0.25g/d 口服,指甲真菌病连用 6~8 周,趾甲真菌病连用 12~16 周。与外用药联合治疗可提高疗效。

3. 预防 注意个人卫生,勤洗手足及袜、鞋,衣物用品可煮沸消毒。勿搔抓,以免接种传染。

第五节 花 斑 癣

花斑癣(tinea versicolor)又称花斑糠疹,是马拉色菌侵犯皮肤角质层所致的一种表浅性慢性皮肤真菌病。由于好发于夏季多汗部位,俗称"汗斑"。

【病因】

病原体马拉色菌是一种嗜脂酵母菌,又称糠秕孢子菌。该菌是正常人皮肤腐生寄生菌,为条件致病菌,平时寄生于角质层的浅层。某些多汗、多脂个体或患有慢性病、免疫缺陷及长期应用糖皮质激素治疗者,该菌则由孢子相转入菌丝相并致病。本病可能具有一定的遗传易感性。

【临床表现】

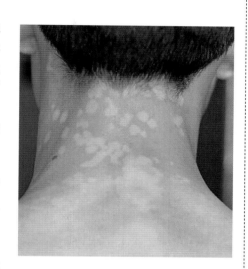

好发于热带地区及炎热多汗季节,常见于青壮年皮脂丰富及多汗部位,如颈部、胸背部、腋下等处(图5-12),男性多于女性。皮疹初为以毛孔为中心的点片状淡褐色或黄褐色斑,边缘清楚,表面有细小糠状鳞屑。随着病情发展皮疹可增多或融合成片。夏季复发或加重,冬季汗少时减轻或消退,也可转变成持续较久的灰白色色素减退斑。病程慢性,一般无自觉症状,偶有轻痒。

【实验室检查】

刮取鳞屑直接镜检可见成簇圆形、卵圆形厚壁孢子及两头钝圆、粗短微弯的腊肠样菌丝。伍德灯下可见淡黄色或淡褐色荧光。

图5-12　花斑癣

【诊断与鉴别诊断】

根据临床表现结合实验室检查,本病易诊断。应与白癜风、白色糠疹、脂溢性皮炎等鉴别。

【治疗与预防】

1. 局部治疗　选择外用联苯苄唑溶液或霜、复方间苯二酚(雷琐辛)搽剂、克霉唑霜、咪康唑霜、酮康唑霜等,2次/日,连续4~6周;20%~40%硫代硫酸钠溶液、2.5%二硫化硒洗剂外用。

2. 全身治疗　皮疹面积广泛或经局部治疗效果不佳者可配合内服药,如伊曲康唑,成人,0.2g/d,餐后顿服,连服7日;氟康唑,成人,0.15g/次,每周1次,连服4周。

3. 预防　勤沐浴及换洗消毒内衣、被单。病人沐浴前若涂2.5%二硫化硒洗剂、2%酮康唑洗剂等,10分钟后冲洗干净,可促进疗效。

第六节　马拉色菌毛囊炎

马拉色菌毛囊炎(Malassezia folliculitis)又称糠秕孢子菌毛囊炎,是由马拉色菌引起的毛囊炎性损害。

【病因】

本病的病原菌是糠秕或球形马拉色菌,马拉色菌是人体正常寄生菌,在促发因素影响下(如长期使用糖皮质激素或抗生素等),马拉色菌就可在毛囊内大量繁殖,其脂肪分解酶将毛囊部位的甘油三酯分解成游离脂肪酸,后者可刺激毛囊口产生较多脱屑并造成阻塞,使皮脂潴留,加之游离脂肪酸的刺激致毛囊扩张破裂,内容物释放入周围组织,产生炎症。

【临床表现】

本病多累及中青年,男性多于女性。好发于皮脂腺丰富部位如前胸、背上部、双肩等部位,多对称发生。典型皮损为圆顶状红色毛囊丘疹,间有毛囊性小脓疱,直径2~4mm,周边有红晕,可挤出粉脂状物质,常十至数百个密集或散在分布(图5-13)。有不同程度的瘙痒,出汗后加重。病人常存在多汗、皮脂溢出,可合并花斑癣和脂溢性皮炎。

【实验室检查】

直接镜检在毛囊角栓中可检出成簇圆形、卵圆形厚壁宽颈的酵母样孢子或香蕉状菌丝。

【诊断与鉴别诊断】

根据典型皮损及真菌镜检阳性,本病易于诊断。需与痤疮、细菌性毛囊炎、嗜酸性脓疱性毛囊炎等进行鉴别。

【治疗】

应尽量去除诱因,治疗原则基本同花斑糠疹。由于马拉色菌深藏在毛囊内,应选择渗透性好的外用抗真菌药,且治疗时间要长,至少4周以上。常用50%丙二醇、联苯苄唑酊或霜,推荐使用环比酮胺外用制剂,因为该药有较强的穿透性。亦可辅以2%酮康唑洗剂或2.5%二硫化硒洗剂沐浴。对皮损泛发、炎症较重且外用药物治疗效果不好时,可联合口服抗真菌药。

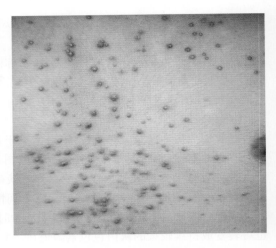

图5-13 马拉色菌毛囊炎

第七节 念 珠 菌 病

念珠菌病(candidiasis)是由致病性念珠菌感染皮肤、黏膜、指(趾)甲和内脏器官所致的真菌病。

【病因】

病原体主要为白色念珠菌,属条件致病菌,在正常人口腔、胃肠道、阴道及皮肤等处常能分离出念珠菌,但无临床表现。当出现下列因素则容易感染:①各种原因所造成的皮肤黏膜屏障功能受损。②长期、滥用广谱抗生素、糖皮质激素或免疫抑制剂。③内分泌紊乱造成机体内环境变化。④原发和继发性免疫功能低下。

【临床表现】

根据念珠菌感染的部位不同分为浅部(皮肤黏膜)和深部(内脏)念珠菌病。

1. 皮肤病变

(1) 擦烂性念珠菌病(candidal intertrigo):多见于炎热多汗季节,好发于婴幼儿、肥胖多汗和糖尿病病人,在腹股沟、腋窝、乳房下等皱襞部位出现潮红,间有红色小丘疹、水疱、浸渍或浅糜烂。持续浸水工作者好发于第2~3指间(图5-14)。新生儿尿布更换不勤者,在腹股沟、臀部出现边缘清楚的鲜红色斑,周边有散在分布的小丘疹及小脓疱。自觉瘙痒或疼痛。

(2) 甲沟炎及甲真菌病慢性甲沟炎(candidal paronychia and onychomycosis):甲周皮肤红肿,触之稍硬,有痛感,伴少量鳞屑。重者肿胀隆起,压痛明显,有少量淡白色浑浊渗液,但不化脓。部分病人引起甲床

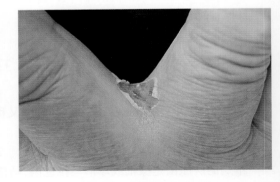

图5-14 擦烂性念珠菌病

炎,甲半月消失,后甲襞与甲部出现裂隙,病程慢性,易反复。念珠菌性甲真菌病表现为甲板增厚浑浊,出现白斑、横沟或凹凸不平,但甲表面仍光滑,甲下角质增厚堆积或致甲分离。

(3) 尿布皮炎:常继发于婴儿肛门及口腔念珠菌病,可呈原发刺激性皮炎,也可侵入真皮,严重时可波及腋、面部及其他部位。

(4) 扁平苔藓样皮肤念珠菌病:婴儿多见,初起为红色斑丘疹,间或丘疱疹,伴轻度痒感,可呈脱屑性丘疹性损害,酷似扁平苔藓。

(5) 念珠菌性肉芽肿:原发的富血管的丘疹,其上有黄褐或黑褐色蛎壳样厚痂,常位于面部,也可见于头皮、指甲、躯干等,常伴免疫缺陷及淋巴细胞减少(图5-15)。

2. 黏膜病变

（1）口腔念珠菌病（oral candidiasis）：又称鹅口疮，多见于营养不良或卫生条件较差的新生儿。在牙龈、颊部、上腭、咽部黏膜出现凝乳状白膜，不易剥离，露出鲜红糜烂面（图5-16）。病情重者可伴舌炎、口角炎、唇炎，蔓延到食管或气管可引起内脏念珠菌病。艾滋病病人多患有鹅口疮，且为早期临床体征。

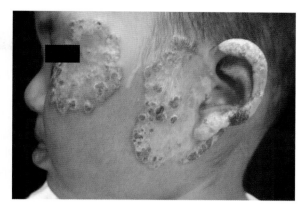

图 5-15　慢性皮肤黏膜念珠菌病

（2）念珠菌性阴道炎（vulvovaginal candidiasis）及念珠菌性龟头炎（candidal balanoposthitis）：育龄妇女、糖尿病和长期使用抗生素者可诱发阴道炎。性接触是重要传染途径。外阴及阴道黏膜红斑、水肿或糜烂，表面可见凝乳状灰白色假膜或有黄色的油样排泄物。白带多，黏稠或呈豆腐渣样，有臭味。炎症重，痒剧。

包茎或包皮长者易患本病，可经性接触传染。包皮、龟头、冠状沟潮红，浅表糜烂，散在针头大红色丘疹或薄壁水疱，冠状沟或包皮有凝乳状白膜（图5-17）。自觉瘙痒或无明显症状。

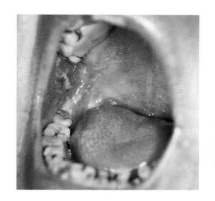

图 5-16　口腔念珠菌病

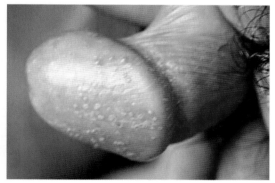

图 5-17　念珠菌性包皮龟头炎

3. 内脏念珠菌病　免疫功能低下者常可引起内脏系统的感染，常侵及消化道、呼吸道及肺部、泌尿道等。重者还可致心内膜、脑膜感染，甚者引起死亡。

【实验室检查】

取皮损表面鳞屑、水疱壁、白膜做直接镜检或培养，内脏感染者的痰、尿、粪、血、脑脊液可做镜检或培养。镜下见大量卵圆形发芽孢子或假菌丝有诊断价值。培养阳性者可进一步鉴定菌种。

【诊断与鉴别诊断】

根据临床表现、皮损特点结合真菌学检查可以诊断。由于念珠菌为人体常驻菌，标本中检出少量孢子只能说明有念珠菌存在，不能诊断为念珠菌病，只有在镜下看到大量出芽孢子和假菌丝才有诊断价值。所有病人的确诊必须具有真菌培养的阳性结果。皮肤与黏膜念珠菌病有时应与扁平苔藓、尿布皮炎、黏膜白斑、阴道滴虫等鉴别。

【治疗与预防】

去除或避免诱发因素，保持皮肤清洁干燥，检查治疗基础疾病。皮肤念珠菌病以外用抗真菌药为主，黏膜与内脏念珠菌病则以全身治疗为主。

1. 局部治疗

（1）皮肤念珠菌病：选择外用2%咪康唑霜、3%克霉唑霜、1%联苯苄唑霜、2%酮康唑霜等，1~2次/日，连用2~3周。

（2）黏膜念珠菌病：①口腔念珠菌病：外涂 1%~2% 甲紫液、制霉菌素液、口含克霉唑片；②阴道念珠菌病：洁尔阴冲洗，放置制霉菌素栓、克霉唑栓或咪康唑栓，早晚各 1 次，连用 2 周。

2. 全身治疗

（1）大面积的皮肤念珠菌病及黏膜念珠菌病：伊曲康唑，成人，0.2g/次，1 次/日，连服 1~2 周；氟康唑，成人，0.15g/次，每周 1 次，连用 2 周。

（2）内脏念珠菌病：①伊曲康唑，成人，0.2g/次，1 次/日，直至痊愈，平均约 1 个月；②氟康唑，成人，首次量 0.2~0.4g，以后 0.1~0.2g/次，每日口服或静脉滴注，直至痊愈。顽固者选用两性霉素 B 静脉滴注。

3. 预防 注意保持皮肤与口腔卫生清洁。长期从事洗涤或手部浸水工作者，应改善劳动条件，戴防护手套。积极治疗糖尿病等慢性消耗性疾病，合理使用抗生素、糖皮质激素、免疫抑制剂等。

第八节 孢子丝菌病

孢子丝菌病（sporotrichosis）是由申克孢子丝菌感染皮肤、皮下组织及附近淋巴管所致的慢性炎症性皮肤病，有时还可波及各脏器。

【病因】

病原菌为申克孢子丝菌，为双相型深部真菌，广泛寄生于自然界土壤、竹木、芦苇、玉米秸或枯草中，且喜潮湿与温暖环境，可感染动物和人类。传染途径是皮肤外伤后接触带菌土壤或植物引起感染，少数亦有经呼吸道传染引起内脏病变。

【临床表现】

好发于温带及亚热带地区农村或草木业工厂，常见于青壮年男性，有外伤史，如轻微刺伤、割伤或擦伤。根据皮损特点临床上分为四型。

1. 皮肤淋巴管型 亦称树胶肿型，最常见。原发皮损（初疮）好发于单侧上、下肢，偶可发生于面部。局部外伤处开始出现绿豆至蚕豆大坚实结节，暗红色、皮色或黑色，无压痛。以后渐软化、溃破成增殖性溃疡或肉芽肿，伴少量脓性分泌物、结痂（图 5-18）。典型病例常侵犯指或腕部，初疮 1~3 周，出现排列成串、沿淋巴管向心性分布的结节，3~5 个或更多。病程慢性，一般无全身症状。

2. 固定型 亦称局限性皮肤型，较常见。皮疹固定于初疮部位，不沿淋巴管扩散，周围偶有几个小的卫星病灶。皮疹多形性，可呈结节、溃疡、疣状增殖、浸润性斑块或痤疮样（图 5-19）。病程慢性。

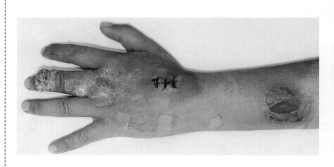

图 5-18 孢子丝菌病（皮肤淋巴管型）

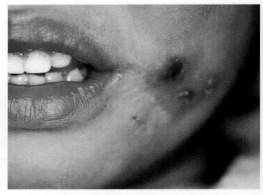

图 5-19 固定型孢子丝菌病

3. 皮肤播散型 罕见。孢子丝菌经血行播散或自身接种致皮损广泛分布于头面部、四肢、躯干等处，初为皮下结节，继之软化形成脓肿，破溃后有少量脓性或脓血性分泌物，形成增殖性溃疡或树胶肿样溃疡。病程慢性，偶有全身症状。

4. 皮肤外型 亦称系统型或内脏型。罕见。病人多有糖尿病、艾滋病或长期使用糖皮质激素。

致病菌常侵犯肺、骨、骨膜、关节、眼及中枢神经系统,甚者可为系统性孢子丝菌病,累及肝、肾、脾、睾丸等处。早期诊断较难,常误诊,预后差。

【实验室检查】

①取溃疡边缘坏死组织或脓液涂片,直接镜检常因菌数不多而失败,若做革兰染色,在中性粒细胞或大单核细胞内查见革兰阳性卵圆形或雪茄形或星状小体则可确诊。②在25~30℃培养可见丝状型菌落,37℃时呈酵母型菌落。③直接或间接免疫荧光法检测及精制孢子丝菌素试验可快速提供有价值的诊断依据。④必要时做组织病理检查或动物接种。

【诊断与鉴别诊断】

根据皮损特点、涂片革兰染色镜检、真菌培养及组织病理检查结果可明确诊断。有时应与脓皮病、皮肤结核、着色真菌病等鉴别。

【治疗与预防】

碘化钾内服结合外用为首选治疗方法。

1. 全身治疗 10% 碘化钾,10ml/次,3次/日,口服,2~3周后渐增至60ml/d。儿童剂量酌减。皮疹消退后应继续服药3~4周,以防复发。对碘化钾过敏者可口服伊曲康唑(0.4g/d)、特比萘芬(0.25~0.5g/d),连服3~6个月。两性霉素B静脉滴注对皮肤淋巴管型、肺型及播散型孢子丝菌病疗效甚佳。

2. 局部治疗 局部可用微波透热或温热疗法(43~45℃),每天3次,每次30~60分钟,溃疡渗出者2% 碘化钾液或聚维酮碘液局部外敷,早晚各30分钟。

3. 预防 加强劳动保护,参加农业、园林劳动或草木加工应穿长袖工作服,戴手套,防止芦苇、竹、木、枯草的擦伤或刺伤。一旦外伤立即外涂2% 碘酊,以防发病。

本章小结

头癣好发于儿童,主要通过直接接触患病儿童或动物而传染,临床上分为黄癣、白癣、黑癣和脓癣,治疗采取灰黄霉素综合疗法。体、股癣常呈环状或多环状形态,边缘有丘疹、丘疱疹和小水疱;手足癣临床分为水疱型、丘疹鳞屑型、角化过度型及趾间糜烂型四型,治疗以外用抗真菌药为主。甲真菌病临床分为:①浅表性白色甲癣;②甲下型甲癣,治疗常需口服抗真菌药。花斑癣好发于躯干、腋下等多皮脂、多汗部位,为圆形或类圆形棕褐色斑疹,表面覆有细小糠状鳞屑,陈旧损害为色素减退斑,治疗以外用抗真菌药为主。马拉色菌毛囊炎好发于前胸、背上部,为对称分布的红色丘疹、脓疱,可挤出粉脂状物质,治疗应选择渗透性好的外用抗真菌药4周以上。念珠菌是最常见的条件致病真菌,在机体免疫功能低下时可侵犯皮肤、黏膜和内脏,表现为各种病症,皮肤、黏膜念珠菌病以外用抗真菌药为主,内脏念珠菌病则需全身抗真菌治疗。孢子丝菌病的典型皮损为排列成串、沿淋巴管向心性分布的结节;治疗首选碘化钾。真菌病的诊断一靠临床表现,二靠真菌直接镜检,真菌培养可提供致病菌种类。

病例讨论

病人,女,65岁。双足趾甲"增厚、变黄"2年。6年来反复出现双足趾间瘙痒,夏季较重。近2年双足踇趾甲增厚、变脆、颜色呈污黄色,逐渐发现左足其他趾甲也呈类似变化。皮肤科检查:双足趾甲呈污黄褐色,甲板增厚,甲下多层角化碎屑。

问题:

1. 该病人最可能的临床诊断是什么?

2. 为进一步确诊,该病人还可做哪些实验室检查?

3. 本病应如何治疗与预防?

病例讨论

扫一扫,测一测

思考题

1. 简述头癣的综合疗法。
2. 简述体癣的临床表现。
3. 简述足癣的临床分型。

（杨　鑫）

学习目标

1. 掌握　脓疱疮、毛囊炎、疖与疖病及丹毒的临床表现、诊断和治疗。
2. 熟悉　金黄色葡萄球菌性烫伤样皮肤综合征、麻风和皮肤结核的临床特点与治疗。
3. 了解　常见细菌性皮肤病的病因与发病机制。
4. 能帮助、指导病人正确使用外用药。开展健康宣教，防止脓疱疮等疾病在群聚区内的蔓延传播。

第一节　脓　疱　疮

脓疱疮（impetigo）亦称脓痂疹，俗称黄水疮。传染性强，以夏秋季节多见，常见于儿童，好发于暴露部位。

【病因】

病原菌主要为金黄色葡萄球菌，其次是乙型溶血型链球菌，或二者混合感染。在温、潮湿季节，患瘙痒性皮肤病如丘疹性荨麻疹、痱子、疥疮等可因搔抓、摩擦使皮肤屏障受损而诱发本病。毒力较强的菌株可引起暴发流行，由乙型溶血型链球菌所致者，可诱发急性肾小球肾炎。

【临床表现】

本病多见于 2~8 岁儿童，以夏秋季节多见，好发于暴露部位，尤以面部、四肢常见，病程长短不定，蔓延迅速。临床上分四型。

1. 寻常型脓疱疮（impetigo vulgaris）　多由金黄色葡萄球菌和（或）乙型溶血性链球菌感染引起。传染性很强，可在学龄前儿童中流行。皮损好发于颜面、口鼻周围等部位，初期为点状红斑或丘疹，迅速发展成脓疱，脓液浑浊，疱壁薄易破，周围绕有明显红晕，脓疱破后露出糜烂面，脓液干涸形成蜜黄色或黄褐色厚痂，常因搔抓传染或自身接种使皮损蔓延（图 6-1）。自觉瘙痒，病程约 1 周，痂皮脱落而愈。如不及时治疗，可迁延甚久，严重者高热 39~40℃，伴有淋巴结炎，甚至引起败血症或急性肾小球肾炎。

2. 大疱型脓疱疮（impetigo bullosa）　主要由金黄色葡萄球菌引起。好发于儿童，青年人亦可受累，夏季多见。皮损初起为米粒大水疱或脓疱，1~2 天后迅速扩展为大疱，疱内容物为黄色，迅速变浑浊，疱壁薄，先紧张后松弛，不易破，周围红晕多不明显，脓液沉积于疱底呈半月形，是本病的特征，数天后脓疱破溃，流出稀薄脓液，干涸结痂，痂脱即愈，可留有色素沉着（图 6-2）。亦有痂下脓液向周围蔓延，形成环形脓疱，称环形脓疱疮（impetigo circinata）。本病好发于面部、四肢及躯干，偶见掌跖部。常有瘙痒，一般无全身症状。

3. 新生儿脓疱疮（impetigo neonatorum）　大疱型脓疱疮的一种异型。系由凝固酶阳性金黄色葡萄

笔记

59

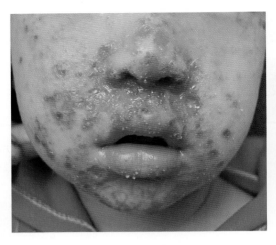
图 6-1　脓疱疮

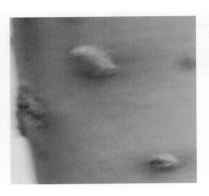
图 6-2　大疱性脓疱疮

球菌引起。发病与新生儿皮肤娇嫩、功能不健全、初次接触细菌对细菌特别敏感及多汗有关,起病急,传染性强。多在出生后 4~10 天发病,开始为豌豆至蚕豆大的水疱或脓疱,疱壁紧张,后松弛易破裂,疱液初起清亮,后迅速变浑浊,疱破后形成红色糜烂面。皮损好发于面部、胸部、背部、腹部及四肢,很快蔓延至全身。体温可高达 39℃以上,患儿精神不振,可伴呕吐、腹泻。如不及时治疗常出现毒血症、败血症、脑膜炎或肺炎而危及生命。

4. 深脓疱疮(ecthyma) 亦称臁疮,多见于营养不良的儿童或老年人,多由乙型溶血型链球菌引起,或与金黄色葡萄球菌混合感染。好发于下肢,初起为水疱或脓疱,均有明显炎症,脓疱破溃后形成深溃疡,炎症不断向深部和周围扩展,溃疡边缘陡峭红肿,基底有坏死组织及增生的肉芽组织,表面为蛎壳状褐色痂皮,自觉疼痛,溃疡附近淋巴结肿大,愈后留有瘢痕。

【诊断与鉴别诊断】

寻常型脓疱疮好发于儿童,常见于夏秋季,好发于颜面、口鼻周围等部位,有脓疱及蜜黄色痂皮;大疱型脓疱疮具有特征性的半月形坠积状脓疱;新生儿脓疱疮发生于出生后不久,起病急,发展迅速,以脓疱为主,全身中毒症状显著;深脓疱疮好发于下肢,有深在溃疡。根据病史和临床表现,必要时可结合细菌学检查,一般不难作出诊断和分型。本病应与下列疾病进行鉴别:

1. 水痘　系水痘 - 带状疱疹病毒感染所致的传染病,多见于冬春季,发疹时常有发热及全身不适,皮疹为向心性分布的红斑与小水疱,常在同一部位见到不同时期的皮损。

2. 丘疹性荨麻疹　典型皮疹为纺锤形风团样水肿性红斑,其上可有小水疱,多发生于腹部、腰背及下肢,伴剧痒。

【治疗与预防】

1. 卫生宣传教育　讲究卫生,保护皮肤,避免搔抓,防止感染,发现患儿要及时隔离并消毒用物。

2. 局部治疗　以消炎、杀菌、清洁、收敛和去痂为原则。脓疱破溃者用 1 : 8000~1 : 5000 高锰酸钾溶液或 0.1% 盐酸小檗碱(黄连素)溶液、马齿苋煎剂清洗、湿敷,干燥后外用莫匹罗星软膏、夫西地酸软膏或 10% 鱼石脂软膏等。较大的水疱和脓疱先刺破吸干后,再用上述药物湿敷和外涂。深脓疱疮应每日清洁换药,也可用氦 - 氖激光、红外线、超短波等治疗。

3. 全身治疗　皮损广泛,全身症状较重者应及时应用抗生素,可选择对金黄色葡萄球菌敏感的头孢类抗生素,必要时可根据细菌培养和药敏试验结果选择药物。新生儿脓疱疮同时应注意水、电解质平衡,必要时可输注血浆和人血丙种球蛋白。

第二节　金黄色葡萄球菌性烫伤样皮肤综合征

金黄色葡萄球菌性烫伤样皮肤综合征(staphylococcal scalded skin syndrome,SSSS)又称新生儿剥脱性皮炎(dermatitis exfoliativa neonatorum)或金黄色葡萄球菌型中毒性表皮坏死松解症(staphylococcal toxic epidermal necrolysis,STNE),是一种以全身泛发性红斑、松弛性大疱及大面积表皮剥脱为特征的急性感染性皮肤病。

【病因】

由凝固酶阳性噬菌体Ⅱ组71型金黄色葡萄球菌引起,该菌可产生一种可溶性毒素——表皮松解毒素造成皮肤损伤。

【临床表现】

本病好发于3个月以内的婴儿或5岁以内儿童,偶见于有肾脏疾病或免疫功能抑制的成人(图6-3、图6-4)。发病突然,常有发热。初为口周充血,颈部、腋窝、腹股沟等处出现红斑,24~48小时内累及全身,为弥漫水肿性红斑,有压痛,在红斑基础上出现松弛性大疱,表皮剥脱,形成红色糜烂面,Nikolsky征阳性,表皮稍用力摩擦即大片剥脱,受累皮肤触痛明显。除唇炎、口腔炎及结膜炎外无明显黏膜损害,痂皮脱落后在口周留有放射状皲裂。全身症状除发热外,可有嗜睡、腹胀、厌食、呕吐等,经1~2周可痊愈,预后良好,但重者可并发蜂窝织炎和败血症,甚至死亡。成人病人死亡率可达60%。

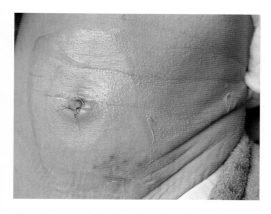

图6-3　金黄色葡萄球菌性烫伤样皮肤综合征(婴儿)

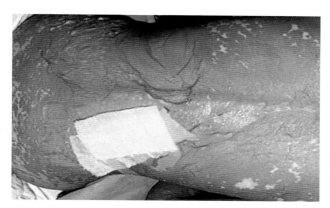

图6-4　金黄色葡萄球菌性烫伤样皮肤综合征(成人)

【实验室检查】

白细胞计数可正常或升高,中性粒细胞增多,疱液培养常无致病菌生长,应从咽部、鼻腔或结合膜取材,对分离到的细菌应同时做药敏试验及细菌分型和毒力鉴定。

【诊断与鉴别诊断】

本病多见于3个月以内的婴儿或5岁以内的儿童,以全身泛发性红斑、松弛性大疱及大面积表皮剥脱为特征,触痛明显,全身症状严重,诊断不难。必要时可用金黄色葡萄球菌产生的表皮松解毒素注射于新生小鼠而诱发其表皮剥脱的"金标准"诊断法。本病应与下列疾病进行鉴别。

1. 中毒性表皮坏死松解症　具体内容见表6-1。

2. 脱屑性红皮症　多发生于2~4个月婴儿,皮损呈脂溢性皮炎样红斑,逐渐扩展至身,无水疱及皮肤触痛,病程较长。

3. 新生儿脓疱疮　皮疹以脓疱为主,无表皮剥脱,Nikolsky征阴性。

【治疗】

加强护理,特别是口腔、眼睛和皮肤的护理,减少对患儿皮肤的刺激,注意保暖,进流质饮食。早期及时选择敏感抗生素可抑制或杀灭金黄色葡萄球菌,以减少毒素产生,阻断病情进一步发展。同时应加强全身支持疗法,注意水、电解质和酸碱平衡,必要时可输注血浆和人血丙种球蛋白,以及时提供抗表皮松解毒素抗体。皮肤损害按Ⅱ度烫伤护理,局部外用0.1%依沙吖啶液、0.5%新霉素液、1:8000的高锰酸钾液湿敷。

表 6-1　金黄色葡萄球菌性烫伤样皮肤综合征与中毒性表皮坏死松解症鉴别表

	金黄色葡萄球菌性烫伤样皮肤综合征	中毒性表皮坏死松解症
病因	噬菌体Ⅱ组 71 型金黄色葡萄球菌	药物
发病机制	表皮松解毒素作用	变态反应,以 T 细胞介导为主
发病年龄	好发于 5 岁以下儿童,可见于任何年龄	主要是成人
皮损特征	皮损单一,浅表,容易愈合	皮损多形,较深,愈合慢
黏膜受累	常无	常有
病理改变	表皮颗粒层坏死,表皮内水疱	表皮全层坏死
细菌学检查	可在感染灶分离金黄色葡萄球菌	阴性
抗生素治疗	有效且关键	无效
预后	预后好,病死率低	预后差,病死率高

第三节　毛囊炎、疖与疖病

毛囊炎(folliculitis)、疖(furuncle)、疖病(furunculosis)是一组累及毛囊、毛囊周围组织的细菌感染性皮肤病。毛囊炎是指原发于毛囊的急性、亚急性或慢性炎症。疖系由金黄色葡萄球菌侵入毛囊深部和毛囊周围的急性化脓性感染,多发与反复发生者称为疖病。

【病因】

主要由金黄色葡萄球菌,其次是白色葡萄球菌感染所致;皮肤损伤、皮肤不洁、搔抓、多汗、糖尿病、长期服用糖皮质激素等可诱发本病;皮脂分泌旺盛也是致病因素之一;疖病的发生可能与机体免疫功能低下有关。

【临床表现】

1. 毛囊炎　多见于成年男性,好发于头皮、项背部、四肢、会阴及臀部等多毛部位,初起为与毛囊一致的粟粒大小炎性丘疹,呈鲜红色或深红色,周围有红晕(图 6-5),数日后顶端形成脓疱,疱壁薄,互不融合,其中有少许脓性分泌物,中心有毛发贯穿,微痛或瘙痒。脓汁与脱落的细胞结成黄褐色痂皮,7 天左右可脱痂而愈。若经久不愈及反复发作者称慢性毛囊炎。细菌侵犯毛囊口周围,表现为毛囊炎症性丘疹或小脓疱,愈后不留瘢痕者,称浅部毛囊炎。发生于头皮,炎症浸润明显,侵犯较深,毛发脱落,愈后形成瘢痕者,称秃发性毛囊炎。毛囊炎发生于枕部,形成乳头状增生或硬结者,称项部硬结性毛囊炎。头皮发生多数脓肿,脓腔互相贯通,脓肿破溃形成多数瘘孔,并有脓液流出,愈后形成萎缩性瘢痕者,称脓肿性穿凿性毛囊周围炎。发生在须部,数目较多且经久不愈者称须疮。

2. 疖与疖病　疖好发于头、面、颈项、背部及臀部,常为单发,也可多发,初起为毛囊性炎性丘疹,渐扩大呈圆锥形红色硬结,基底炎症显著,局部红、肿、热、痛;数日后硬结中央变软,顶端出现白色坏死脓栓,破溃后排出脓栓与脓液,炎症渐消退,局部结痂而愈(图 6-6,图 6-7,图 6-8);附近淋巴结肿大,重者可伴有发热、全身不适等症状,甚至可引起脓毒血症与败血症,若疖肿数目较多且反复发生称为疖病。

【诊断与鉴别诊断】

本病诊断主要根据皮损特征,毛囊炎表现为毛囊性炎性丘疹或脓疱,中心有毛发贯穿,疼痛,细菌培养阳性;疖表现为炎症浸润较深的圆锥形红色硬结,顶端有脓栓,疼痛明显,一般不难诊断。应与下列疾病相鉴别:

1. 糠秕孢子菌毛囊炎　常发生于胸背部或颈部等皮脂腺丰富的部位,为绿豆大毛囊性红色圆顶丘疹,表面常有小脓疱或细薄鳞屑,对称分布,皮疹不融合,自觉症状轻微,细菌培养阴性,鳞屑镜检可见圆形孢子和短菌丝。

2. 汗腺炎　不形成脓栓,周围炎症较轻,仅发生于肛周、腋窝及外阴等顶泌汗腺分布部位。

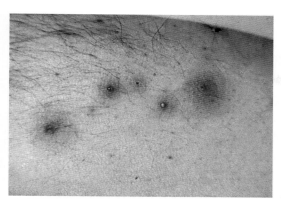

图 6-5 毛囊炎

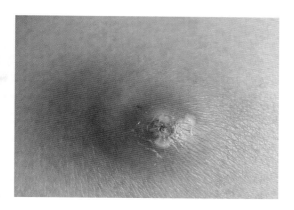

图 6-6 疖

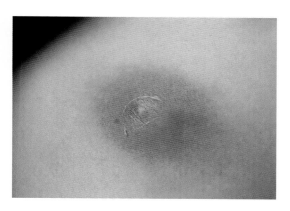

图 6-7 疖

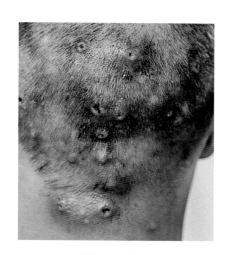

图 6-8 疖病

3. 痈　浸润较深,表面有多个蜂巢状脓头,伴明显疼痛、发热等全身症状。

【治疗与预防】

1. 加强防护　注意皮肤卫生,防止皮肤受损,对瘙痒性皮肤病要及时治疗,避免搔抓,积极治疗全身性疾病。

2. 局部疗法　以消炎、杀菌为原则,可外用 2% 莫匹罗星软膏、夫西地酸软膏、10% 鱼石脂软膏、金霉素软膏、2.5% 碘酊等;晚期已化脓破溃的疖应切开排脓,局部以凡士林油纱条引流,面部的疖肿切忌挤压以免引起颅内感染。

3. 全身疗法　根据皮损数量、大小、病变深度酌情选用敏感抗生素;疖病可用自家疫苗或多价疫苗皮下或肌内注射,亦可应用丙种球蛋白肌注,每周 1 支,连用 4 次。

4. 物理疗法　可用紫外线、红外线照射,或用氦 - 氖激光治疗。

第四节　丹　毒

丹毒(erysipelas)是由乙型溶血型链球菌感染引起的皮肤及皮下组织内淋巴管及其周围组织的急性炎症。

【病因】

病原菌是 A 族乙型溶血型链球菌,多由皮肤或黏膜破损处侵入,亦可由血行感染,足癣及下肢外伤可诱发小腿丹毒;鼻腔、咽、耳等损伤可诱发面部丹毒;营养不良、酗酒,患糖尿病、肾炎等疾患易促

笔记

发本病。

【临床表现】

起病急,先有畏寒、发热、头痛、恶心、呕吐等先驱症状,继而患部出现水肿性红斑,境界清楚,表面紧张、发亮伴灼热感,迅速向周围扩大,有时损害处可出现水疱,疼痛及压痛明显,常伴有局部淋巴结肿大,好发于小腿及头面部(图6-9~图6-11),病程常为急性经过,全身症状和皮损一般在4~5天达高峰,如不积极治疗,尤其是婴儿及年老体弱者可继发肾炎、败血症及皮下脓肿,血液白细胞总数及中性粒细胞占比常增高;皮疹消退时,局部可留有不同程度的色素沉着和脱屑。皮损反复发生者称为复发性丹毒。皮损处有水疱或脓疱者称为水疱性或脓疱性丹毒;在小腿引起慢性淋巴水肿者称为象皮肿。

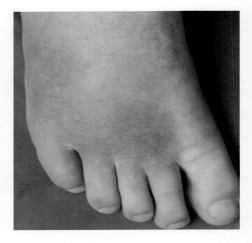

图 6-9　丹毒(足)

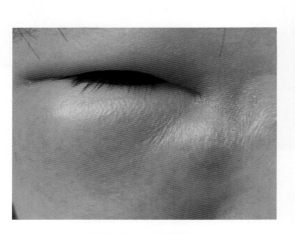

图 6-10　丹毒(面部)

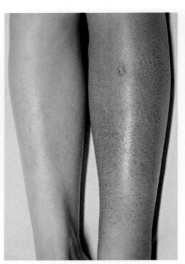

图 6-11　丹毒(小腿)

【诊断与鉴别诊断】

根据发病急,境界清楚的水肿性红斑,局部疼痛伴畏寒、发热等全身症状,同时血液白细胞总数及中性粒细胞增高可做出诊断。应与下列疾病进行鉴别:

1. 接触性皮炎　有致敏物接触史,皮损形态与接触部位一致,境界清楚,伴瘙痒,无疼痛、发热等全身症状。

2. 蜂窝织炎　为境界不清的深在性浸润性红斑,有明显凹陷性水肿、中央红肿最显著,可化脓破溃。

【治疗与预防】

1. 一般治疗　注意休息,积极防治足癣及鼻炎等原发病灶,防止复发。

2. 全身疗法　以青霉素为首选,青霉素过敏者可选用红霉素或磺胺类药,体温恢复正常后仍需用药2周左右。

3. 局部疗法　可外用50%硫酸镁溶液湿敷,并外用2%莫匹罗星、夫西地酸等抗生素软膏;局部有水疱渗出者可抽出疱液后用0.1%乳酸依沙吖啶或马齿苋煎液冷湿敷。

第五节　麻　风

麻风(leprosy)是由麻风杆菌引起的慢性传染病,主要侵犯皮肤、黏膜和周围神经,主要流行于亚洲、非洲和拉丁美洲。在我国有2000多年的流行史,经过多年积极防治,流行范围已逐渐缩小,发病率显著下降。

【病因】

病原菌是麻风分枝杆菌,抗酸染色呈红色(图6-12),属典型的胞内菌。完整的麻风杆菌为稍弯曲的杆状,长2~6μm,宽0.2~0.6μm,无鞭毛、芽胞及荚膜,常呈团束状排列,经治疗后可变为非完整菌,呈短杆状、颗粒状、哑铃状等形态,是其不利条件下的存在形式。酚糖脂-1(PGL-1)是菌壁主要成分。麻风杆菌在体外较脆弱,紫外线照射30~60分钟、夏季阳光直射2~3小时即失去繁殖能力,煮沸8分钟可灭活,在阴暗潮湿的环境可生存数月,0℃可存活3~4周。麻风杆菌离体培养迄今仍未成功。

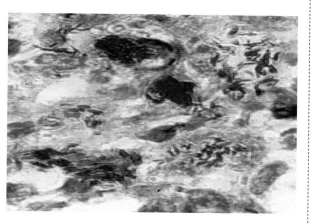

图6-12　麻风杆菌(抗酸染色)

【流行病学】

麻风病人是麻风杆菌的天然宿主,也是本病的唯一传染源。麻风杆菌寄生在人体皮肤、黏膜、周围神经、淋巴结和单核巨噬细胞系统,主要通过呼吸道及密切接触传播。以往认为与病人长期密切接触,通过破损的皮肤或黏膜直接接触传染是主要传播途径,但研究表明仅1/3病人有明确的麻风接触史。近年来认为未经治疗的多菌型麻风病人的鼻黏膜、上呼吸道黏膜含有大量麻风杆菌,细菌可通过飞沫进入健康人的呼吸道,是主要传播途径。与多菌型病人接触越密切,传染的可能性越大,少菌型麻风病人传染性很小或无传染性。麻风杆菌进入人体后是否发病,主要取决于被感染者的抵抗力,即机体的免疫状态。用细胞免疫和体液免疫的方法测定,健康成年人对麻风杆菌都有较强的免疫力,麻风病感染率要比发病率高得多。流行病学调查发现,传染源周围的人群发生麻风的并不多,很多人以亚临床感染的方式而终止。

【临床表现】

麻风的潜伏期平均2~5年,短者仅3个月,长者可达10年以上,临床症状轻重取决于机体免疫功能。根据临床症状、细菌检查、病理变化和麻风菌素试验将麻风病进行分类,对防治有重要意义。1973年第十届国际麻风会议通过采用Ridley和Jopling提出的光谱分类法,根据免疫力由强到弱、细菌数由少到多、麻风菌素试验由强到弱将麻风分为5级:结核样型(tuberculoid leprosy,TT)、界线类偏结核样型(borderline-tuberculoid leprosy,BT)、中间界线类(mid-borderline leprosy,BB)、界线类偏瘤型(borderline-lepromatous leprosy,BL)和瘤型(lepromatous leprosy,LL),即"五级分类法",在结核样型和瘤型间呈渐进性变化。未定类麻风(indeterminate leprosy,IL)是麻风的早期表现,未列入"五级分类"。为方便治疗,上述分类法简化为多菌型(包括中间界线类、界线类偏瘤型和瘤型)和少菌型(包括未定类、结核样型、界线类偏结核样型)。

1. 未定类　皮疹数目少,为浅色斑或淡红色斑,边缘清楚或不清楚(图6-13);神经受损很轻,出现轻度感觉障碍;症状较轻,不累及内脏,该类麻风不稳定,可自愈,也可向其他类型转变。

2. 结核样型　本型病人免疫力强,麻风杆菌在人体不能大量繁殖,病情发展缓慢,内脏一般不受侵犯,主要表现为皮肤黏膜及周围神经的病变。典型皮疹是边缘清楚的红色斑块,有时是由丘疹聚集而呈苔藓样,多发生在面部、肩部、臀部、四肢等摩擦部位,皮疹数目少,不对称。皮损区浅感觉障碍,表面干燥,毳毛脱落。周围神经粗大呈梭状或结节状,一般只侵犯1~2根神经干如耳大神经、尺神经、腓总神经,质硬有压痛,常出现运动障碍,典型损害为鹰爪手(图6-14)。部分病人只有神经症状而无

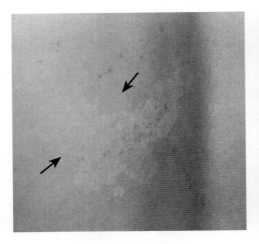

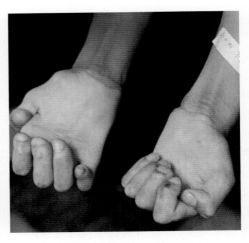

图 6-13　未定类麻风　　　　　　　　图 6-14　结核样型麻风(鹰爪手)

皮肤损害,称纯神经炎麻风。查菌阴性;麻风菌素试验强阳性;病理变化为结核样肉芽肿;细胞免疫功能基本正常。经治疗后皮疹消退快,预后良好,但肢体形成的畸形难以恢复。

　　3. 界线类偏结核样型　皮疹多发,为大小不一、红色或略带黄色的斑疹或斑块,表面较光滑或附有少量鳞屑,皮疹分布较广泛,以躯干、四肢、面部多见,有的可出现卫星状损害(图 6-15、图 6-16)。神经粗大不如 TT,除面部外一般感觉障碍明显。查菌阳性(+~+++);麻风菌素试验晚期弱阳性或阴性;病理变化同 TT;但表皮下可见狭窄的"无浸润带";细胞免疫功能较正常人低,预后一般良好。

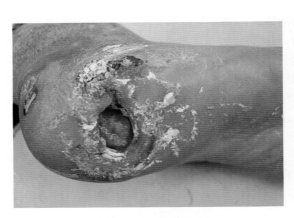

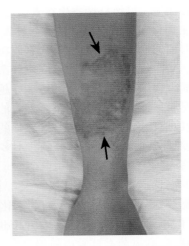

图 6-15　中间界线类偏结核样型麻风　　　图 6-16　中间界线类偏结核样型麻风

　　4. 中间界线类　皮疹形态多样,有斑片、斑块、浸润或结节,颜色多样,有浅色、黄、红、褐色等,损害呈带状、蛇行状、环状、卫星状,有时皮疹中央可见"打洞区",其内缘清楚而外缘不清,皮疹大小不一,分布广泛,数目较多。神经受损比 TT 轻,比 LL 重。内脏可受累。查菌阳性(++~++++);麻风菌素试验阴性;病理表现为组织细胞肉芽肿及表皮下"无浸润带";细胞免疫功能介于 TT 和 LL 之间。

　　5. 界线类偏瘤型　皮损多似瘤型麻风损害(图 6-17),数目多,分布广,边缘不清,可为斑疹、斑块、丘疹、结节及弥漫性浸润,颜色多样,神经粗大较明显但柔软,浅感觉障碍出现较迟而较轻;眉毛可脱落,早期可累及黏膜,中晚期可累及内脏。查菌强阳性(++++~+++++);麻风菌素试验阴性;细胞免疫功能有缺陷;病理变化倾向于泡沫细胞肉芽肿。

　　6. 瘤型　此型病人对麻风杆菌抵抗力低,麻风杆菌侵入人体后在体内生长繁殖,经淋巴管或血管播散,病情较重。该型又可分为早、中、晚三期。常累及内脏,皮疹数目多,对称而广泛,边缘不清,表面光亮,淡红色或暗红色,呈深在性浸润斑块或坚硬的结节,多发生于面部、四肢伸侧、躯干等处,在面部多数结节融合形成"狮面"(图 6-18、图 6-19)。神经症状可逐渐加重,除感觉障碍外可出现运动障碍和畸形。晚期可出现面瘫、垂足、鹰爪手,眉毛早期稀疏,晚期可全部脱落,内脏器官显著受累。睾丸萎缩,阳痿不育,乳房肿大,淋巴结、肝、脾肿大,查菌强阳性(+++++~++++++);麻风菌素试验阴性;细胞免疫功能有显著缺陷;病理变化为泡沫细胞肉芽肿。早期治疗预后尚好,晚期可致残或合并其他疾病而死亡。

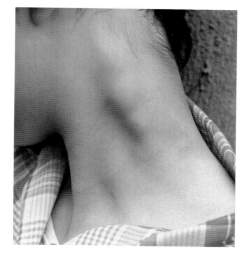

图 6-17 中间界线类偏瘤型麻风

7. 麻风反应 在麻风病的慢性过程中突然发生原有皮损或神经炎加重,同时出现新皮损和神经损害,伴畏寒、发热、乏力、全身不适、食欲减退等症状,称为麻风反应。常由外伤、药物、预防接种、劳累、酗酒、气候、精神因素、月经不调、妊娠等诱发。麻风反应可分两型:Ⅰ型:为细胞免疫型或称迟发型变态反应,多见于界线类麻风。表现为原有皮损扩大,并出现新皮疹,神经干粗大疼痛,麻木区扩大,原有的畸形加重。Ⅱ型:为抗原-抗体免疫复合物型变态反应,又称血管炎型变态反应。发生快,损害重,多见于瘤型和界线类偏瘤型麻风。出现发热、头痛,皮肤出现多形红斑和结节性红斑,神经干粗大有压痛,可有淋巴结肿大、睾丸炎、关节肿痛等。发生麻风反应后要及时处理,否则会引起畸形和出现严重后果。

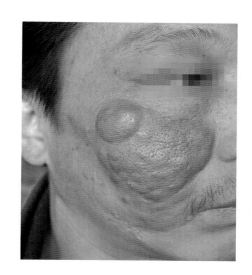

图 6-18 瘤型麻风

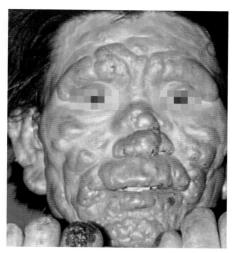

图 6-19 瘤型麻风(狮面)

【实验室检查】

1. 细菌学检查 凡疑为麻风或确诊麻风者均应查菌。①取材部位:包括皮损、眶上、耳垂、额部和颧部。②方法:取材部位酒精消毒后,左手拇指与示指捏紧皮肤,使皮肤苍白,右手持消毒小尖刀,在捏紧的皮肤上切开一长约 5mm、深约 2mm 的切口,用刀尖刮取切口底部组织液在玻片上涂成一圆形薄膜,干燥固定后抗酸染色镜检。③细菌计数法:+,100 个视野内有 1~10 条菌;++,每 10 个视野内有 1~10 条菌;+++,平均每个视野内有 1~10 条菌;++++,平均每个视野内有 10~100 条菌;+++++,平均每个视野内有 100~1000 条菌;++++++,平均每个视野内有 1000 条以上麻风杆菌并有大量菌团。

2. 麻风菌素试验 主要观察皮内注射 3 周后的晚期反应,其反应强度代表机体对麻风杆菌的细胞免疫强弱,对分型和防治有意义,但无诊断价值。

3. 毛果芸香碱出汗试验 常用 1:1000 毛果芸香碱溶液皮内注射,如果出汗则可使预先涂在注射处的碘(碘酒)与淀粉发生反应,变为蓝色小点,表明汗腺和支配汗腺的神经未受累;不出汗则反应阴性,表明汗腺和支配汗腺的神经受累。

4. 组胺试验　皮内注射 0.1% 的磷酸组胺 0.1~0.2ml,先出现第一个红斑,继之在其周围出现第二个红斑,最后在第一个红斑上出现风团,即"三联反应"完整,如果不出现第二个红斑,提示末梢神经受损。

5. 酚糖脂 -1 抗体(PGL-1 抗体)检测　麻风病人血清中有抗 PGL-1 抗原 IgM 抗体,常采用 ELISA 法检测,可用于复发的监测。

【诊断】

麻风病的诊断主要根据病史、临床表现、细菌检查及病理组织检查等综合分析,慎重诊断,主要依据有:①有长期存在的皮损,伴有感觉障碍和闭汗;②周围神经受累,表现为神经干粗大伴相应功能障碍;③皮损区或病理切片中找到麻风杆菌;④组织病理出现特异性变化。符合上述 4 条中的 2 条或 2 条以上,或符合第 3 条者一般可确立诊断。

【鉴别诊断】

由于麻风病临床表现多种多样,易与某些皮肤病、神经疾患混淆。神经疾患虽有感觉障碍,但缺乏皮疹。一般皮肤病有皮疹、瘙痒,但缺乏感觉障碍、神经粗大、闭汗等症状,麻风杆菌检查阴性。此外,麻风病还应与股外侧皮神经炎、非麻风性周围神经炎、进行性增殖性间质性神经炎相鉴别。

麻风病与某些皮肤性病的鉴别:瘤型麻风应与黑热病、神经纤维瘤、斑秃、脂溢性皮炎、鱼鳞病、结节性红斑、皮肌炎相鉴别。结核样型麻风应与结节病、环状红斑、持久隆起性红斑、环状肉芽肿、远心性环状红斑相鉴别。界线类麻风应与红斑狼疮、蕈样肉芽肿相鉴别。未定类麻风应与白癜风、贫血痣、白色糠疹、花斑癣等相鉴别。

【预防】

首先要广泛开展宣传教育,消除对麻风病的恐惧心理,使广大群众了解麻风病的防治知识,采取各种办法早期发现病人,要及时、正规治疗现症病人,查菌阳性及发生麻风反应的病人最好隔离治疗;对病人家属及有密切接触史者要定期检查,必要时给予预防性治疗,口服氨苯砜(diamino diphenyl sulphone,DDS),50mg/d,服药 2~3 年以上或肌注醋氨苯砜,每 75 日注射一次。儿童及青年接种卡介苗。

【治疗】

积极治疗麻风病人是控制和消灭麻风病的一项重要措施。麻风病程长、疗效慢,如能早期、规则地治疗,不仅能使病人较快恢复健康,而且可避免造成残疾,需采取早期、足量、规则、长疗程原则。

1. 化学疗法　用氨苯砜或醋氨苯砜、利福平、氯苯酚嗪(B633)、丙硫异烟肼(PTH)、氟喹诺酮、硫酰胺等药。为防止耐药、控制传播、预防复发、缩短疗程,必须强调足量与规则治疗,同时要加强疗后观察与监测。在 WHO 推荐方案的基础上,我国卫生部制定了《麻风病联合化疗(MDT)方案》。

(1) 多菌型麻风(包括 BB、BL、LL):任何一个部位查菌指数 >++。利福平 600mg,每月 1 次,口服;氯苯酚嗪 300mg,每月 1 次,口服,或 50mg/d,自服;氨苯砜 100mg,1 次 / 日,自服。疗程至少两年或至皮肤查菌阴性,每月随访一次;每年作一次全面临床和疗效判定,连续随访 5 年以上。

(2) 少菌型麻风(包括 I、TT、BT):所有查菌部位,细菌在 ++ 以下。利福平 600mg 每月 1 次,口服;氨苯砜 100mg/d,自服;疗程 6 个月。少菌型麻风病人如皮损多于 5 处或有 3 条以上神经受累,尽管各部位查菌密度小于 ++,也应按多菌型麻风治疗。

2. 免疫疗法　在联合化疗的基础上加用免疫疗法,可作为辅助治疗。如转移因子、左旋咪唑、植物血凝素及卡介苗等。

3. 麻风反应的处理　发现后要及时处理,减轻病人疼痛,防止畸形,尽快去除诱发麻风反应的原因。常用药物有雷公藤多苷、沙利度胺(反应停)、糖皮质激素、氯苯酚嗪、抗组胺药等。

第六节　皮 肤 结 核

皮肤结核(tuberculosis cutis)是由结核分枝杆菌所致的慢性炎症性皮肤病,少数伴内脏结核,病程缓慢,可多年不愈。

【病因】

皮肤结核病系由结核分枝杆菌引起,其中 70%~80% 由人型结核分枝杆菌经破损的皮肤黏膜引起感染,少数由牛型结核杆菌先引起体内结核后经血液、淋巴或直接播散造成皮肤感染。结核杆菌属抗酸分枝杆菌,抗酸染色为红色。传染途径:一是外源性感染,当皮肤、黏膜受损后,结核杆菌侵入而发病。二是内源性感染,体内有结核病灶,结核杆菌通过血行、淋巴系统或附近病灶直接传播到皮肤,还可由呼吸道或肠道传播到口腔或肛门的皮肤与黏膜。机体感染后,是否发病与病人的营养状态、免疫功能,细菌侵入途径、数量、毒力有关。免疫功能低下者易发病。

【临床表现】

1. 寻常狼疮(lupus vulgaris) 占皮肤结核的 50%~70%,病原菌多由外界侵入皮肤,常见于儿童和青少年,80% 发生于 20 岁以前,易侵犯面部,尤以鼻、颊部为常见,其次是颈、臀部和四肢(图 6-20)。初起为红褐色或棕褐色粟粒大到豌豆大结节,称狼疮结节,结节逐渐长大,数目增多,基底浸润显著,略隆起呈半透明状,表面柔软菲薄如纸,用探针按压易穿破,称探针贯通现象。用玻片压诊,结节呈淡黄色或褐黄色,似苹果酱,称苹果酱结节。结节可自行吸收而消退,但易破溃形成溃疡,溃疡边缘穿凿不齐,呈潜行性,表面有暗红色肉芽组织及少许稀薄脓液,溃疡结疤而愈,在瘢痕上又可发生新的结节,再破溃形成溃疡。本病亦可侵犯黏膜,以口唇和鼻腔黏膜多见,常因瘢痕挛缩发生畸形和功能障碍。发生于颊部时,可毁坏面容。发生于鼻部时毁坏鼻软骨和鼻翼,而形成钩状鼻。发生于耳郭时,耳郭可大部被破坏。

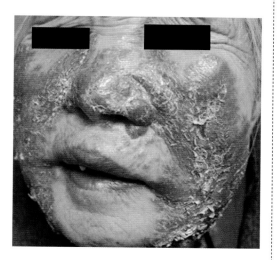

图 6-20 寻常狼疮

本病病程缓慢,易复发,可迁延数年或数十年,多无自觉症状。除上述典型损害外,尚可见扁平型、增殖型、溃疡型和播散型。皮损长期不愈可并发鳞状细胞癌。

2. 疣状皮肤结核(tuberculosis verrucosa cutis) 系典型外源感染引起的皮肤结核,多发于男性成年人,常见于暴露部位,以指背、手背、前臂及臀部等处多见。最初在感染处出现暗红色坚硬的丘疹,逐渐增多、增大发展成小结节,融合成斑块,表面角化,粗糙不平,周围轻度炎性红晕,发展缓慢,逐渐隆起形成疣状或乳头状外观,表面有灰白色黏着性鳞屑或痂皮,挤压时排出脓液,涂片可查到结核杆菌。结节向周围扩展,中央形成萎缩性瘢痕,边缘呈疣状隆起,外围有红晕,称“三廓现象”(图 6-21、图 6-22)。本病病程缓慢,多限于局部,附近淋巴结肿大,自觉微痒。

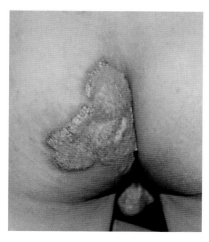

图 6-21 疣状皮肤结核

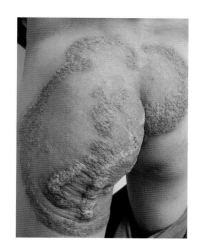

图 6-22 疣状皮肤结核

3. 瘰疬性皮肤结核(scrofuloderma)　多见于儿童,好发于颈部、腋下、腹股沟等处,初为黄豆至花生米大、质硬、无痛,与皮肤不粘连的皮下结节,逐渐增大增多,经数周或数月与皮肤粘连,结节软化破溃,形成边缘不整齐、较深的溃疡或瘘管,排出干酪样稀薄的脓液,经数月后痊愈,愈后留有条索状或桥状瘢痕(图6-23)。该型多由淋巴结核、骨或关节结核病灶侵犯局部皮肤或经淋巴结蔓延至附近皮肤而引起。

4. 硬红斑(erythema induratum)　又称硬结性皮肤结核(tuberculosis cutis indurativa),是皮肤深部血管炎,常有干酪样坏死和内脏结核结构,好发于青年女性小腿屈侧的中下部。初为皮下指头大坚硬结节,有微痛,数目不定,结节逐渐增大,与皮肤粘连,表面呈暗红色或紫红色,边界不清,浸润明显,局部有触痛、胀痛及烧灼感,结节经数月自行吸收而消失,或软化破溃形成溃疡,排出稀薄淡黄色脓液,溃疡久不愈合或愈后再发。愈后留有萎缩性瘢痕和色素沉着。常有内脏结核,病程缓慢,无全身症状,结核菌素试验可阳性。

5. 丘疹坏死性结核疹(tuberculid papulonecrotica)　多见于青年人,常见于四肢伸侧,对称分布,初为粟粒大、淡红色丘疹,逐渐发展至绿豆至黄豆大暗红色丘疹,丘疹中央坏死,表面结有干涸的黑痂,去痂后可见小溃疡,愈后留有萎缩性瘢痕。无明显自觉症状。皮疹可成批出现,春秋季多见,结核菌素试验阳性。该型多由体内结核经血行播散至皮肤引起或由结核感染所致的免疫复合物引起的变态反应,也有人认为应归于血管炎。

6. 颜面粟粒性狼疮(lupus miliaris disseminatus faciei)　有学者认为它是一种血型播散的皮肤结核,但结核菌素试验常阴性,病灶中找不到结核杆菌,病程有自限性。临床损害为粟粒大小至绿豆大小丘疹或结节,对称分布于眼睑、颊部、鼻两侧。发生在眼睑下部,常分布排列呈线状,少数皮疹可发生于颈肩及四肢。结节柔软,表面呈半透明状,玻片压诊可呈苹果酱色。病程慢性,结节可分批出现,孤立或群集,数个至数十个不等,无自觉症状。数月或数年后可逐渐消失,愈后会留凹陷萎缩性瘢痕。(图6-24)

文档:颜面粟粒性狼疮与皮脂腺瘤的鉴别诊断

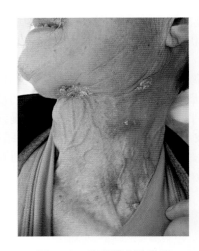

图6-23　瘰疬性皮肤结核

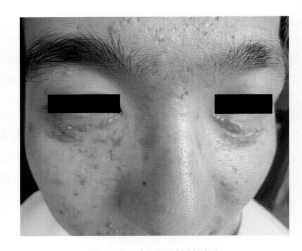

图6-24　颜面粟粒性狼疮

【诊断】
根据性别、年龄和好发部位及各型皮损特点,慢性经过及组织病理学改变,不难做出诊断。

【鉴别诊断】
1. 寻常狼疮应与下列疾病相鉴别
(1)结节病:其结节较坚硬,一般不破溃,病理改变为"裸结节",结节周围没有或很少淋巴细胞浸润,结核菌素试验阴性。
(2)盘状红斑狼疮:好发于青年女性,暗红色盘状浸润性斑块,表面有黏着性鳞屑及角栓,组织病理特异性强。

2. 疣状皮肤结核应与着色真菌病相鉴别　后者皮损为疣状增生,炎症明显,真菌镜检或培养阳性,组织病理检查可见棕色厚壁圆形孢子。

3. 丘疹坏死性结核疹应与毛囊炎相鉴别　后者为毛囊性炎性丘疹,顶端常为脓性,无坏死。

4. 瘰疬性皮肤结核应与下列疾病相鉴别

(1) 梅毒树胶肿:呈较深在溃疡,排出树胶样血性脓液,不形成瘘管,梅毒血清反应阳性。

(2) 化脓性汗腺炎:为腋窝、肛周部红色结节,伴瘙痒,细菌培养可找到化脓性球菌。

【预防】

1. 大力开展防结核宣传,对传染性结核病人应及时治疗和隔离。

2. 普及新生儿接种卡介苗。

3. 对易感人群应定期进行健康检查。

4. 加强锻炼,提高机体免疫功能。

【治疗】

皮肤结核病与其他的器官结核遵循同样的治疗原则,即早期、联合、规则、全程、足量应用抗结核药物,疗程一般不少于 6 个月。必要时配合局部治疗如外用药物、手术切除和物理治疗。

1. 全身治疗　常用抗结核药有:①异烟肼,300mg/ 次,1 次 / 日,顿服。②链霉素,0.5g/ 次,2 次 / 日,肌注,与异烟肼联合应用 2~6 个月。对链霉素过敏者,可用卷曲霉素,1g/d,分 2 次肌注。③利福平:450~600mg/d,早餐前 1 小时顿服,或利福定 150~200mg/d,服法同前。④乙胺丁醇 15~25mg/(kg·d),或 750mg,每日 1 次顿服,或对氨基水杨酸钠,成人 8~12g/d,分 3~4 次口服,或环丝氨酸 0.5~1g/d,3 次 / 日,口服。

2. 局部治疗

(1) 外用药物:1% 链霉素软膏、15% 对氨基水杨酸钠软膏、5% 异烟肼软膏,其中也可加入 10% 次没食子酸铋。

(2) 病灶局部注射:链霉素 0.5~1g 加 2% 利多卡因 5~10ml,行病灶周围环状皮下注射,1 次 / 周,5~6 次为一个疗程。

(3) 外科手术切除:寻常狼疮、疣状皮肤结核等早期较小的孤立性皮损可行手术切除。

(4) 物理疗法:根据皮损性质和大小选用 CO_2 激光、电凝、液氮冷冻等。

本章小结

脓疱疮主要由凝固酶阳性金黄色葡萄球菌及乙型溶血性链球菌引起,寻常型好发于颜面、口鼻周围,典型皮损为薄壁脓疱及表面有蜜黄色结痂的糜烂面;大疱性脓疱疮可见特征性半月形坠积状脓疱;深脓疱疮好发于下肢,常形成表面有蛎壳状褐色痂皮的深溃疡。治疗可外用抗生素软膏,重者可酌情全身应用抗生素。

毛囊炎表现为毛囊炎性丘疹或脓疱,中心有毛发贯穿;疖表现为炎症浸润较深的圆锥形结节,顶端有脓栓,疼痛明显。治疗同脓疱疮,疖病可试用自家疫苗、多价疫苗或丙种球蛋白。

丹毒好发于面部及小腿,常有慢性鼻窦炎、足癣病史,表现为境界清楚的水肿性红斑,压痛明显,治疗应早期、足量、规则应用敏感抗生素。

新生儿脓疱疮和金黄色葡萄球菌性烫伤样皮肤综合征发病急,全身中毒症状重,前者以脓疱为主,后者以全身泛发性红斑、松弛性大疱及大面积表皮剥脱为特征,触痛明显,诊断上要注意与药物引起的中毒性表皮坏死松解症相鉴别,治疗应及早应用敏感抗生素。

寻常狼疮的特征性皮损为狼疮结节,探针贯通现象阳性,玻片压诊呈苹果酱颜色;疣状皮肤结核的典型皮损为疣状斑块,有"三廓现象"。抗结核治疗需半年以上。

麻风是由麻风杆菌引起,主要侵犯皮肤和周围神经,是皮肤科的"模拟大师",与很多皮肤病的临床表现相类似,临床上极易误诊,需注意鉴别诊断。

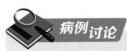

病例**讨论**

患儿,男,2岁。因全身皮肤起"红斑、水疱"1天来诊。患儿1日前突然哭闹,发热,体温逐渐升高,最高达40℃。现面部、躯干出现"红斑、水疱"。既往健康,病前无用药史。体检:急性病容,体温39℃,呼吸平稳。面部、胸背部大片红斑,腹背部散在松弛水疱及糜烂面,尼氏征阳性,触痛明显,口周皮肤可见放射状皲裂。

问题:

1. 本病最可能的临床诊断是什么?

2. 患儿必须做哪些检查?

3. 该疾病首选治疗是什么?

4. 本病最易与哪种疾病相混淆?

5. 本病最具特征性临床表现是什么?

扫一扫,测一测

思考题

1. 简述脓疱疮的临床表现特点。

2. 简述葡萄球菌性烫伤样皮肤综合征与药物引起的中毒性表皮坏死松解症的鉴别诊断要点。

3. 麻风病为皮肤科的"模拟大师",与很多皮肤病的临床表现相类似,简述其鉴别诊断要点。

(孔祥明)

07章课件

1. 掌握　疥疮的临床表现、主要皮损特征、诊断要点及外用药的治疗方法。
2. 熟悉　疥疮的病因；虱病的临床表现、传染途径及防治措施；毛虫皮炎、隐翅虫皮炎的临床特点和防治措施。
3. 了解　动物性皮肤病的发病机制及节肢动物的生活习性。

第一节　疥　　疮

疥疮（scabies）俗称"闹疥""疳疥"，是由疥螨引起的一种传染性皮肤性病。临床上以皮肤薄嫩处的粟粒大丘疹、丘疱疹、水疱及隧道，伴夜间奇痒为特征，常在同宿者中传播。

【病因与发病机制】

疥螨是一种皮内寄生虫，分为人疥螨和动物疥螨。人的疥疮主要由人疥螨引起，极少数由寄生于猫、狗等的动物疥螨引起。疥螨的生活史分虫卵、幼虫、若虫、成虫四个阶段，虫体很小，肉眼刚可看见。夜间雄虫与雌虫在人的体表进行交配后不久即死去，雌虫则可钻入皮肤角质层，一边掘成隧道，一边产卵，经 1~2 个月，可产卵 40~50 个，然后死去。卵经 3~5 天孵化为幼虫，再经 3~4 天变为若虫，若虫经两次蜕皮后变为成虫。由卵变为成虫需 10~14 天。受精后的雌疥螨为最易感染新宿主的时期，其离开人体后可存活 2~3 天。

疥疮主要是由人与人的直接接触（包括性接触）而传染，如同卧一床，相互握手等，亦可通过病人使用过的衣物、被褥等间接传染。寄生于动物的疥螨偶可传染至人，但症状较轻。

【临床表现】

疥螨常侵犯皮肤薄嫩处，如指缝、腕屈侧、肘窝、腋窝、女性乳房下、脐周、腰部、下腹部、股内侧及外生殖器（图 7-1）等部位。头面、掌跖等处一般不受侵犯，但婴幼儿除外（图 7-2）。损害为针头大丘疹、丘疱疹或水疱、隧道和结节，多对称、疏散分布，呈正常肤色或微红色。隧道和结节为疥疮的特征性损害，前者约数毫米，灰白色或肤色，微隆起呈线状，末端常有丘疹或水疱，是雌虫隐居处；后者多发生在阴囊、阴茎、大阴唇等处，为绿豆至豌豆大小的暗红色硬结（称"疥疮结节"）（图 7-3），是疥螨引起的异物反应所致。病人自觉奇痒，尤以夜间为甚，可能是由于雌虫在皮肤内掘隧道时刺激皮肤神经末梢而引起。因痒而搔抓常致抓痕、血痂，并可继发感染或湿疹样变，甚至并发肾炎。

身体虚弱或有感觉神经病变，或长期应用糖皮质激素的病人，因对瘙痒不能正常反应，容易发生结痂性疥疮（又称"挪威疥疮"），表现为大量鳞屑、结痂、红皮病或疣状斑块，在鳞屑内可找到大量疥螨，传染性强。

笔记

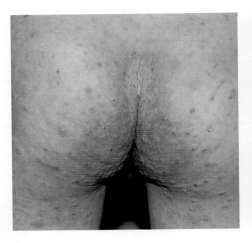

图7-1 疥疮

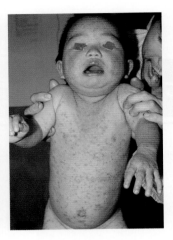

图7-2 婴幼儿疥疮

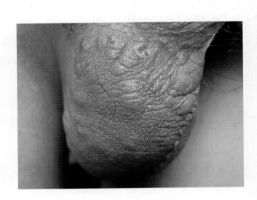

图7-3 疥疮结节

【诊断与鉴别诊断】

根据接触传染史,常在同一家庭或集体生活的人群中有类似病例;在皮肤薄嫩处有针头大丘疹、丘疱疹或水疱、隧道,阴囊有疥疮结节,夜间奇痒等特点诊断不难。若能直接从皮疹处挑出疥虫或虫卵,诊断更为确切。本病需与湿疹、痒疹、虱病、皮肤瘙痒症等皮肤性病相鉴别。

疥螨检查法:指间皮肤消毒后,用针刺入隧道盲端,挑出灰白色小点,置放大镜或显微镜下观察。也可用解剖刀蘸矿物油刮取丘疹及水疱处的疱液和皮屑6~7次涂在载玻片上,加盖玻片置于低倍镜下观察,可见活的疥虫和虫卵。

【预防与治疗】

治疗以外用药为主。对瘙痒严重者及继发感染者可对症处理。

1. 预防 注意个人清洁卫生,勤沐浴、勤更衣、勤晒被褥,不与病人同居握手,不能和病人的衣服放在一起。家庭或集体生活人群中一旦发现病人,应立即进行隔离治疗;对密切接触者也要及时检查治疗。病人用过的衣服、被褥等需煮沸或曝晒。

2. 治疗 治疗的目的是杀虫、止痒、治疗并发症。家中或集体单位的病人同时治疗。常用外用药物有以下几种。①10%硫黄软膏(婴幼儿用5%):先用热水和肥皂沐浴,然后搽药,自颈部以下搽遍全身,每日2次,连续3~4天为一个疗程。搽药期间不沐浴,不更衣,第4天沐浴更衣,并将污染的衣服、床单、被罩用开水烫洗消毒。不能烫洗的物品用塑料袋包扎放置1周以上,待疥螨饿死后清洗。②25%苯甲酸苄酯乳剂:杀虫力强,刺激性低,每日1~2次,共2~3天。③1%γ-666霜:有较强杀疥螨作用,但有毒性。只搽1次,成人用量不超过30g,8~12小时后温水沐浴,衣物处理与外用硫黄软膏相同。一次未愈有新皮疹出现者,可间隔1~2周重复使用。较大面积皮肤破损及糜烂、感染者,儿童、孕妇、哺乳妇女禁用。④5%扑灭司林霜(permethrin),对人体毒性极低,用法同1%γ-666霜。扑灭司林较γ-666安全有效,对γ-666耐药者亦有效,应作为治疗疥疮的首选药物。⑤疥疮结节经灭疥治疗常难以消退,可外用或结节内注射糖皮质激素,可用泼尼松龙,或曲安奈德混悬液与1%~2%利多卡因按1:1混合,每次0.2~0.3ml,皮损内注射,每周1次。亦可采用液氮冷冻。⑥合并化脓性感染或湿疹样改变者,应先控制感染再用上述药物治疗。

第二节　虱　病

虱病(pediculosis)是虱叮咬皮肤所致的皮肤病,又称为虱咬症。虱不仅引起皮肤损害,而且又是斑疹伤寒、回归热、战壕热等传染病的媒介。

【病因】

人虱分为头虱、体虱和阴虱,分别寄生于人的头发、内衣和阴毛上,多见于个人卫生不良者。这三种人虱均以刺器刺入皮肤吸吮血液维持生活。虱对温度和湿度均很敏感,当人体发热或出汗时,虱即会离开而另寻新宿主。虱病在人群中可通过直接接触传播或通过头巾、帽子、衣服、被褥间接传播。阴虱主要通过性接触传播。

【临床表现】

虱病的症状因人而异,一般虱叮咬后均有轻重不等的瘙痒和皮疹。

1. 头虱　头虱长 2~3mm,寄生于头发中或附于发干上(图7-4),少数可以寄生在睫毛、胡须上,多见于卫生条件差的儿童和妇女。在耳后发际和枕部常能见到针头大白色的虱卵,雌虱产卵时分泌一种蛋白质性质的基质,其成分类似于人头发的氨基酸组成,可将虱卵粘连在发干上,5~9 天后孵化为幼虫。由于虱的叮咬,可出现丘疹、皮下出血,常因搔抓,出现头皮抓痕、渗液、血痂或继发感染,可形成瘢痕。严重者头屑、血痂、渗液、尘埃与头发黏在一起,有腥臭味,日久使头发失去光泽。

2. 体虱　较头虱大,长 2.7~4mm,通常隐蔽于贴身的内衣上,多见于裤裆、被褥缝和皱褶处。体虱常叮咬肩胛、腰部、臀部等处引起红斑、丘疹及风团,中央有一出血点。常因搔抓在皮肤上出现线状抓痕、血痂或继发感染。日久皮肤苔藓化或留有色素沉着斑,常因剧痒而影响休息,多发生在冬季。

3. 阴虱　体形较小,长约 1mm(图7-5),寄生于外阴和肛周的体毛上,可见到虱卵(图7-6),偶可侵犯眉毛或睫毛。阴虱叮咬皮肤引起红斑或丘疹,剧痒,经搔抓可出现抓痕、血痂或毛囊炎(图7-7)及继发损害,病人内裤上常有较多点状污褐色血迹。有的病人可出现青斑,常持续存在数月。阴虱主要通过性接触传播,夫妻常同患此病。

【诊断与鉴别诊断】

根据传染史和临床表现,在头发、内衣、被褥、阴毛处发现虱成虫或虫卵,可以确诊。必要时可用显微镜低倍镜观察其形态以做分类。虱病需要与疥疮、瘙痒症、痒疹、湿疹等鉴别诊断。

【预防与治疗】

1. 预防　预防主要是做好个人卫生和消毒工作。家庭或集体中有其他成员患有虱病,要同时治疗。皮损有继发感染者可加用抗生素。

2. 治疗　治疗以灭虱及灭卵为主。剃除毛发,使虱无处附着。头虱可外用 50% 百部酊或 25% 苯甲酸苄酯乳膏;阴虱可外用 1%γ-666 霜、10% 硫黄软膏、0.3% 除虫菊酯及 25% 苯甲酸苄酯乳膏灭虱。

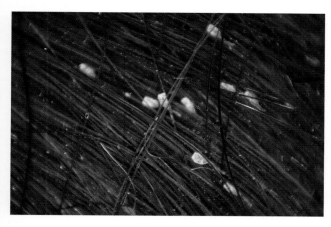

图 7-4　头虱

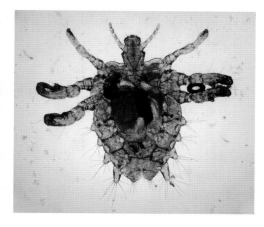

图 7-5　阴虱

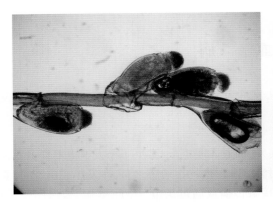

图 7-6 阴虱卵

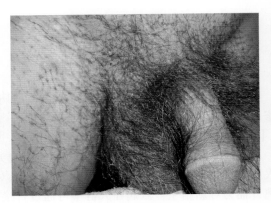

图 7-7 阴虱病

衣物可煮烫消毒杀死残存虱及卵。

第三节 毛 虫 皮 炎

毛虫皮炎（caterpillar dermatitis）是毛虫毒毛刺伤皮肤后引起的瘙痒性、炎症性皮肤病。

【病因】

常见的毛虫有桑毛虫、松毛虫、刺毛虫。桑毛虫为桑毒蛾的幼虫，每条桑毛虫有 200 万~300 万根毒毛；松毛虫是松蛾的幼虫，每条虫约有 1 万多根毒毛，其内为棕黄色黏稠毒液；刺毛虫的毒液含斑蝥素。毒毛脱落后随风飘扬，一旦触及便可刺入皮肤发病。通过毒毛内的毒液对皮肤的原发性刺激作用，这些毛虫分别引起桑毛虫皮炎、松毛虫皮炎、刺毛虫皮炎。

【临床表现】

发生于夏、秋季节，干燥、大风天气易流行。人们野外作业和活动、树荫下纳凉时易患病。先有剧痒，皮疹为绿豆至黄豆大小的水肿性红斑或斑丘疹，中央常有一个较针头略大的黑色或红色毒毛刺伤痕迹。部分病人可出现丘疱疹、风团样损害。皮疹可数个、数十个、数百个不等，成批出现，分布于颈、肩、上胸部及四肢屈侧。自觉剧痒，入睡前尤甚。病程 1 周左右，个别毒毛进入眼内引起结膜炎、角膜炎，如果处理不及时可致失明。松毛虫皮炎除皮疹外，可同时出现关节红肿疼痛、活动受限，以手足小关节为主。多为单侧 1 个关节受累，1~2 周后渐愈。重者反复发作，可致骨、关节畸形。

【诊断】

根据发病季节、特殊的工作环境、皮疹分布、自觉症状、皮疹处找到毒毛即可确诊。

【治疗】

反复多次用胶布粘贴去除皮疹处的毒毛。接触部位立即用肥皂、草木灰等碱性溶液洗净，局部外搽 1% 薄荷炉甘石洗剂。皮损广泛严重者可内服抗组胺药物或糖皮质激素。松毛虫所致关节炎以消炎镇痛、防止关节畸形为主。

第四节 隐翅虫皮炎

好发于夏秋闷热天气，多见于暴露部位，皮损为条状、片状或点簇状水肿性红斑，其上密集丘疹、水疱及脓疱，中央可呈灰褐色表皮坏死。有瘙痒、灼痛和灼热感。

【病因】

隐翅虫属昆虫纲，鞘翅目，栖居于潮湿阴暗的草木间或砖石处，在夏秋季节活跃，有趋光习性。若虫体停于皮肤上被拍打或压碎后，其体内的强酸性（pH 1~2）毒液可致皮炎。

【临床表现】

本病好发于夏秋季节,皮疹常发生于面、颈、胸、背、上肢、下肢等暴露部位,为条状、片状或点簇状水肿性红斑,其上密集丘疹、水疱及脓疱,中央可呈灰褐色表皮坏死(图7-8)。部分脓疱融合成片,可继发糜烂、结痂。发生于眼睑或外阴部则明显肿胀(图7-9)。自觉瘙痒或灼痛。严重者可伴发热、头晕、局部淋巴结肿大。病程约1周,愈后可遗留暂时性色素沉着。

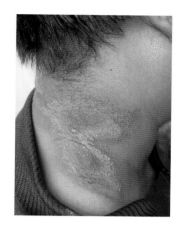

图 7-8　隐翅虫皮炎

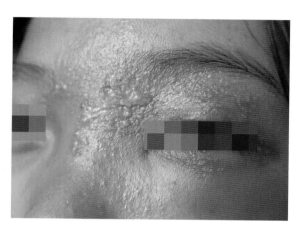

图 7-9　隐翅虫皮炎

【诊断】

根据隐翅虫接触部位的典型皮损,自觉症状,夏秋季节发病可诊断。

【预防与治疗】

1. 预防　本病重在避免接触,如遇虫落皮肤,切勿在皮肤上拍打或碾压,应小心吹赶;其次,要搞好环境卫生,安装纱门纱窗,防虫入室。

2. 治疗　局部尽早用肥皂水清洗皮肤,红斑皮损可外涂炉甘石洗剂。若有糜烂面,用1%~2%的明矾液或1:5000高锰酸钾溶液进行冷湿敷。若有脓疱或继发感染,予以抗生素治疗。内服抗组胺药物、维生素C等。

本章小结

疥疮由疥螨引起,主要通过直接接触传染,好发于皮肤薄嫩处,为针头大丘疹、丘疱疹、水疱,特征性皮损为隧道及结节,疥疮夜间瘙痒为甚。虱病可分为头虱、体虱和阴虱,在头发、内衣及阴毛上查到虱及虱卵即可诊断,两病的治疗以外用药为主,灭疥、灭虱。毛虫皮炎和隐翅虫皮炎都属于原发刺激性接触性皮炎,发病与季节、气候等环境因素密切相关。毛虫皮炎在皮损处常可找到毒毛,隐翅虫皮炎在水肿性红斑的中央可见程度不同的灰褐色表皮坏死。治疗可应用弱碱性溶液中和毒素,按皮炎湿疹治疗原则处理即可。

病例讨论

病人,男,16岁,学生。指缝、前臂、下腹部、大腿起丘疹伴瘙痒1个月。与病人同一宿舍同学有类似症状。发病以来瘙痒逐渐加重,晚间尤甚,影响睡眠。查体:双手指缝、腕屈侧、肘窝、脐周、股内侧散在针头大丘疹、丘疱疹;阴囊及阴茎可见绿豆大小的结节。皮损处可见抓痕、血痂。

问题:

1. 该病人的诊断可能是什么?

病例讨论

2. 该病人进一步的检查是什么?
3. 对该病人如何进行治疗?

扫一扫,测一测

思考题

1. 简述疥疮的临床表现及外用药物的治疗方法。
2. 简述毛虫皮炎与隐翅虫皮炎的皮损特征。

(张　敏)

学习目标

1. 掌握　梅毒、淋病、尖锐湿疣、生殖器疱疹的病因、传播途径、临床表现、诊断和治疗。
2. 熟悉　非淋菌性尿道炎的病因、传播途径、临床表现、诊断和治疗；艾滋病的病因、传播途径和预防。
3. 了解　艾滋病的发病机制、临床表现、诊断和治疗。
4. 具备对常见性病进行辅助检查、治疗操作的能力。
5. 能在农村、社区开展性传播疾病的管理和预防工作。

　　性传播疾病（sexually transmitted disease，STD）是指主要通过性行为直接接触传播的传染病，简称性病，主要发生在泌尿生殖器部位。经典性病包括梅毒、淋病、软下疳、性病性淋巴肉芽肿及腹股沟肉芽肿。近年来，除经典的性病外，还包括非淋菌性尿道炎、生殖器疱疹、尖锐湿疣、生殖器念珠菌病、阴道毛滴虫病、细菌性阴道病、阴虱、艾滋病等 20 多种疾病。

　　性病病原体种类繁多，细菌、真菌、病毒和寄生虫均可引起。性病传播途径主要是性行为直接接触，也可通过非性行为直接接触、间接接触、血液及其制品、胎盘、产道、母乳喂养等途径传播。性病不仅对病人的身心健康造成威胁，危害家庭，而且可成为严重的社会问题。

　　性病在世界范围内广泛流行，我国通过积极有效的综合防治，在 20 世纪 60 年代基本消灭了性病，但 80 年代又死灰复燃，并呈现逐年增长态势。我国政府十分重视性病的防治，中央和地方政府相继制定了性病、艾滋病防治法规。1991 年原卫生部颁发了《性病防治管理办法》，把梅毒、淋病、非淋菌性尿道炎、尖锐湿疣、生殖器疱疹、软下疳、性病性淋巴肉芽肿及艾滋病等 8 种性病纳入监控范围。2000 年原卫生部又制定颁发了《性病诊断标准及治疗原则》，对上述八种性病的诊断、治疗、管理、预防提出了规范化管理要求。1998 年国务院批准下发了《中国预防与控制艾滋病中长期规划（1998—2010 年）》，2000 年国务院直接指导制定了《中国遏制与防治艾滋病行动计划（2001—2005）》，大幅度增加经费投入和政策支持力度。2006 年国务院颁发《艾滋病病防治条例》，2012 年卫生部修改、颁发了《性病防治管理办法》，进一步加强了对性病、艾滋病的防治及其管理。

第一节　梅　　毒

　　梅毒（syphilis）是由梅毒螺旋体引起的一种慢性性传播疾病，几乎侵犯全身各器官，产生多种多样的症状和体征，也可能很多年无症状而呈潜伏状态。早期主要侵犯皮肤黏膜，晚期侵犯心血管和中枢神经系统，危害极大。主要通过性交传播，也可以通过血液及其制品、胎盘等途径传播。

【病因】

病原体为梅毒螺旋体,又称苍白螺旋体,是一种纤细的螺旋状微生物,长 4~14μm,宽 0.2μm,透明,不易染色。梅毒螺旋体螺旋整齐,固定不变,折光性强,较其他螺旋体亮,行动缓慢而有规律。梅毒螺旋体系厌氧微生物,离开人体不易生存,煮沸、干燥、肥皂水以及一般消毒剂很容易将其杀死,在 41℃环境中可存活 2 小时,在冰点可存活 1~2 天,在 -78℃可存活数年。

【传播途径】

梅毒病人是唯一的传染源,病人的皮损、血液、精液、白带、乳汁和唾液中均有梅毒螺旋体存在。性行为直接接触是主要传播途径,胎盘、产道、输血及其制品、非性行为直接接触病变和分泌物,间接接触病人有传染性的衣物、毛巾、剃刀、餐具等日常用品也可传播。未经治疗的梅毒病人在感染后 1~2 年内具有强传染性,随着时间的延长,传染性越来越小,感染后 2 年,通过性行为一般无传染性,感染后 4 年以上基本无传染性。

【分类与分期】

根据传播途径梅毒分为获得性(后天)梅毒与胎传性(先天)梅毒,根据病程分为早期梅毒和晚期梅毒。

（一）获得性梅毒

1. 早期梅毒 病程在 2 年以内,传染性强,分一期、二期和早期潜伏梅毒。

2. 晚期梅毒 病程在 2 年以上,分三期及晚期潜伏梅毒。

（二）胎传性梅毒

1. 早期胎传性梅毒 2 岁以内发病。

2. 晚期胎传性梅毒 2 岁以后发病。

【临床表现】

（一）获得性梅毒

1. 一期梅毒 梅毒螺旋体侵入人体后,经过 2~4 周的潜伏期,在侵入部位出现红色丘疹、斑丘疹,数天后形成硬结节,结节逐渐坏死,形成溃疡。溃疡圆形或椭圆形,直径 1~2cm,境界清楚,稍高出皮面,上有含大量梅毒螺旋体的少量渗出物,软骨样硬度,无疼痛,数目通常一个,这就是比较典型的硬下疳(chancre)(图 8-1)。硬下疳大多数发生于生殖器部位,男性多在阴茎的包皮、冠状沟、系带及龟头,女性多在大小阴唇或子宫颈,不经治疗可在 3~8 周内自然消退,不留瘢痕,或遗留暗红色浅表性瘢痕、色素沉着斑。

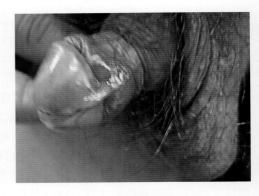

图 8-1 一期梅毒(硬下疳)

硬下疳出现 1~2 周后,可出现一侧腹股沟或患处附近淋巴结肿大。肿大的淋巴结较硬,散在不融合,无疼痛及压痛,表面无红热,穿刺液中含有梅毒螺旋体,在硬下疳消退 1~2 个月后自行愈合。

2. 二期梅毒 一期梅毒未经治疗或治疗不彻底,梅毒螺旋体由局部经淋巴系统进入血液,在人体内大量播散后出现全身损害,一般发生在感染后 7~10 周或硬下疳消退后 3~4 周,以皮肤黏膜损害为主,亦可见骨骼、感觉器官及神经的损害。

（1）皮肤黏膜损害:皮损可有斑疹、丘疹、斑丘疹、脓疱、溃疡等,无症状。斑疹是二期梅毒最早发生的皮肤损害,分布于躯干、肩及四肢屈侧,圆形或椭圆形,玫瑰色或褐红色,直径 1~2cm,不融合,一般在 2~3 周内消退。丘疹也是二期梅毒常见并具有特征性的皮损,呈铜红色,大小不一,表面光滑或有鳞屑,广泛分布于躯干、上下肢、掌跖及面部。斑丘疹常发生于感染后 2~4 个月,分布全身,下肢比上肢少,掌跖部的斑疹、斑丘疹有领圈样脱屑,具有特征性(图 8-2~图 8-4)。扁平湿疣好发于肛周、外生殖器等皮肤互相摩擦和潮湿的部位,由表面湿润的扁平丘疹融合而成,稍高出皮面,界限清楚,表面糜烂,内含大量梅毒螺旋体(图 8-5)。梅毒性秃发发生较晚,常在 6 个月后,有很多小而分散的斑片状脱发,呈虫蚀状,主要发生于颞部及头后部,有时可发生弥漫性秃发,外 1/3 眉毛及体毛也可脱落;脱发

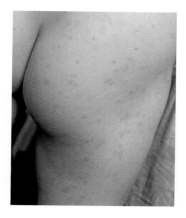

图 8-2　二期梅毒（下肢梅毒疹）

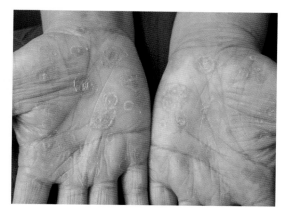

图 8-3　二期梅毒（掌梅毒疹）

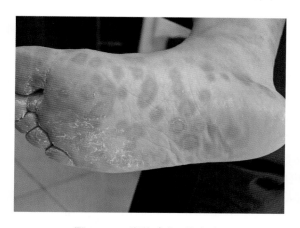

图 8-4　二期梅毒（跖梅毒疹）

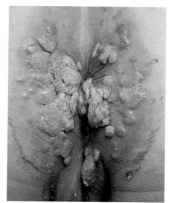

图 8-5　二期梅毒（肛周扁平湿疣）

为非永久性，及时治疗可再生（图 8-6）。

约 1/3 的二期梅毒病人可发生黏膜损害，典型的损害称为黏膜斑，主要分布于口腔，表现为黏膜红肿，有浅表糜烂，表面扁平，上覆灰白色渗出物，边缘有一暗红色晕。一般无疼痛，有高度传染性。

（2）骨关节损害：可发生骨膜炎、关节炎、骨炎、骨髓炎、滑膜炎及腱鞘炎，以前两者为常见。多发生于四肢的长骨和大关节。通常无发热、白细胞增多等全身表现。

（3）眼损害：可有虹膜睫状体炎、脉络膜炎、视网膜炎、视神经炎、角膜炎、结膜炎等，以虹膜炎最常见。

（4）神经损害：主要有无症状神经梅毒，但脑脊液有异常变化。也可有梅毒性脑膜炎、脑血管梅毒等。

（5）多发性硬化性淋巴结炎：为全身无痛性淋巴结肿大，质硬，孤立，不与皮肤粘连，不破溃。

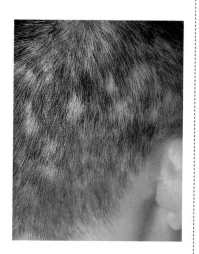

图 8-6　二期梅毒（脱发）

（6）内脏梅毒：少见，可有肝炎、胆管周围炎、肾及胃肠道病变等。

未经治疗或治疗不当的二期梅毒，经过 2~3 个月后可自行消退。若在 1~2 年内又重新出现损害，称为二期复发梅毒，常见的是皮肤黏膜损害，与二期梅毒疹相似，但皮损较大、数目较少、破坏性大。

3. 三期梅毒　早期梅毒（一、二期梅毒）未经治疗或治疗不彻底，病程在 2 年以上，最长的 20 年，约 40% 发生三期梅毒。三期梅毒可侵犯皮肤、软组织、骨骼、内脏等，最主要的是心血管及中枢神经系统等重要器官的损害，可造成功能障碍和死亡。

（1）皮肤黏膜损害：主要有结节性梅毒疹和梅毒性树胶肿，数目少、分布不对称；近关节结节少见。①结节性梅毒疹：为多数皮下小结节，呈古铜色，分布局限，常见于前额、臀、面、肩部及肩胛间、四肢等处，排列呈环形、蛇形或肾形，有的自然消失，或发生浅溃疡，愈后遗留萎缩瘢痕，边缘又发生新的小结节，症状轻。②梅毒性树胶肿：三期梅毒的标志性皮损，主要发生四肢伸侧、前额、头面部、胸部、小腿、臀部，初起为皮下结节，暗红色，逐渐增大，中心软化坏死，形成特异的肾形或马蹄形溃疡，境界清楚，边缘锐利，基底紫红，有黏稠树胶状分泌物（图 8-7）。可侵犯口腔、鼻黏膜，引起树胶肿舌炎、上腭和鼻中隔穿孔及马鞍鼻。

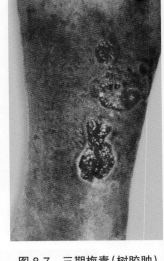

（2）骨损害：有骨膜炎、骨髓炎、骨树胶肿、骨关节炎等。以骨膜炎最常见，常侵犯长骨，其次是骨树胶肿性骨炎，常见于扁骨，可形成死骨及皮肤溃疡。

（3）眼损害：有间质性角膜炎、虹膜睫状体炎、视网膜炎、脉络炎、视神经炎、视神经萎缩等。

图 8-7　三期梅毒（树胶肿）

（4）心血管损害：见于 10% 未经治疗的病人，多发生在感染后 10~30 年，约 25% 同时合并神经梅毒，有主动脉炎、主动脉瓣闭锁不全、主动脉瘤、冠状动脉狭窄等。

（5）神经系统损害：发生率约 10%，多在感染 3~20 年后发病，主要为脊髓痨及麻痹性痴呆。

（二）胎传性梅毒

胎传性梅毒是胎儿在母体内通过血源途径感染所致，不发生硬下疳，常有较严重的内脏损害，对胎儿的健康影响很大，病死率高。

1. 早期胎传性梅毒　患儿常早产，多数发育不良。出生时消瘦、皮肤干燥松弛，似老人貌，有烦躁、声音嘶哑等症状。2 岁以内发病，多数在出生后 3~8 周出现临床表现，出生时即有梅毒表现，常较严重，预后差。表现有：①皮肤黏膜损害：与成人二期梅毒相似（图 8-8、图 8-9），有扁平湿疣，口角与肛周放射性皲裂或瘢痕，可有脱发，睫毛及眉毛也可脱落，具有特征性，口腔内有黏膜斑。②梅毒性鼻炎：分泌物呈水样，以后黏稠、脓性或血性，哺乳困难，严重时鼻中隔穿孔、鼻背塌陷形成鞍鼻。③骨损害：为骨软骨炎、骨膜炎，四肢不能活动，发生梅毒性假瘫。④全身淋巴结、肝、脾常肿大。

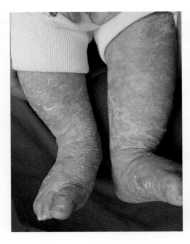

图 8-8　胎传性梅毒

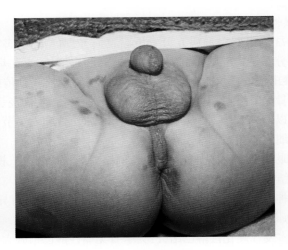

图 8-9　胎传性梅毒

2. 晚期胎传性梅毒　2 岁以后发病，损害大致与晚期获得性梅毒相似，绝大部分为无症状感染，不具有传染性。常见眼、骨、神经系统损害及营养不良等，一般不发生心血管梅毒。皮肤黏膜损害以树胶肿为主，可引起上腭、鼻中隔穿孔，形成鞍鼻。眼损害有间质性角膜炎、视网膜炎、脉络膜炎、虹膜炎、视神经萎缩等。骨损害有骨膜炎、骨性树胶肿等。神经系统损害有幼年麻痹性痴呆、幼年型脊髓结核及神经性耳聋等。标志性损害有以下。①哈钦森牙：门齿游离缘呈半月状缺损，表面宽、基底窄，齿列不齐,间距稀疏。②桑葚齿:第一臼齿较小,牙尖较低向中偏斜,形如桑葚。③胸锁关节增厚征:胸骨与锁骨连接处发生骨疣所致。④间质性角膜炎。⑤神经性耳聋。哈钦森牙、神经性耳聋和间质性角膜炎合称哈钦森三联症。

(三)潜伏梅毒

有梅毒感染史、无症状、梅毒血清反应阳性、脑脊液检查正常者称为潜伏梅毒,分为早期潜伏梅毒和晚期潜伏梅毒。

【实验室检查】

1. 梅毒螺旋体检查　诊断早期梅毒的重要手段,适用于早期梅毒皮肤黏膜损害如硬下疳、扁平湿疣等皮损内的梅毒螺旋体检查。

2. 梅毒血清学试验

(1) 非梅毒螺旋体抗原血清试验:适于常规实验及大量人群的筛查试验,可做定量试验,用于观察疗效、复发及再感染,有性病研究实验室试验(VDRL)、血清不加热反应素试验(USR)、快速血浆反应素环状卡片试验(RPR)、甲苯胺红不需加热血清试验(TRUST)等方法。

(2) 梅毒螺旋体抗原血清试验:也称确诊试验,即使病人梅毒已治愈,血清反应仍持续阳性,因此不用于临床观察疗效、复发和再感染,有荧光螺旋体抗体吸收试验(FTA-ABS)、梅毒螺旋体血凝试验(TPHA)、梅毒螺旋体被动颗粒凝集试验(TPPA)等。

(3) 脑脊液检查:用于诊断神经梅毒,包括细胞计数、蛋白定量、VDRL。脑脊液VDRL是神经梅毒的可靠诊断依据,脑脊液白细胞计数是判断疗效的敏感指标。

3. 组织病理检查　基本变化为血管内皮细胞肿胀、增生的血管内膜炎以及以淋巴细胞、大量浆细胞浸润为主的血管周围炎,晚期梅毒可见上皮样细胞和多核巨细胞浸润形成的肉芽肿。

视频:梅毒螺旋体被动颗粒凝集试验

【诊断与鉴别诊断】

梅毒的病程长,表现复杂,可与很多疾病表现相似。因此,必须结合详细病史、典型临床表现及实验室检查进行综合分析,才能作出诊断。必要时还需要进行追踪观察、家属调查和试验治疗等辅助方法。

1. 一期梅毒的诊断　主要根据不洁性交史、2~4周的潜伏期、硬下疳,梅毒螺旋体或梅毒血清试验阳性进行诊断。需与软下疳、固定性药疹等疾病鉴别。

2. 二期梅毒的诊断　主要根据不洁性交史或硬下疳史,病程在2年以内;特征性皮肤黏膜损害;梅毒螺旋体或梅毒血清试验阳性进行诊断。需与玫瑰糠疹、银屑病、多形性红斑、尖锐湿疣、药疹、扁平苔藓、毛囊炎等疾病鉴别。

3. 晚期梅毒的诊断　主要根据既往有一期或二期梅毒病史,病程在2年以上;三期梅毒皮肤黏膜损害及晚期心血管梅毒、神经梅毒临床表现;梅毒血清学试验阳性;三期梅毒典型的病理变化;神经梅毒脑脊液检查,淋巴细胞计数 $\geq 10 \times 10^6$/L、蛋白量 >50mg/dl、VDRL阳性进行诊断。需与皮肤结核、慢性皮肤溃疡、麻风、硬结性红斑、皮肤肿瘤等鉴别。

【治疗】

治疗越早效果越好,剂量必须足够,疗程必须规则。治疗后要追踪观察,对传染源及性行为接触者应同时进行检查和治疗。

1. 早期梅毒　①普鲁卡因青霉素80万U/d,肌内注射,连续10~15日;②苄星青霉素240万U,1次/周,分两侧臀部肌内注射,共2~3次。青霉素过敏者可用四环素或红霉素500mg,口服,4次/日,共15日;或多西环素100mg,2次/日,共15日。随访2年,第一年每3个月复查1次,以后每半年复查1次。

2. 晚期梅毒及二期复发梅毒　①普鲁卡因青霉素80万U/d,肌内注射,连续20日;②苄星青霉素240万U,1次/周,两侧臀部肌内注射,共3次。青霉素过敏者可用四环素或红霉素500mg,口服,4次/日,共30日;或多西环素100mg,2次/日,共30天。随访3年,第一年每3个月复查1次,以后半年1次。

3. 心血管梅毒　如有心功能不全,应先治疗,待心功能代偿时,从小剂量开始,以免发生吉-海反应。不用苄星青霉素,先用水剂青霉素治疗3日,第1日10万U,1次肌注,第2日10万U,肌内注射,

笔记

2次/日,第3日20万U,肌内注射,2次/日,第4天起普鲁卡因青霉素80万U/d,肌内注射,15日为1个疗程,共2个疗程,疗程间停药2周。青霉素过敏者可用四环素或红霉素500mg,口服,4次/日,共30天。随访3年,第一年每3个月复查1次,以后半年1次。

4. 神经梅毒 ①水剂青霉素1200万~2400万U/d,分4~6次静脉滴注,连续10日,继以苄星青霉素240万U/周,分两侧臀部肌内注射,共3次;②普鲁卡因青霉素240万U/d,肌内注射,同时口服丙磺舒每次500mg,4次/日,共10~14日,接着可用苄星青霉素,240万U/周,肌内注射,共3次。青霉素过敏者可用四环素500mg,口服,4次/日,共30日。随访3年,第一年每3个月复查1次,以后半年1次。

5. 妊娠梅毒 普鲁卡因青霉素80万U/d,肌内注射,共10天,妊娠初3个月及末3个月各1个疗程。青霉素过敏者红霉素剂量与同期非妊娠病人相同,禁用四环素,所生婴儿应该用青霉素补治。随访3年,第一年每3个月复查1次,以后半年1次。

6. 胎传性梅毒 早期胎传性梅毒:脑脊液异常者:①水剂青霉素10万~15万U/(kg·d),分2~3次静脉滴注,连续10~14日;②普鲁卡因青霉素5万U/(kg·d),肌内注射,连续10~14日。脑脊液正常者:苄星青霉素5万U/(kg·d),肌内注射。晚期胎传性梅毒:①水剂青霉素20万~30万U/(kg·d),分4~6次静脉滴注,连续10~14日;②普鲁卡因青霉素5万U/(kg·d),肌内注射,连续10~14日。较大儿童的青霉素用量不超过成人同期病人用量。青霉素过敏者可用红霉素10~15mg/(kg·d),分4次口服,共30日,儿童禁用四环素。随访3年,第一年每3个月复查1次,以后半年1次。

【治愈标准】

1. 临床治愈 一期梅毒、二期梅毒及三期梅毒:皮损消退,症状消失。以下情况不影响临床治愈的判断:①继发或遗留功能障碍(视力减退等);②遗留瘢痕或组织缺损(鞍鼻、牙齿发育不良等);③梅毒皮损愈合或消退,梅毒血清学反应仍阳性。

2. 血清治愈 治疗后2年内梅毒血清学反应(非梅毒螺旋体抗原试验)由阳性转变为阴性,脑脊液检查阴性。一期梅毒(硬下疳)初期,血清反应为阴性时已接受足量驱梅治疗,可以不出现阳性反应,这种情况不存在血清治愈的问题。

第二节 淋 病

淋病(gonorrhea)是由淋病奈瑟菌(淋球菌)引起的主要发生在泌尿生殖系统的化脓性炎症性性传播疾病,主要通过性交传播,也可导致眼、咽、直肠甚至播散性感染。淋病潜伏期短,传染性强,可导致多种并发症。

【病因】

病原菌为淋球菌,属革兰阴性双球菌,一般存在于多形核白细胞内,呈卵圆形或肾形,成对排列,直径0.6~0.8μm,侵袭生殖、泌尿系统黏膜的柱状上皮细胞,在细胞内繁殖而发病(图8-10)。淋球菌喜潮湿,怕干燥,不耐热,适宜生长温度为37~38℃,离体后在完全干燥环境下1~2小时死亡,55℃时5分钟立即死亡,在微湿衣裤、毛巾、被褥中可生存10~17小时,在厕所坐板可存活18小时。一般消毒剂或肥皂液均能使其迅速死亡。

【传播途径】

人是淋球菌的唯一天然宿主,轻症病人或无症状的淋球菌携带者是重要的传染源。淋病主要通过性行为直接接触,特别是性交传播,也可因接触含淋球菌的分泌物及其污染的衣裤、床上用品、毛巾、浴盆、马桶等日常用品而被传染;患淋病孕妇分娩时通过产道传染。

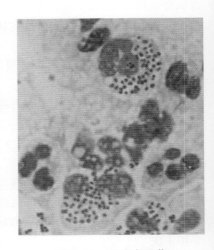

图8-10 淋病奈瑟菌

【临床表现】

淋病可发生于任何年龄,以中青年多见,潜伏期一般为2~10日,平均3~5日。

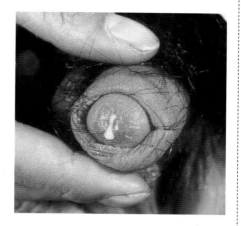

图 8-11　淋菌性尿道炎

1. **男性淋病**　临床上最常见,初期为尿道口红肿,瘙痒,轻微刺痛,有少量稀薄透明黏液流出。24小时后症状、体征迅速加剧,出现典型化脓性尿道炎症状,即尿痛、尿急、尿频,少数可有全身不适如发热、食欲减退、头痛等症状,尿道口红肿、有深黄色或黄绿色黏稠脓性分泌物(图8-11)。若不治疗,随着时间推移,症状逐渐减轻或消失,也可继发其他并发症。约20%的病人可无表现,成为带菌者。

淋菌性尿道炎反复发作形成瘢痕,引起尿道狭窄。感染蔓延可引起前列腺炎、精囊炎、输精管炎和附睾炎。输精管阻塞可导致不育。①淋菌性前列腺炎:主要为急性前列腺炎,出现发热、寒战、会阴坠胀、疼痛不适、前列腺肿胀、压痛及排尿困难;慢性者一般无明显症状,起床后第一次排尿时可见尿道口被分泌物痂膜封盖。②淋菌性精囊炎:急性时有发热、尿频、尿痛,终末尿浑浊并带血,直肠指检可触及肿大的精囊,有剧痛;慢性者无症状,直肠指检可触精囊发硬。③淋菌性附睾炎:多为单侧,主要表现为发热、阴囊发红、附睾疼痛和肿胀,同侧腹股沟和下腹部有放射性抽痛,尿液常浑浊。

2. **女性淋病**　60%病人无症状或症状较轻,好发于宫颈、尿道。淋菌性宫颈炎病人有阴道分泌物异常或增多,外阴和阴道内刺痒及烧灼感,偶有下腹部坠痛、隐痛及腰痛;宫颈不同程度红肿、糜烂、触痛和大量黏稠黄绿色脓性分泌物(图8-12)。淋菌性尿道炎、尿道旁腺炎表现为尿频、尿急、尿痛及烧灼感,尿道口红肿、排出脓性分泌物,症状通常比男性淋菌性尿道炎轻。前庭大腺炎表现腺体开口处红肿、疼痛,严重者形成脓肿(图8-13)。

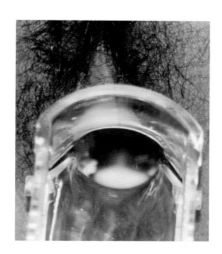

图 8-12　淋菌性宫颈炎

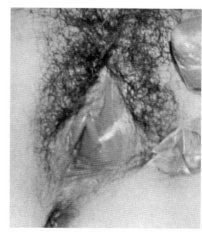

图 8-13　淋菌性前庭大腺脓肿

如果感染未及时控制,淋球菌上行可并发盆腔炎、子宫内膜炎、输卵管炎、盆腔腹膜炎及肝周围炎等,表现为发热、下腹疼痛、性交痛、不正常子宫出血、双侧附件压痛及子宫颈黏液脓性分泌物增多等。病人因炎症后输卵管阻塞可继发不孕或宫外孕。

幼女淋病,由于阴道上皮发育不全等原因,幼女更易被淋球菌感染。表现为弥漫性外阴阴道炎,可有阴道、尿道、外阴的红肿、糜烂、溃疡、疼痛、尿痛,阴道有脓性分泌物(图8-14),部分可累及肛门直肠。多数为接触患病父母的分泌物或受污染物感染。

3. **淋菌性肛门直肠炎**　主要见于男性同性恋有肛交史者。多数无临床表现,可有肛门瘙痒、灼热感、黏液样脓性分泌物或少量出血。重者可有里急后重、黏液脓血便、局部疼痛,检查可见局部红肿、糜烂,有黏液、脓性或血性分泌物。

4. 淋菌性咽炎 主要见于口交者,多无临床表现,少数表现为急性咽炎、急性扁桃体炎,见咽干、咽痛。检查可见咽部黏膜充血,扁桃体红肿,有脓性分泌物附于咽壁,颈部淋巴结可肿大。

5. 淋菌性结膜炎 多见于新生儿,患淋病产妇分娩时通过产道传染引起。多在出生后 2~5 日发病,一般为双侧。表现为眼睑红肿、结膜充血,有大量黄白色黏稠脓性分泌物自眼睑溢出,若治疗不及时,可致角膜浑浊、溃疡,甚至穿孔、失明(图 8-15)。成人淋菌性结膜炎多因自我接种、接触分泌物污染的物品引起,多见于男性,与病人排尿后不洗手等不良卫生习惯有关(图 8-16)。

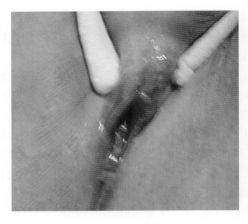

图 8-14 幼女淋病

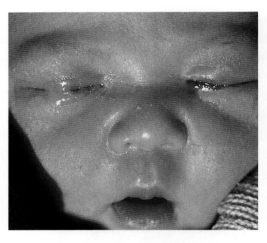

图 8-15 新生儿淋菌性眼炎

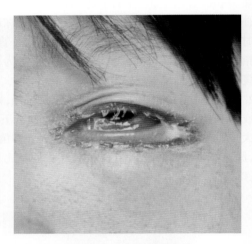

图 8-16 成人淋菌性眼炎

6. 播散性淋病 很少见,多数发生在月经期或妊娠中后期妇女,淋球菌通过血行播散发生菌血症、败血症,多脏器受累,产生化脓性炎症,可出现相应的局部症状及较严重的全身症状。表现有高热、寒战、关节痛、皮损等。主要引起关节炎、腱鞘炎、脑膜炎、心内膜炎、心包炎、胸膜炎、肺炎、肝炎等,严重时可以致命。

【实验室检查】

1. 淋球菌直接涂片检查 一般取男性尿道或女性宫颈脓性分泌物涂片做革兰染色,镜下在多形核白细胞内发现革兰阴性双球菌即为阳性。女性淋病病人敏感性较低,应做培养。

2. 淋球菌培养及生化试验 淋球菌培养是淋病最重要的检查,有确诊意义。标本在选择性培养基上培养,根据生长菌落形态、涂片革兰染色做出初步诊断,如氧化试验阳性、糖发酵试验只分解葡萄糖则可确诊。

【诊断与鉴别诊断】

根据病史、临床表现和实验室检查可诊断,需与非淋菌性尿道炎、念珠菌性尿道炎及滴虫性尿道炎进行鉴别(表 8-1)。

【治疗】

应遵循及时、足量、规则的用药原则,根据不同的病情采用相应的治疗方案。配偶与性伴如有感染应同时治疗。治疗后应进行随访。

1. 淋菌性尿道炎、宫颈炎、直肠炎 ①头孢曲松 250mg,一次肌内注射;②大观霉素 2.0g(宫颈炎4.0g),一次肌内注射;③环丙沙星 500mg,一次口服;④氧氟沙星 400mg,一次口服;⑤头孢噻肟 1.0g,一

表 8-1 淋菌性尿道炎的鉴别诊断

	淋菌性尿道炎	非淋菌性尿道炎	念珠菌性尿道炎	滴虫性尿道炎
潜伏期	3~5 日	1~3 周	不定	不定
尿道刺激症状	多见	轻或无	无	无
全身症状	偶见	无	无	无
尿道分泌物	量多呈脓性	量少或无,多为浆液性稀薄黏液	量大、黏稠、黄色,或乳酪样	量大、脓性、黄色,稀薄泡沫状
病原体	淋球菌	沙眼衣原体或解脲支原体	白念珠菌	阴道毛滴虫

次肌内注射。

2. 淋菌性咽炎 ①头孢曲松 250mg,一次肌内注射;②环丙沙星 500mg,一次口服;③氧氟沙星 400mg,一次口服。

3. 淋菌性眼炎 新生儿:①头孢曲松 25~50mg/kg(单剂不超过 125mg),静脉注射或肌内注射,1 次 / 日,连续 7 日;②大观霉素 40mg/kg,肌内注射,1 次 / 日,连续 7 日。成人:①头孢曲松 1.0g,肌内注射,1 次 / 日,连续 7 日;②大观霉素 2.0g,肌内注射,1 次 / 日,连续 7 日。同时应用生理盐水冲洗眼部,每小时 1 次。

4. 妊娠期淋病 ①头孢曲松 250mg,一次肌内注射;②大观霉素 4.0g,一次肌内注射。孕妇禁用喹诺酮类和四环素类药物。

5. 儿童淋病 ①头孢曲松 125mg,一次肌内注射;②大观霉素 40mg/kg,一次肌内注射。体重大于 45kg 者按成人方案治疗。

6. 淋菌性附睾炎 ①头孢曲松 250~500mg,1 次 / 日,肌内注射,连续 10 日;②大观霉素 2.0g,1 次 / 日,肌内注射,连续 10 日。

7. 淋菌性盆腔炎 ①头孢曲松 500mg,1 次 / 日,肌内注射,连续 10 日;②大观霉素 2.0g,1 次 / 日,肌内注射,连续 10 日。

8. 播散性淋病 ①头孢曲松 1.0g 肌内注射或静脉注射,连续 10 日以上;②大观霉素 2.0g 肌内注射,2 次 / 日,连续 10 日以上。淋菌性脑膜炎疗程约 2 周,心内膜炎疗程 4 周以上。

若同时有衣原体或支原体感染时,应在上述药物治疗中加用多西环素 100mg,2 次 / 日,口服,连服 7 日以上,或阿奇霉素 1.0g,一次口服,并作随访。

【治愈标准】

治疗结束后 2 周内,在无性行为情况下符合以下标准为治愈:症状和体征全部消失,在治疗结束后 4~7 日淋球菌涂片和培养均阴性。

第三节 非淋菌性尿道炎

非淋菌性尿道炎(non-gonococcal urethritis,NGU)是指主要经性行为直接接触传播,有明显尿道炎症状,但尿道分泌物中检查不到淋球菌的性传播疾病。多发生在女性,可引起宫颈炎和尿道炎,故又称非淋菌性泌尿生殖道炎。在我国目前发病率已超过淋病,且有逐年增加的趋势。

【病因与传播途径】

病原体主要为沙眼衣原体、解脲支原体和生殖支原体。沙眼衣原体最常见,革兰阴性,细胞内寄生,对热敏感,56~60℃仅能存活 5~10 分钟,在 -70℃可存活数年,0.1% 甲醛液、0.5% 苯酚可在短期内将其杀死,75% 乙醇杀灭力很强,半分钟即杀死。

支原体是介于细菌与病毒之间、目前所知最小的生物,与人类疾病有关的支原体有肺炎支原体、人型支原体、解脲支原体和生殖支原体,前者引起肺炎,后三者引起泌尿生殖道感染。衣原体、支原体可存在于健康人群中。解脲支原体有分解尿素成氨的性能,对细胞有毒性作用。支原体因无细胞壁,对干扰细胞壁的抗生素耐药,对环境抵抗力弱,45℃ 15 分钟即死亡,一般消毒剂也易将其杀死。

非淋菌性尿道炎主要经性行为直接接触,特别是性交直接接触传播,也可经非性行为直接接触、间接接触传播。

【临床表现】

潜伏期数天至数月,平均 1~3 周。

1. 男性非淋菌性尿道炎　与淋菌性尿道炎相似,但较轻。常见有尿道不适、刺痒、灼痛或灼热感,少数有尿频、尿痛、尿道口轻度红肿。尿道有浆液或黏液脓性分泌物,稀薄,量少,自行流出者很少,可挤出少量脓液,晨起时尿道口常有少量分泌物或痂膜(图8-17)。约1/3病人可无症状,易被忽视或误诊。

未经治疗或治疗不当的非淋菌性尿道炎常引起并发症,常见的有:①附睾炎:多为急性、单侧性,阴囊红、肿、热、疼痛,附睾肿胀、有明显触痛;②前列腺炎:较为隐匿,起病慢,尿道、会阴部不适、坠胀或钝痛感;③莱特尔(Reiter)综合征:表现为尿道炎、结膜炎、关节炎三联征。

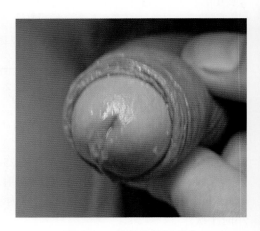

图 8-17　非淋菌性尿道炎

2. 女性非淋菌性泌尿生殖道炎　主要累及宫颈,主要表现为白带增多、色黄,有时有腥味,子宫颈红肿、糜烂,有接触性出血,多数病人无临床表现或表现轻微。少数病人出现尿道炎,症状不明显,可有尿道灼热、尿频、排尿困难、轻度尿痛,尿道口轻度红、肿,有少量分泌物。并发症有盆腔炎、前庭大腺炎、输卵管炎、子宫内膜炎、宫外孕、不育症等,甚至肝周围炎。

非淋菌性尿道炎病人可通过肛交引起直肠炎,口交引起咽部感染,分娩引起新生儿结膜炎、肺炎。

【实验室检查】

1. 分泌物涂片　取男性尿道分泌物或女性宫颈分泌物涂片,革兰染色,淋球菌阴性,可见多形核白细胞,油镜下,男性平均每个视野多形核白细胞 >5 个,女性平均每个视野多形核白细胞 >10 个有诊断意义。

2. 尿沉渣涂片　取晨尿或排尿间隔 3~4 小时的尿沉渣涂片,在高倍镜下平均每个视野多形核白细胞 >15 个有诊断意义。

3. 病原体检测　①沙眼衣原体检测:有细胞培养法、直接免疫荧光法、酶免疫法和聚合酶链反应(PCR)法,如检测结果阳性,有诊断意义;②支原体检测:人工培养,常用液体和固体培养基,固体培养基上可长成特征性的微小油煎蛋样菌落。

【诊断与鉴别诊断】

根据病史、临床表现、分泌物检查可见多形核白细胞及病原体检测阳性,淋球菌阴性可明确诊断。需与淋球菌尿道炎、生殖器念珠菌病、阴道毛滴虫病、生殖器疱疹等鉴别。

【治疗】

早期治疗,用药足量、足疗程。选择喹诺酮类、四环素类、大环内酯类抗生素,孕妇禁用四环素类及喹诺酮类,可用红霉素、阿奇霉素。

多西环素 100mg,口服,2 次 / 日,连服 7~10 日;阿奇霉素 1.0g,一次顿服,需在饭前 1 小时或饭后 2 小时服用;红霉素 500mg,口服,4 次 / 日,连服 7 日;琥乙红霉素 200mg,口服,4 次 / 日,连服 7 日;氧氟沙星 300mg,口服,2 次 / 日,连服 7 日;米诺环素 100mg,口服,2 次 / 日,连服 10 日。

治愈标准:症状消失,无尿道分泌物,尿沉渣无白细胞,分泌物涂片检测沙眼衣原体阴性,一般不做病原体培养。

第四节　尖 锐 湿 疣

尖锐湿疣(condyloma acuminatum,CA)是由人乳头瘤病毒(human papilloma virus,HPV)引起的性传播疾病,又称生殖器疣,主要发生在生殖器、会阴和肛门部位,主要通过性行为直接接触传播,也可通过接触被病毒污染的日常生活用品如内衣裤、毛巾、浴盆和坐便器等间接接触传染,发病率较高。

【病因】

病原体为人乳头瘤病毒,是一种小DNA病毒,能引起人体皮肤和黏膜的鳞状上皮增殖。现已分离出100型以上的HPV,其中侵犯泌尿生殖系统的有20个型以上,引起尖锐湿疣的主要是HPV-6、11、16、18型。HPV可感染免疫功能正常和免疫功能受抑制者的皮肤和黏膜,尤其易侵犯免疫功能低下者,导致无症状潜伏性感染、疣,甚至鳞状细胞癌。HPV易在潮湿温热环境下生存繁殖,对冷冻、干燥和乙醚耐受性强。

【临床表现】

潜伏期一般1~8个月,平均为3个月。好发于外生殖器部位皮肤黏膜交界处,男性多见于冠状沟、包皮系带、龟头、尿道口、阴茎、肛门和直肠远端等部位,女性多见于大小阴唇、阴道口、阴道、宫颈、尿道等部位,偶见发生于肛门生殖器以外部位如口腔、腋窝、脐窝、乳房和趾间。皮损初起为柔软疣状淡红色小丘疹,以后逐渐增大,数量增多,表面凹凸不平。若继续增大,融合形成乳头状、鸡冠状、菜花状增生物,呈灰白色或粉红色,可因摩擦或浸渍而发生糜烂、溃疡,有渗出、出血或感染,少数过度增生形成巨大尖锐湿疣(图8-18,图8-19,图8-20)。妊娠期尖锐湿疣生长快,治疗后易复发,可能与雌激素有关。一般无症状,少数出现瘙痒、灼痛、异物感等。

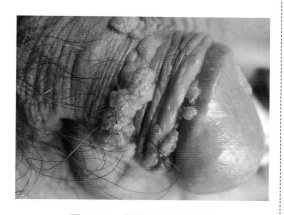

图 8-18　尖锐湿疣(冠状沟)

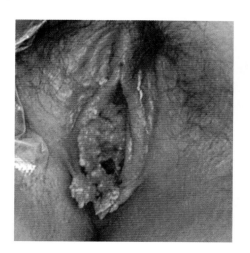

图 8-19　尖锐湿疣(阴道口)

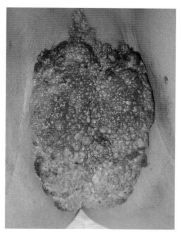

图 8-20　巨大尖锐湿疣

临床上有一部分肉眼不能辨认的尖锐湿疣称HPV亚临床感染,表现为弥漫性上皮增生灶,用醋酸白试验可证实。

【实验室检查】

1. 醋酸白试验　用3%~5%醋酸液涂抹在患处5分钟后,病灶局部变白者为阳性。

2. 细胞学检查　用阴道、宫颈疣组织涂片,巴氏染色,可见空泡细胞和角化不良细胞同时存在,有诊断价值。

3. 组织病理检查　主要表现为角化不全、轻度角化过度,特点为乳头瘤样增生,棘层高度肥厚,表皮嵴增粗延长,表皮中上层细胞明显的空泡形成,这些空泡化细胞比正常细胞大,核浓缩,核周围有透亮的空晕,空泡化细胞也称凹空细胞,真皮内血管扩张,周围有中度慢性炎症细胞浸润。

【诊断与鉴别诊断】

根据病史、临床表现,结合醋酸白试验、病理检查可诊断。应与扁平湿疣、阴茎珍珠状丘疹、女性假性湿疣、皮脂腺异位症、生殖器癌等鉴别。

1. 扁平湿疣　二期梅毒的特征性皮损,发生在生殖器部位的暗红色浸润性扁平丘疹,表面糜烂渗液,含有大量梅毒螺旋体,梅毒血清反应强阳性。

2. 假性湿疣　主要发生在青年女性的小阴唇内侧,对称分布不融合的绒毛状小丘疹,触之柔软,表面光滑,淡褐色或淡红色。醋酸白试验阴性。

3. 阴茎珍珠状丘疹　多见于青壮年,表现为沿冠状沟排列成一行或数行,互不融合的珍珠样小丘疹,无任何症状。醋酸白试验阴性。

【治疗】

治疗的目的是根除尖锐湿疣,消除症状,防止感染进一步扩散。一般近期疗效显著,复发率很高,多数病人需要长时间、多次治疗才可达到理想目标,应拟定详尽的治疗计划并尽量增强病人的依从性。

1. 外用药物治疗　①0.5% 足叶草毒素酊(0.5% 鬼臼毒素酊),外用,2 次 / 日,连用 3 日,停药 4 日,为 1 个疗程,可用 1~3 个疗程。本品有致畸作用,孕妇禁用。②10%~25% 足叶草酯酊,外用,每周 1 次,搽药 2~4 小时后洗去,注意保护损害周围的正常皮肤、黏膜,用药 6 次未愈则应改用其他疗法。本品有致畸作用,孕妇禁用。③50% 三氯醋酸溶液,外用,1 次 / 日,注意保护损害周围正常皮肤和黏膜。用药 6 次未愈则应改用其他疗法。④5%~10% 氟尿嘧啶软膏,外用,1 次 / 日,勿接触正常皮肤和黏膜,孕妇禁用。⑤5% 咪喹莫特霜,外用,每周 3 次,用药 6~10 小时后洗掉,最多使用 16 周。外用药物治疗适用于单个疣体直径小于 0.5cm,疣体团块直径小于 1cm,疣体数目少于 15 个的病人。

2. 物理疗法　激光、冷冻、电凝或电灼治疗。多发性疣可行激光治疗,疣体不大或不太广泛者可行冷冻治疗,采用电刀或电针的电灼治疗适用于疣体较大或尖锐湿疣伴包皮过长的包皮环切术。

3. 光动力疗法　适用于尿道口、阴道壁等特殊部位的治疗,具有安全、有效、复发率低、病人耐受性好等优点。

4. 手术治疗　适用于巨大型尖锐湿疣。

5. 免疫疗法　可选用干扰素做皮损内注射,每周 3 次,至少 4 周。亦可口服左旋咪唑,每次 50mg,每日 3 次,连服 3 日,11 日后再服 3 日。治疗后复发或疣体直径较大、数目较多者,可试用干扰素皮损内注射,以增强疗效、减少复发。

第五节　生殖器疱疹

生殖器疱疹(genital herpes)是由单纯疱疹病毒(HSV)引起的一种常见的慢性复发性性传播疾病,大多数通过性行为直接接触传染,新生儿可通过产道传染,近年来,发病率不断上升。

【病因与发病机制】

单纯疱疹病毒可分为 HSV-Ⅰ 和 HSV-Ⅱ 两个亚型,人是疱疹病毒的自然宿主。HSV-Ⅰ 主要引起口唇疱疹、咽炎、角膜结膜炎和散发性脑炎,HSV-Ⅱ 主要引起生殖器疱疹,是生殖器疱疹的主要病原体(占 90%)。HSV 感染人体后首先在表皮角质形成细胞内复制,引起表皮局灶性炎症和坏死,出现原发感染或亚临床感染;由于 HSV 病毒具有嗜神经性,可沿感觉或自主神经末梢由轴索移行至神经节或神经根内的神经元中,形成潜伏感染。HSV-Ⅱ 多潜伏在腰骶神经节,当人体抵抗力降低,或某些诱发因素作用可使潜存病毒激活而复发。乙醚、紫外线及一般消毒剂均可使之灭活。

【临床表现】

好发于 15~45 岁男女,主要发生在生殖器及会阴部,男性多见于包皮、龟头、冠状沟和阴茎等处,女性多见于大小阴唇、阴阜、阴蒂、子宫等处,少见部位为肛周、腹股沟、股臀部及阴囊;男性同性恋者常见肛门、直肠受累。可分为原发性、复发性和亚临床型三种类型。

1. 原发性生殖器疱疹 潜伏期 3~14 日,平均 6 日。皮损表现为成簇或散在的丘疹、丘疱疹、水疱,2~4 日后破溃形成糜烂或浅溃疡,后结痂自愈(图 8-21、图 8-22)。有疼痛、瘙痒、烧灼感,常伴腹股沟淋巴结肿痛、发热、头痛、乏力等全身症状。病程一般为 2~3 周。

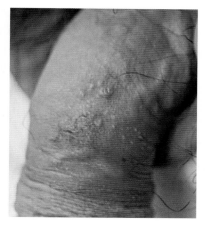

图 8-21 生殖器疱疹

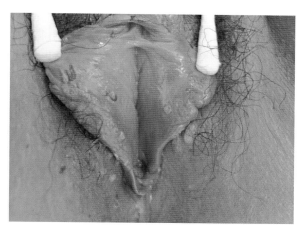

图 8-22 生殖器疱疹

2. 复发性生殖器疱疹 常在原发性生殖器疱疹皮损消退后的 1~4 个月以内发生,多发生在原发部位。皮损类似于原发性生殖器疱疹,但病情较轻,病程较短,发生前常有前驱症状,如局部烧灼感、针刺感或感觉异常等,病程一般为 7~10 日,可间隔 2~3 周或月余复发多次。男性同性恋者可累及肛门、直肠,有局部疼痛、便秘、里急后重、肛周溃疡等,乙状结肠镜检可见直肠下段黏膜充血、出血和溃疡。

3. 亚临床型生殖器疱疹 50% 的 HSV-I 感染者和 70%~80% 的 HSV-II 感染者缺乏典型临床表现,是生殖器疱疹主要传染源,不典型皮损可表现为生殖器部位的微小裂隙、溃疡等,易被忽略。

妊娠期生殖器疱疹可造成胎儿宫内发育迟缓、流产、早产,甚至死产,产道分娩也可引起胎儿感染。

【实验室检查】

1. 病毒培养 病毒分离培养是 HSV 检测的"金标准",敏感性、特异性好,但所需时间长,且对实验条件要求较高,不便普遍使用。

2. 病毒抗原检测 从皮损处取材,以单抗隆抗体直接免疫荧光法或 ELISA 法检测 HSV 抗原。

3. 分子生物学检测 包括核酸杂交技术和 PCR 方法。敏感性高、特异性强,但操作较为复杂,实验要求较高,不能普遍应用。

4. 细胞学检查 以玻片在疱底作为印片,Wright 染色或 Giemsa 染色,显微镜下可见特征性的多核巨细胞或核内病毒包涵体。

【诊断与鉴别诊断】

根据病史和临床表现可诊断,有条件和必要时做实验室检查确诊。需与一期梅毒、软下疳、带状疱疹、固定性药疹、白塞病、接触性皮炎等疾病鉴别。

【治疗】

治疗与单纯疱疹相似。

1. 内用药物治疗 ①原发性生殖器疱疹:阿昔洛韦 200mg,口服,5 次 / 日,连服 7~10 日;伐昔洛韦 300mg,口服,2 次 / 日,连服 7~10 日;泛昔洛韦 250mg,口服,3 次 / 日,连服 5~10 日。②复发性生殖器疱疹最好在出现前驱症状或损害出现 24 小时内开始治疗,阿昔洛韦 200mg,口服,5 次 / 日,连服

5 日；伐昔洛韦 300mg，口服，2 次 / 日，连服 5 天；泛昔洛韦 125~250mg，口服，3 次 / 日，连服 5 日。频繁复发（一年至少 6 次以上）者，阿昔洛韦 400mg，口服，2 次 / 日；伐昔洛韦 300mg，口服，1 次 / 日；泛昔洛韦 125~250mg，口服，2 次 / 日，一般服用 4 个月至 1 年。继发细菌感染时应加用抗生素。

2. 外用药物治疗 可用 3% 阿昔洛韦软膏、1% 喷昔洛韦乳膏、酞丁胺霜等。保持患处清洁、干燥。

第六节 艾 滋 病

艾滋病是获得性免疫缺陷综合征（acquired immunodeficiency syndrome，AIDS）的简称，是由人类免疫缺陷病毒（human immunodeficiency virus，HIV）引起的以严重免疫缺陷为主要特征的性传播疾病，主要通过性行为直接接触传播，血液及其制品、胎盘也是重要传播途径。HIV 主要侵犯和破坏辅助性 T 淋巴细胞（CD4$^+$T 淋巴细胞），使机体细胞免疫功能受损，最后发生严重的机会性感染和肿瘤。艾滋病发病缓慢，传播迅速，病死率极高。

【病因】

病原体是人类免疫缺陷病毒。HIV 是一种单链 RNA 病毒，属反转录病毒科、慢病毒亚科，目前已知有 HIV-1 和 HIV-2 两个血清型，均可引起艾滋病。HIV-1 分布于世界各地，HIV-2 主要分布于西非。HIV 呈球形或卵形，直径 90~120nm，外层为类脂膜，表面有齿样突起，内有圆柱状核心，由两条完全相同的病毒 RNA 链、RNA 反转录酶、DNA 聚合酶和结构蛋白组成。病毒包膜含糖蛋白 gp120 和 gp41，gp120 为外膜蛋白，gp41 为透膜蛋白，均起协助 HIV 进入宿主细胞的作用，核衣壳蛋白由 p17、p24、p6 和 p7 构成（图 8-23）。

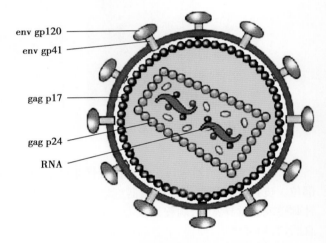

图 8-23 人类免疫缺陷病毒结构模式图

HIV 对外界抵抗力较弱，对热敏感，56℃ 30 分钟能被灭活，常用的漂白粉、2% 戊二醛、4% 甲醛、0.2% 次氯酸钠、50% 乙醚、0.5% 来苏尔等均可使 HIV 迅速灭活，但 HIV 对紫外线及 γ 射线不敏感。

HIV 侵入人体后可刺激机体产生抗体，但中和抗体很少，作用极弱。血清中同时存在抗体和病毒的情况下，仍具有传染性。

【发病机制】

HIV 既有嗜淋巴细胞性又有嗜神经性，主要感染 CD4$^+$T 淋巴细胞，也能感染单核巨噬细胞、B 淋巴细胞、小胶质细胞和骨髓干细胞等。在 HIV 直接和间接作用下，CD4$^+$T 细胞功能受损和大量破坏，导致细胞免疫缺陷，其他免疫细胞也有不同程度受损，因而容易并发严重的机会性感染和肿瘤。

1. CD4$^+$T 细胞损伤 HIV 侵入人体后，病毒表面的 gp120 与 CD4$^+$T 淋巴细胞表面的 CD4 分子结合，在 gp41 的协助下，HIV 的包膜与 CD4$^+$T 淋巴细胞膜相融合，核心蛋白及 RNA 进入细胞质。在反转录酶作用下，HIV 的两条 RNA 链反转录成单链 DNA。在 DNA 多聚酶作用下，以单链 DNA 为模板复制成双股 DNA。此双股 DNA 部分存留在细胞质内，部分作为前病毒整合到宿主细胞核的染色体中。潜伏 2~10 年后，若前病毒被某些因素激活，则通过转录和翻译形成新的病毒 RNA 和蛋白质，然后在细胞膜上装配成新的 HIV，并以芽生方式释出，再感染其他细胞。HIV 在细胞核内大量复制而导致细胞溶解或破坏。

游离的 gp120 可以与未感染的 CD4$^+$T 淋巴细胞相结合，作为介导抗体依赖性细胞毒作用的抗原，使 CD4$^+$T 淋巴细胞成为靶细胞，导致机体的免疫性损伤。HIV 感染还可致骨髓干细胞损伤，使 CD4$^+$T 淋巴细胞的产生减少。

2. 自然杀伤细胞(NK 细胞)损伤　艾滋病病人发生 NK 细胞的功能缺陷,表现为对靶细胞传递的触发机制存在缺陷,这可能是 HIV 感染者细胞因子产生障碍而导致 NK 细胞功能不全的原因。

3. 单核 - 巨噬细胞功能异常　单核 - 巨噬细胞表面也有 CD4 分子,因此 HIV 可感染单核 - 巨噬细胞。HIV 能在骨髓单核 - 巨噬细胞的祖细胞中进行高水平复制,使单核 - 巨噬细胞受损,从而使其抗感染能力减弱。感染 HIV 的单核 - 巨噬细胞成为病毒的贮存场所,在 HIV 感染扩散中起重要作用,特别是携带病毒通过血脑屏障,引起中枢神经系统感染。

4. B 细胞损伤　在 HIV 感染早期,B 细胞多克隆过度活化,IgG 和 IgA 增高,循环免疫复合物和外周血 B 淋巴细胞增加。B 淋巴细胞的功能异常还表现在对新抗原的刺激反应性降低。

【流行病学】

1981 年美国首先报道艾滋病,1983 年我国发生首例通过血液制品传入艾滋病病毒感染。目前我国艾滋病流行范围广,已覆盖全国所有省、自治区、直辖市,疫情上升明显,面临艾滋病发病和死亡的高峰期;且已由高危人群向一般人群扩散,存在艾滋病疫情进一步蔓延的危险。

1. 传染源　艾滋病病人和无症状病毒携带者为本病传染源。病人传染性最强,无症状病毒携带者,由于临床症状不明显,更具危险性。HIV 主要存在于血液、精液、子宫阴道分泌物中,唾液、尿液、汗液、乳汁和眼泪等体液也含有病毒。已证实具有传播作用的为血液、精液、子宫阴道分泌物和乳汁。

2. 传播途径

(1) 性行为直接接触:主要传播途径,包括同性之间、异性之间的性行为直接接触接触,以同性恋性行为直接接触为主。

(2) 血液及其制品:多为输入被 HIV 污染的血液、血制品或共用污染的针头而感染。静脉注射毒品的吸毒者,HIV 感染率很高,是重要的传播途径。

(3) 胎盘:感染 HIV 的孕妇可通过胎盘使胎儿受染。

(4) 其他途径传播:可经产道及产后母体血液、乳汁和其他分泌物传播给婴儿,使用 HIV 携带者的器官、人工授精时可感染,被 HIV 污染的针头、刀具等刺伤或破损皮肤受 HIV 污染也有可能感染。

3. 高危人群　艾滋病多发生在 50 岁以下的青壮年,男性同性恋者、静脉药瘾者、性乱者、血友病和多次输血、血制品者为成人高危人群。儿童高危人群主要是其父母有 HIV 感染者。

0804

文档:艾滋病
流行状况

【临床表现】

潜伏期较长,一般 2~10 年,根据临床经过可分为 3 期。

1. 急性感染期　原发 HIV 感染后 3~4 周可出现发热、全身不适、头痛、咽痛、厌食、恶心、肌痛、关节痛、皮损和淋巴结肿大等表现,症状轻微,一般持续 2~3 周自然消失。在血清中可检出 HIV 及 p24 抗原。CD8$^+$T 淋巴细胞增多导致 CD4$^+$/CD8$^+$ 比例倒置,可有血小板减少。从病人感染 HIV 到形成血清抗体所需时间称为"窗口期",一般在 5 周左右。

2. 无症状感染期　可由原发 HIV 感染或急性感染症状消失后延伸而来,临床上无任何症状,少数有持续全身淋巴结肿大,血清中能检出 HIV 以及 HIV 核心蛋白和包膜蛋白的抗体,具有传染性。此期可持续 2~10 年或更久。

3. 艾滋病期　此期临床表现复杂,血清抗 HIV 抗体阳性,CD4$^+$T 淋巴细胞数下降至 $(0.2\sim0.4)\times10^9$/L 以下。

(1) 全身性症状:发热、乏力、盗汗、厌食、体重下降、慢性腹泻及易感冒等,除全身浅表淋巴结肿大外,并可有肝脾肿大,也称为艾滋病相关综合征(图 8-24,图 8-25)。

(2) 呼吸系统症状:70%~80% 的艾滋病病人可经历一次或多次卡氏肺囊虫肺炎,主要表现为慢性咳嗽、短期发热、呼吸急促、发绀和动脉氧分压降低。胸部 X 线显示间质性肺炎。在机会性感染死亡病例中,约一半死于肺囊虫肺炎。此外巨细胞病毒、疱疹病毒、结核杆菌、鸟分枝杆菌、军团菌、念珠菌、隐球菌、弓形虫等均可引起肺部感染。卡波西肉瘤也常侵犯肺部。

(3) 消化系统症状:口腔、食管的念珠菌及疱疹病毒和巨细胞病毒感染较常见,表现为口腔、食管的炎症和溃疡,常有吞咽痛和胸骨后烧灼感(图 8-26)。胃肠黏膜常受疱疹病毒、隐孢子虫、鸟分枝杆菌和卡波西肉瘤侵犯,表现为腹泻和体重减轻。同性恋病人常有肛周疱疹病毒感染和疱疹性直肠炎。肝脏也常因鸟分枝杆菌、隐孢子虫和巨细胞病毒感染而出现肝大和血清转氨酶水平升高。

笔记

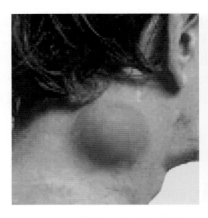
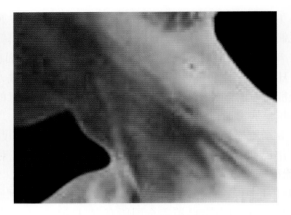

图 8-24　艾滋病（颈部淋巴结肿大）　　　　图 8-25　艾滋病（颈部淋巴结肿大）

（4）神经系统症状：30%~70% 病人有神经系统症状，包括：①机会性感染，如隐球菌脑膜炎、脑弓形虫病、进行性多灶性脑白质炎、巨细胞病毒脑炎及吉兰 - 巴雷综合征等；②肿瘤，如原发中枢淋巴瘤和转移性淋巴瘤等；③原发 HIV 感染，如艾滋病痴呆综合征、无菌性脑膜炎等，表现为头晕、头痛、幻觉、癫痫、进行性痴呆、痉挛性共济失调及肢体瘫痪等。

（5）皮肤黏膜损害：超过 90% 的 HIV 感染者可出现皮肤黏膜损害，皮损可发生于病程中的任何阶段，许多艾滋病病人可以皮肤损害为首发表现，且较一般病人重，治疗难以奏效。①非感染性皮损：皮损多形性，可有类似脂溢性皮炎、鱼鳞病、银屑病、玫瑰糠疹、毛发红糠疹、荨麻疹、斑秃、多形红斑、毛细血管扩张症等疾病皮损；②感染性皮损：有带状疱疹、单纯疱疹、疣、巨细胞病毒感染等病毒感染性皮肤性病皮损，隐球菌病、口腔念珠菌病、浅部真菌感染等真菌感染性皮肤性病皮损，严重毛囊炎、疖、脓疱疮、分枝杆菌感染等细菌感染性皮肤性病皮损；③肿瘤：有卡波西肉瘤、淋巴瘤、鳞状细胞癌、鲍温样丘疹病、基底细胞癌、恶性黑素瘤等。卡波西肉瘤常侵犯下肢皮肤和口腔黏膜，而出现紫红色或紫蓝色浸润斑或结节，表面常出现溃疡（图 8-27）。

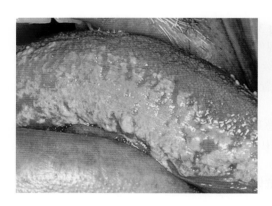
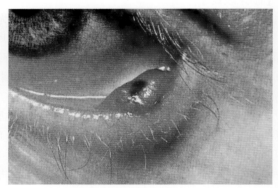

图 8-26　艾滋病（毛状黏膜白斑）　　　　图 8-27　艾滋病（卡波西肉瘤）

文档：艾滋病的分类与分级

（6）眼部症状：眼部受累亦较常见，有巨细胞病毒性视网膜炎、弓形虫视网膜脉络膜炎和眼部卡波西肉瘤等。

（7）其他症状：血液系统常见有贫血、粒细胞及血小板减少、非霍奇金淋巴瘤等。心血管系统病变可有心肌炎、心内膜炎、心包炎及动脉瘤形成等。20%~50% 的艾滋病病人发生肾损害，机会性感染是引起肾损害的主要因素，HIV 本身也可引起肾损害，导致 HIV 相关肾病，临床上有蛋白尿、氮质血症等肾衰竭表现。

【实验室检查】

1. HIV 实验室检测　包括病毒分离培养、抗体检测、抗原检测、病毒核酸检测、病毒载量检测。现阶段我国实验室检测主要为 HIV 抗体检测。HIV 抗体检测需要经过初筛和确认试验。抗体检查方法有酶联免疫吸附法、明胶颗粒凝集试验、免疫荧光检测法、蛋白印迹法。前三项常用于筛选试验,后者用于确证试验。

2. 免疫缺陷检测　①外周血淋巴细胞计数 $<1 \times 10^9/L$;②CD4$^+$T 淋巴细胞计数 $<0.2 \times 10^9/L$;③CD4$^+$/CD8$^+$ 比值 <1;④β$_2$ 微球蛋白水平升高。

【诊断】

1. 急性 HIV 感染

(1) 流行病学史:①同性恋或异性恋有多个性伴侣,或配偶或性伴侣抗 HIV 抗体阳性;②静脉吸毒史;③用过进口的第Ⅷ因子;④与 HIV/AIDS 病人有密切接触史;⑤有过梅毒、淋病、非淋菌泌尿生殖道感染等性病史;⑥出国史;⑦抗 HIV(+)者所生的子女;⑧输入未经抗 HIV 检测的血液。

(2) 临床表现:①发热、乏力、全身不适等上呼吸道感染症状;②少数有头痛、皮损、脑膜脑炎或急性多发性神经炎;③颈、腋、枕部淋巴结肿大类似传染性单核细胞增多症;④肝、脾大。

(3) 实验室检查:①外周血白细胞及淋巴细胞总数下降,以后淋巴细胞总数上升可见异型淋巴细胞;②CD4$^+$/CD8$^+$ 比值小于 1;③抗 HIV 抗体由阴性转阳性;④少数病人初期血清 p24 抗原阳性。

2. 无症状 HIV 感染

(1) 流行病学史:同急性 HIV 感染。

(2) 临床表现:常无症状及体征。

(3) 实验室检查:①抗 HIV 抗体阳性,经确证实验证实;②CD4$^+$T 淋巴细胞总数正常,CD4$^+$/CD8$^+$ 大于 1;③血清 p24 抗原阴性。

3. 艾滋病

(1) 流行病学史:有与急性 HIV 感染相同的流行病学史。

(2) 临床表现:①原因不明的免疫功能低下;②持续不规则低热多于 1 个月;③持续原因不明的全身淋巴结肿大(淋巴结直径大于 1cm);④慢性腹泻多于每天 4~5 次,3 个月内体重下降大于 10%;⑤合并有口腔念珠菌感染、卡氏肺囊虫肺炎、巨细胞病毒感染、弓形虫病、隐球菌脑膜炎、进展迅速的活动性肺结核、皮肤黏膜的卡波西肉瘤、淋巴瘤等;⑥中青年病人出现痴呆症。

(3) 实验室检查:①抗 HIV 抗体阳性经确证试验证实;②p24 抗原阳性;③CD4$^+$T 淋巴细胞总数小于 $0.2 \times 10^9/L$ 或 $(0.2\sim0.5) \times 10^9/L$;④CD4$^+$/CD8$^+$<1;⑤外周血白细胞、血红蛋白下降;⑥β$_2$ 微球蛋白水平增高;⑦可找到各种合并感染的病原学或肿瘤的病理变化依据。

【治疗】

艾滋病至今尚无特效的治疗方法,采取综合治疗,包括抗病毒、控制机会性感染和抗肿瘤治疗等。

(一) 抗病毒药物治疗

1. 核苷类反转录酶抑制剂　此类药物能选择性与 HIV 反转录酶结合,抑制 HIV 复制和转录。主要有齐多夫定(zidovudine)、扎西他滨(zalcitabine)、地达诺辛(didanosine)、拉米夫定(lamivudine)。

2. 非核苷类反转录酶抑制剂　主要作用于 HIV 反转录酶的某个位点,使其失去活性,从而抑制 HIV 复制,易产生耐药菌株,难以单独应用。主要有奈韦拉平(nevirapine)、地拉韦定(delavirdine)。

3. 蛋白酶抑制剂　能与病毒的蛋白酶结合,阻止病毒颗粒的成熟,抑制病毒的复制,包括沙奎那韦(saquinavir)、利托那韦(ritonavir)、英地那韦(indinavir)、奈非那韦(nelfinavir)等。

常用两种或两种以上药物联合使用,蛋白酶抑制剂与齐多夫定、扎西他滨等核苷类药物合用,疗效有相加作用,可在核苷类反转录酶抑制剂中选择两种,加上一种蛋白酶抑制剂。

(二) 免疫调节剂

常用的有 α 干扰素、白细胞介素 -2、丙种球蛋白、粒细胞 - 巨噬细胞集落刺激因子等。

(三) 并发症的治疗

1. 肺囊虫肺炎　可用喷他脒 $4mg/(kg \cdot d)$,静脉滴注,2 周为一疗程。也可用复方磺胺甲噁唑,每次 3 片,口服,2 次/日。

2. 弓形虫病　可用螺旋霉素,或克林霉素,$0.6\sim1.2g/d$。

3. 隐孢子虫感染　可用螺旋霉素,$2.0g/d$。

4. 真菌感染　对新型隐球菌、念珠菌等真菌感染可选用酮康唑、氟康唑或两性霉素 B 等抗真菌药治疗。

5. 病毒感染　对巨细胞病毒、单纯疱疹病毒和水痘 - 带状疱疹病毒感染时,可选用阿昔洛韦、更昔洛韦、泛昔洛韦或膦甲酸钠等药物治疗。

6. 卡波西肉瘤　可用阿霉素、长春新碱、博来霉素等药物治疗。

【预防】

1. 管理传染源　管理好病人及 HIV 携带者,对病人及 HIV 携带者的血液、分泌物、排泄物等应严格消毒。

2. 切断传播途径　严禁吸毒,特别是毒品注射;取缔娼妓,禁止性乱交;严格筛查血液及其制品,推广一次性注射器的使用,对病人使用过的医疗器械严格消毒;艾滋病或 HIV 感染者应避免妊娠,出生婴儿应避免母乳喂养。

3. 保护易感人群　加强宣传教育,积极普及艾滋病的预防知识,对接触过或将接触 HIV 感染者的人,根据具体情况给予卫生指导,并采取必要的防护措施,加强公用物品的消毒;防止医源性感染,严格消毒制度,医疗人员接触 HIV/AIDS 者的血液、体液时应注意防护。近年来,HIV 疫苗的研制有了较大进展,不久的将来可望用于易感人群。

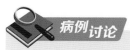

本章小结

　　梅毒、淋病、非淋菌性尿道炎、尖锐湿疣、生殖器疱疹及艾滋病的病原体分别为梅毒螺旋体、淋球菌、沙眼衣原体、人乳头瘤病毒、单纯疱疹病毒及人类免疫缺陷病毒。有一定的潜伏期。主要通过性行为直接接触传播,也可通过非性行为直接接触、间接接触、血液及其制品、胎盘、产道、母乳等途径传播。性传播疾病不仅对病人的身心健康造成威胁,危害家庭,而且可成为严重的社会问题。性传播疾病的皮损多发生在接触部位,以泌尿生殖器部位多见。不同性传播疾病临床表现各有特点,并可有不同程度的全身反应。应依据病史、临床表现、辅助检查进行综合分析、慎重诊断。性传播疾病的治疗应强调早期诊断、早期治疗、足量规则治疗,治疗后随访、复查。性传播疾病的预防很重要,应提高人们的文化素养,加强道德特别是性道德的修养,洁身自好,防止不洁性行为,杜绝性滥行为,预防工作对艾滋病显得尤为重要。

病例讨论

　　病人,男,28 岁。躯干、四肢出现红斑 10 余天,不痛不痒。2 个多月前有不洁性行为史,1 个多月前在龟头上出现一小指甲大小的溃疡,并有一侧腹股沟淋巴结肿大,未治疗自愈。体格检查:躯干、肩及四肢屈侧可见多数圆形或椭圆形玫瑰色红斑,直径 1~2cm,不融合,表面无鳞屑,外生殖器其他部位未见异常。

　　问题:

　　1. 本病最可能的临床诊断是什么?

　　2. 本病应做哪项检查进一步确诊?

　　3. 本病如何治疗?

扫一扫,测一测

思考题

1. 简述获得性早期梅毒的治疗。
2. 简述男性急性淋病的临床表现。
3. 简述尖锐湿疣的治疗。
4. 简述原发性生殖器疱疹的临床表现。
5. 简述艾滋病的预防。

（胡晓军）

第九章　皮炎与湿疹

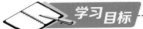

09章课件

学习目标

1. 掌握　接触性皮炎的临床表现、诊断和治疗;掌握湿疹的临床表现、诊断、鉴别诊断和治疗。
2. 熟悉　特应性皮炎和尿布皮炎的临床特点与治疗。
3. 了解　接触性皮炎、湿疹、特应性皮炎及尿布皮炎的病因与发病机制。
4. 能正确应用斑贴试验等辅助检查方法协助诊断;帮助和指导病人正确使用外用药。能安排和管理合适的医疗与康复环境。
5. 能与病人和家属进行沟通,开展健康宣教;能与相关医护人员进行专业交流;能在社区和农村开展皮炎湿疹类疾病的预防工作。

第一节　接触性皮炎

接触性皮炎(contact dermatitis)是指皮肤或黏膜接触外源性刺激物或致敏物后,在接触部位所发生的炎症反应。

【病因】

引起接触性皮炎的物质很多,按其致病机制分为原发性刺激物和接触性致敏物。但有时很难区分两者与所致疾病的关系,有些物质在低浓度时为致敏物,而高浓度时则有毒性和刺激性。按其来源可分为动物性、植物性及化学性三大类。

1. 动物性　动物的毒素、昆虫的毒毛及分泌物等,如斑蝥、毛虫、水母等。
2. 植物性　某些植物的叶、茎、花、果等,如漆树、荨麻、除虫菊、橡树、豚草、银杏、芒果、补骨脂、猫眼草等。
3. 化学性　是接触性皮炎的主要原因,多数属于变态反应性,少数属于原发性刺激。主要有:①金属制品,如镍、铬等;②日常生活用品,如肥皂、洗衣粉、清洁护肤产品、皮革、塑料及橡胶制品等;③化妆品,如染发液剂、止汗露等;④外用药,如汞剂、抗生素软膏及某些中草药等;⑤杀虫剂及除臭剂;⑥石油、化工产品,如汽油、机油、油漆、染料等。

【发病机制】

接触性皮炎的发病机制包括原发性刺激反应和变态反应。

1. 原发性刺激反应　接触物本身对皮肤具有很强的刺激性或毒性,任何人接触后均可发生皮炎。这种刺激称原发性刺激或毒性刺激,主要由刺激物直接破坏组织细胞所致,症状的轻重与接触物的性质、浓度和接触时间的长短有关,如强酸、强碱等化学物质所引起的皮炎。

2. 变态反应 为 T 细胞介导的迟发型变态反应。接触物基本无刺激性，只有少数对该物质过敏者在接触后经过一定潜伏期才可能发病，在接触部位的皮肤、黏膜发生变态反应性炎症。皮炎的发生及炎症的轻重与个体的易感性和接触物的致敏性有关。接触物常为小分子的化学物质称半抗原，在皮肤中与表皮细胞膜的载体蛋白结合形成完全抗原，这种完全抗原可被表皮内抗原呈递细胞即朗格汉斯细胞（LC）识别、吞饮，经消化处理后，在 LC 表面表达为 HLA-DR- 抗原复合物。表达 HLA-DR- 抗原复合物的 LC 离开表皮移行至局部淋巴结副皮质区。LC 表面的 HLA-DR- 抗原复合物与 CD4⁺T 细胞的抗原识别受体（TCR）相互作用，将抗原递呈给 CD4⁺T 细胞，同时 LC 表面的其他免疫相关膜表面分子与 T 细胞表面的相应受体分子相互作用，作为共刺激信号，诱导 T 细胞增殖、分化形成效应 T 细胞和记忆 T 细胞，上述过程称为致敏期，一般需要 4~5 天；当再次接触致敏物时，经过与上述相同的过程，效应 T 细胞活化增殖，释放炎症介质，进一步引起血管活性物质和直接炎症介质的增多、募集与释放，一般在 24~48 小时内产生炎症反应。

【临床表现】

起病较急，在接触部位发生境界清楚的红斑、丘疹、丘疱疹，严重时出现水疱、大疱，疱壁紧张，疱液清亮，水疱破后形成糜烂面，偶可发生组织坏死（图 9-1~9-4）。当发生于组织疏松部位，如眼睑、口唇、包皮、阴囊等处时，则明显肿胀，表面光亮，皮肤纹理消失，边缘不清。皮炎的部位及范围与接触物一致，境界非常鲜明，但如接触物为气体、粉尘，则皮炎呈弥漫性而无明确界限，多发生在身体的暴露部位，如两手背及面部。有时由于搔抓等可将接触物带至身体其他部位，使远离接触部位也发生相似的皮疹。机体高度敏感时，皮炎蔓延且范围广泛。若接触物的刺激性较弱，浓度较低，或由于长期反复接触致敏物或急性期处理不当，可使损害转为亚急性或慢性皮炎，呈红褐色苔藓样变或湿疹样改变。自觉症状有瘙痒、烧灼或胀痛感，少数严重病例可有发热、畏寒、头痛、恶心等全身反应。

本病有自限性，去除病因后如处理得当，1~2 周可痊愈。再次接触可再发。

【诊断】

根据有接触史，在接触部位发生境界清楚的急性皮炎，皮疹形态单一，去除原因后，皮损很快消退等特点，易于诊断。斑贴试验是诊断接触性皮炎最可靠和最简单的方法。斑贴试验是指用引起接触性皮炎的可疑致敏物在无炎症的未受累皮肤上用非刺激浓度进行试验，通常选择上背部或前臂屈侧皮肤做斑贴试验。当病因不明或有数种可疑接触物质，需要寻找明确病因或与其他皮肤病进行鉴别时，可做斑贴试验。试验时间应选择在皮炎损害治愈后或基本治愈时进行。

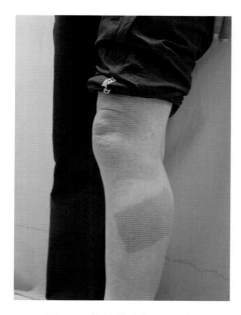

图 9-1 接触性皮炎（橡皮膏）

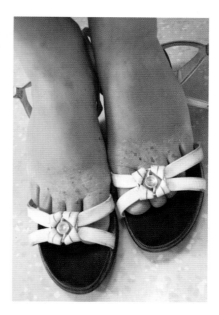

图 9-2 接触性皮炎（凉鞋）

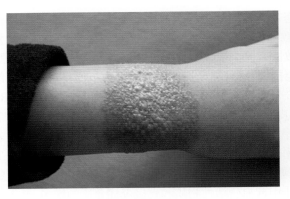

图 9-3　接触性皮炎（手表）

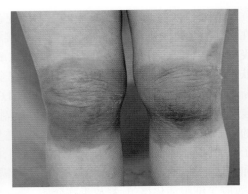

图 9-4　接触性皮炎（外用药物）

【治疗】

寻找病因，避免再次接触，积极对症处理。

1. 全身治疗　根据病情严重程度可予抗组胺药、维生素 C、钙剂等治疗。皮损严重泛发性的病人可短期应用糖皮质激素。若有继发感染者可加用抗生素。

2. 局部治疗　按急性、亚急性和慢性皮炎的治疗原则处理。①急性期：红肿明显外用炉甘石洗剂，渗出明显可用生理盐水或 3% 硼酸溶液冷湿敷；②亚急性期：有少量渗出时可外用糖皮质激素糊剂或氧化锌油，无渗出时用糖皮质激素霜剂；③慢性期：外用具有抗炎作用的软膏，有感染时可加用抗生素软膏如莫匹罗星、夫西地酸。

第二节　湿　疹

湿疹（eczema）是由多种内外因素引起的浅层真皮和表皮炎症。急性期皮损呈多形性，以丘疱疹为主，有明显的渗出倾向；慢性期皮损局限，有浸润肥厚和苔藓样变，瘙痒剧烈，易复发。

【病因与发病机制】

病因复杂，一般认为是由复杂的内、外因素相互作用而引发，可能与变态反应有关。

1. 内部因素　①慢性消化系统疾病，如胃肠功能障碍；②神经精神因素，如精神紧张、失眠、过度劳累、情绪变化；③体内慢性感染病灶，如慢性鼻窦炎、扁桃体炎、慢性胆囊炎、肠寄生虫病等；④内分泌功能失调，如月经紊乱、妊娠等；⑤循环障碍，如小腿静脉曲张；⑥遗传因素，病人可能具有湿疹素质，这种素质受遗传因素支配，也受年龄、健康状况及环境因素的影响。

2. 外部因素　①食物，如鱼、虾、牛羊肉等过敏；②吸入物，如花粉、尘螨、微生物等过敏；③日常生活用品，如香脂、化妆品、肥皂、人造纤维等；④环境因素，如日光、紫外线、寒冷、潮湿、干燥及各种动物皮毛等。

【临床表现】

1. 急性湿疹　常在水肿性红斑的基础上出现多数密集的针头到粟粒大小的丘疹、丘疱疹或小水疱，由于搔抓、摩擦，常形成点状糜烂面和浆液性渗出。病变中心较重，周围有散在丘疹、丘疱疹，故界不清。有继发感染时可形成脓疱、脓液和脓痂（图 9-5）。皮疹对称分布，好发于头面、耳后、前臂、小腿、手、足等外露部位及外阴、肛门等处，瘙痒剧烈。常因饮酒、过度搔抓和热水烫洗而加重。急性湿疹若治疗及时适当可在 1~2 周得到缓解。

2. 亚急性湿疹　急性湿疹的红肿、渗出减轻后，皮损以小丘疹、鳞屑和结痂为主，仅有少数丘疱疹或小水疱及糜烂，可有轻度浸润，仍有剧烈瘙痒（图 9-6）。

3. 慢性湿疹　可因急性、亚急性湿疹反复发作，迁延不愈而转为慢性湿疹，亦可一开始即呈现慢性湿疹的改变。表现为暗红色浸润肥厚性斑块，表面粗糙，覆以少量糠秕样鳞屑，可有不同程度的苔藓样变，亦可伴有色素改变，境界较清楚（图 9-7），多对称分布于手、足、小腿、肘窝、外阴、肛门等处。常

画廊：急性湿疹

画廊：亚急性湿疹

画廊：慢性湿疹

笔记

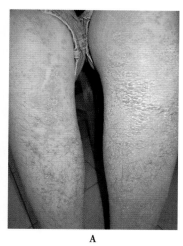
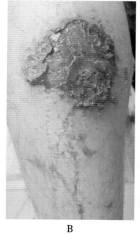
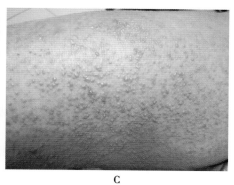

A　　　　　　　　　　　B　　　　　　　　　　　C

图9-5　急性湿疹
A.对称分布的水肿性红斑,表面丘疹、水疱;B.糜烂、渗出、结痂;C.水肿性红斑,表面小丘疹、小水疱。

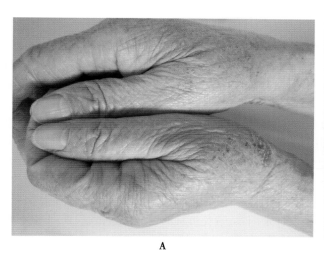
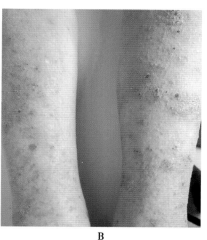

A　　　　　　　　　　　　　　　　　B

图9-6　亚急性湿疹
A.红斑伴鳞屑、结痂;B.红斑伴少数丘疹、鳞屑、结痂。

有阵发性剧痒。病情时轻时重,可迁延数月或更久。

4. 特殊类型的湿疹　除上述共同表现外,在某些特定的环境和(或)某些特殊条件下,临床表现可有一定的特殊性。常见的有:

(1) 手部湿疹:皮损呈亚急性或慢性湿疹表现,多发生于指背及指端屈侧,可蔓延至手背和腕部,境界不清或呈小片状,慢性期有浸润肥厚,因手指活动而有皲裂。手部湿疹亦可发生于手掌,呈局限性浸润肥厚性斑块,边缘较清,表面干燥粗糙,常有皲裂。因手部接触外界各种刺激因子的机会较多,故发病率高,病情也较顽固难治。

(2) 乳房湿疹:多见于哺乳期妇女。好发于乳头、乳晕及其周围的皮肤,皮损表现为境界不清的棕红色斑片,可见丘疹、丘疱疹、糜烂、渗出、鳞屑、结痂,可发生皲裂,自觉痒、痛。停止哺乳后多易治愈,如顽固不愈或一侧发

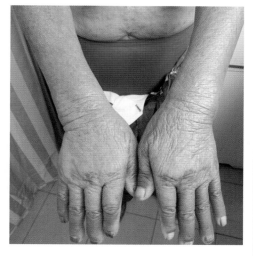

图9-7　慢性湿疹

101

生者,应注意排除佩吉特(Paget)病。

(3) 外阴、阴囊和肛周湿疹:常表现为慢性湿疹的改变,患部皮肤浸润肥厚,苔藓样变,表面可见鳞屑、结痂、抓痕及色素改变,瘙痒剧烈,可因过度搔抓或热水烫洗而呈急性发作,出现红肿、糜烂、渗出。病程慢性,常多年不愈。

(4) 钱币状湿疹:皮损为直径 1~3cm 大小境界清楚的圆形、类圆形钱币样斑片,表面有密集的小丘疹或丘疱疹,红肿渗出明显。慢性者皮肤浸润肥厚,表面有鳞屑、结痂,周围可见卫星状分布的丘疹、水疱。多见于四肢,自觉剧烈瘙痒。

(5) 干燥性湿疹:又称裂纹性湿疹或皮脂缺乏性湿疹。主要由于气候干燥、寒冷或过度热水烫洗后致皮肤水分脱失、皮脂分泌减少所致。表现为红斑、干燥、脱屑及细小皲裂,好发于四肢,特别是老年人胫前,多见于冬季,伴不同程度的瘙痒。

(6) 小腿湿疹:多对称发生于胫前或侧面,呈亚急性或慢性湿疹表现。有些小腿湿疹常并发下肢静脉曲张,由于下肢静脉曲张血液回流障碍致组织缺氧水肿,又称淤积性皮炎或静脉曲张性湿疹,是静脉曲张综合征中常见的临床表现之一。常累及中老年女性,多发生于小腿下 1/3 处,有明显的浅静脉曲张。皮损为局限性棕红色或暗褐色斑片,表面有密集的丘疹、丘疱疹、糜烂、渗出,自觉瘙痒。皮损反复发作,病程较长者可表现为干燥、脱屑、苔藓样变等慢性皮损,重者整个小腿皮肤增厚无弹性,伴有色素沉着。发生于踝部的损害,由于皮下组织较少,容易发生营养障碍性溃疡,经久不愈。

(7) 汗疱疹:病因不清,可能是一种发生在皮肤的湿疹样变态反应。本病好发于手掌、足底和指(趾)侧,皮损为深在的针头至粟粒大小圆形小水疱,周围无红晕,内含清澈浆液或变浑浊,水疱可以融合成大疱,干涸后可形成衣领状脱屑,伴瘙痒或烧灼感。病程慢性,春秋季易复发。

【诊断与鉴别诊断】

根据急性期皮损多形性,以丘疱疹为主,有明显的渗出或渗出倾向,对称分布,境界不清,瘙痒剧烈;慢性期有浸润肥厚、苔藓样变等特点,诊断不难。急性湿疹应与接触性皮炎相鉴别。慢性湿疹应与神经性皮炎相鉴别。手足湿疹应与手足癣相鉴别,后者皮损境界清楚,有叶状鳞屑附着,夏季加剧,常伴指(趾)间糜烂,鳞屑内可找到真菌。

【治疗】

1. 一般治疗　尽可能寻找发病原因或诱发加重因素,避免可疑的致病因素,发病期间避免进食辛辣刺激性食物及鱼虾等易致敏食物;避免饮酒、浓茶、咖啡;避免局部刺激(如肥皂、热水烫洗、搔抓等)。积极治疗全身慢性病灶及其他全身性疾患。

2. 全身治疗

(1) 抗组胺药:有不同程度的镇静、止痒作用,很多二代抗组胺药还有不同程度的抗炎症作用,可有效缓解症状,必要时可两种联合或交替使用。

(2) 非特异性抗过敏治疗:10% 葡萄糖酸钙 10ml,每日 1 次缓慢静脉注射,维生素 C 2.0~3.0g 加入葡萄糖溶液中静脉点滴,亦可使用 5% 溴化钙或硫代硫酸钠静脉注射。

(3) 糖皮质激素:一般情况下不宜口服或注射糖皮质激素,仅在皮疹泛发,渗出显著,病情严重时,可考虑短期全身应用糖皮质激素,病情缓解后逐渐减量至停用。长期应用易引起不良反应。老年病人滥用糖皮质激素后,易发展成红皮病。

3. 局部治疗　急性湿疹:无渗出者可外用炉甘石洗剂、糖皮质激素霜剂,渗出不多时,可用氧化锌油或糊剂,亦可与糖皮质激素霜交替外用;渗出多时可用生理盐水或 3% 硼酸溶液冷湿敷,待渗出明显减少或无渗出时,再用上述药物。亚急性湿疹:可选用糖皮质激素霜剂和氧化锌糊剂或焦油类制剂交替外用;慢性湿疹:可选用糖皮质激素软膏与焦油类软膏或外用非甾体类抗炎药如乙氧苯抑胺软膏、丁苯羟酸软膏交替外用;外用钙调磷酸酶抑制剂如他克莫司、吡美莫司对部分病人有效,可先用糖皮质激素制剂控制症状,再改用钙调磷酸酶抑制剂维持治疗,以避免长期外用糖皮质激素带来的风险。对于顽固的局限性浸润肥厚性损害亦可使用糖皮质激素局部皮损内注射,每周 1 次,4~6 次为一个疗程。

图片:急性湿疹与急性接触性皮炎鉴别诊断

图片:慢性湿疹与神经性皮炎鉴别诊断

图片:手足湿疹与手足癣鉴别诊断

笔记

第三节　特应性皮炎

特应性皮炎(atopic dermatitis, AD)又称"异位性皮炎""遗传过敏性皮炎",是一种与家族遗传背景相关的慢性复发性、瘙痒性、炎症性皮肤病。除具有特定的湿疹临床表现外,常有以下特点:①有容易罹患哮喘、过敏性鼻炎、湿疹的家族性倾向;②对异种蛋白过敏;③血清中 IgE 水平增高;④外周血中嗜酸性粒细胞增多。

【病因与发病机制】

目前还不清楚,一般认为可能是遗传因素与环境因素相互作用并通过免疫途径介导产生的结果。

1. 遗传因素　病人常具有先天性过敏体质,且具有特殊类型的遗传倾向。遗传方式可能为多基因遗传。双亲一方患 AD 其子女有 25% 在生后 3 个月内发病,有 50% 在出生后 2 年内发病。双亲均患 AD 则子女发病率高达 79%。目前已发现染色体 3q21、5q31 区与 IgE 水平增高及 AD 相关,定位于这些位点的基因编码共刺激分子,分别影响 T 细胞活化和 Th2 细胞因子。位于染色体 1q21 表皮分化复合体上的丝聚蛋白(filaggrin, FLG)基因功能缺失性突变与 AD 密切相关,与 FLG 突变相关的 AD 似以半显性的方式进行遗传,在纯合子及复合杂合子中有较高外显率,而在杂合子中外显率较低。染色体 11q13 上编码高亲和性 IgE 受体的基因、11q14 上编码肥大细胞糜蛋白酶的基因也可能为 AD 的候选基因。白细胞介素 -4 受体 α 链、丝氨酸蛋白酶抑制剂 Kazal-5、Toll 样受体 2 编码基因多态性亦与 AD 相关。

2. 免疫学异常　①AD 早期免疫学异常包括 Th2 免疫反应激活,Th1 免疫反应抑制。Th2 型细胞因子 IL-4、5、10、13 显著增多。IL-4 一方面可使组织及外周血中 IgE 水平升高,另一方面又可抑制 IFN-γ 的产生,IL-5 为嗜酸性粒细胞趋化因子,可促进嗜酸性粒细胞的增生和游走,IL-10 可抑制迟发超敏反应。这种免疫学异常导致病人产生抗病毒的细胞毒细胞能力受损,容易发生泛发性病毒感染,并对皮肤接触的葡萄球菌超抗原反应增强,加重病情。②病人外周血中单核细胞可分泌大量的前列腺素 E_2(PGE$_2$),后者可下调 IFN-γ 的产生,增强 Th2 优势,并直接促进 B 细胞产生 IgE。③皮损中 LC 存在异常,可选择性活化 Th 细胞转化为 Th2 细胞表型。④高亲和力 IgE 受体突变。刺激肥大细胞上的 IgE 受体可导致 Th2 型细胞因子包括 IL-4 的产生,这种受刺激的肥大细胞可直接调节局部 B 细胞合成 IgE。⑤AD 病人的白细胞和表皮细胞对 β- 肾上腺素能激动剂的反应迟钝,磷酸二酯酶活性增加,细胞内 cAMP 水平降低,引起 B 细胞合成 IgE 增加,T 细胞产生 IL-4 增加,嗜碱性粒细胞释放组胺增加,并使单核细胞产生 PGE$_2$ 和 IL-10 增多,参与疾病的发生。

3. 环境因素　环境变应原(屋尘螨、花粉)、感染性变应原(如金黄色葡萄球菌、糠秕孢子菌)及蛋白质食物均可诱发 AD 的发作。某些病人变应原皮试可引起湿疹样反应。

4. 表皮屏障功能障碍　AD 病人的皮损处,甚至外观正常的皮肤其屏障功能都有受损,并与疾病的严重程度相关。纠正皮肤屏障功能异常是改善特应性皮炎的关键。

【临床表现】

AD 在不同年龄阶段有不同临床表现,通常分为三个阶段:婴儿期、儿童期和青年成人期。

1. 婴儿期　多在出生后 2~3 个月发病。皮损主要发生于面颊、前额及头皮(图 9-8),少数可发展至躯干、四肢。临床可分为两型。①渗出型:多见于肥胖伴有渗出体质的婴儿。在水肿性红斑的基础上出现密集的针尖至针头大小的丘疹、丘疱疹、水疱,常因瘙痒而搔抓、摩擦,形成浅表糜烂和渗液,干涸后结痂,头部可呈黄色脂溢性痂。损害境界不清。有时可出现继发感染。②干燥型:常见于体格瘦弱的婴儿,为淡红或暗红色斑片,表面有密集的小丘疹和灰白色

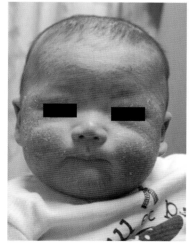

图 9-8　特应性皮炎(婴儿期)

糠状鳞屑,无水疱,亦无明显渗出。婴儿期损害时轻时重,可因食品或环境因素而加重,一般在 2 岁以内逐渐好转、痊愈。

2. 儿童期 可由婴儿期演变而来,亦有不经过婴儿期而发病的,多在 4 岁左右加重或发病。皮损表现有两种形态:①湿疹型:皮损多呈急性或慢性湿疹的外观,皮肤干燥且易于苔藓化,常伴剧烈瘙痒,好发于肘窝、腘窝和小腿的伸侧(图 9-9、图 9-10)。②痒疹型:多发生于四肢伸侧和背部。皮损为较大的皮色或棕褐色丘疹,表面干燥、粗糙。由于搔抓常见抓痕、血痂。

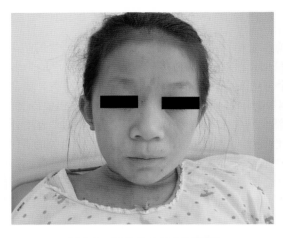
图 9-9 特应性皮炎(儿童期)

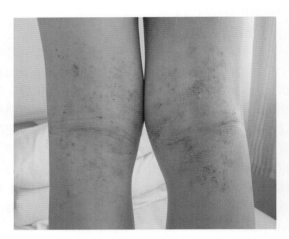
图 9-10 特应性皮炎(儿童期)

3. 青年成人期 此期指 12 岁以后的青少年及成人阶段的 AD,可由儿童期迁延而来或直接发生。皮损常为苔藓化斑片或呈急性、亚急性湿疹样改变,亦可有痒疹样表现。好发于肘窝、腘窝及躯干,以屈侧为重(图 9-11、图 9-12)。剧痒是本病的突出症状,可因过冷、过热、出汗、情绪变化、接触丝毛织品等激发瘙痒。

4. 其他临床特点 ①Dennie-Morgan 眶下褶痕:下眼睑边缘的一条横向线状皱褶,被广泛认为是"特应性体质"的标志,但也可见于下睑的慢性皮炎;②干皮症:皮肤干燥附有糠秕样鳞屑,以四肢伸侧明显,见于 3/4 的特应性皮炎病人;③白色糠疹:为发生于面部、上臂、躯干的色素减退性鳞屑性斑片,边界不清,典型者见于年幼儿童;④毛发角化病;⑤眶周黑晕:约半数特应性皮炎病人眶周出现境界不

0907
画廊:特应性
皮炎

笔记

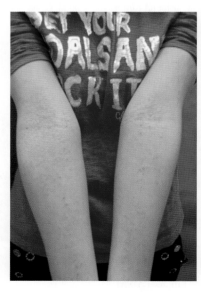

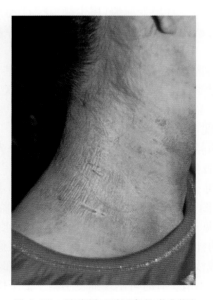

图 9-11 特应性皮炎(青年成人期)　　图 9-12 特应性皮炎(青年成人期)

清的暗灰色晕;⑥头灯征:常表现有口周、鼻周和眶周皮肤苍白;⑦白色划痕:用钝物摩擦皮肤后,在摩擦部位呈苍白色,而正常者在摩擦部位发红;⑧延缓苍白现象:用 1:10 000 的乙酰胆碱 0.1ml 皮内注射 15 秒后,正常人局部出现潮红、多汗和"鸡皮征",持续 4~5 分钟消退,而特应性皮炎病人在注射后 3~5 分钟,在注射部位周围出现苍白区,并持续 15~30 分钟;⑨眼部异常:约 10% 的病人发生前后囊性白内障,1% 的病人出现圆锥形角膜;⑩对感染的易感性增加:病人容易伴发金黄色葡萄球菌和单纯疱疹病毒感染。

【诊断与鉴别诊断】

　　主要根据病人个人或家族中有特应性疾病史,皮损具有年龄阶段性特征,瘙痒剧烈,血液中 IgE 和嗜酸性粒细胞增高等,不难诊断。目前国际上常用的 AD 诊断标准为 Williams 1994 年制定的标准(表 9-1)。AD 应与湿疹、婴儿脂溢性皮炎相鉴别。

表 9-1　Williams 诊断标准

持续 12 个月的皮肤瘙痒加上以下标准中的 3 项或更多:
1. 2 岁以前发病(适用于大于 4 岁者)
2. 身体屈侧皮肤受累(包括肘窝、腘窝、踝前或颈部,10 岁以下儿童包括颊部)
3. 有全身皮肤干燥史
4. 个人史中有其他过敏性疾病如哮喘或花粉症,或一级亲属中有过敏性疾病史
5. 有可见的身体屈侧湿疹样皮损

【治疗】

　　1. 一般治疗　尽量避免一切外来刺激,穿着衣物要轻柔、宽松,最好为淡色纯棉织品。温水 (32~40℃)沐浴,每日 1 次或两日 1 次(10~15 分钟),沐浴后外用皮肤润肤剂,作为特应性皮炎的基础恢复治疗。避免过度的皮肤清洗,特别是热水、肥皂水烫洗,不要用力搔抓、摩擦。室内温度要适宜,减少因室内温度过高引起的排汗刺激。经常开窗通风,减少室内变应原。对可疑致敏食物逐一排查,制订适宜的食谱。注意调节消化道功能,防止便秘等。

　　2. 外用药物治疗　①糖皮质激素:是控制病情、缓解症状的主要药物,应根据病人的年龄、皮损性质、部位及病情程度选择不同剂型和强度的激素制剂,以快速有效地控制炎症,减轻症状。婴儿可使用低效糖皮质激素,如 1%~2.5% 氢化可的松霜或软膏,每日外用 1~2 次;对于年龄较大的儿童和成年人,可用中效糖皮质激素制剂,如曲安奈德;对于肥厚性斑块和苔藓样皮损可用强效糖皮质激素。②钙调神经磷酸酶抑制剂:可选择性抑制 T 淋巴细胞,有较好的抗炎作用。对于面颈部、眼睑、皱褶部位皮损及外用糖皮质激素易形成萎缩的部位更为合适。③抗微生物制剂:针对细菌、真菌定植及继发感染者,可外用抗微生物制剂。

　　3. 全身治疗　①抗组胺药和抗炎症介质药物:可不同程度地缓解瘙痒、减少搔抓。②抗感染药物:对于渗出较多及继发感染者,可酌情选用抗感染药物。③糖皮质激素:对病情严重,其他药物难控制的病人可短期应用,及时减量,避免长期应用。④免疫抑制剂:适合于病情严重且常规疗法不易控制的病人,可酌情选用环孢素、甲氨蝶呤和硫唑嘌呤。

　　4. 光疗与光化学疗法　紫外线是治疗特应性皮炎的有效方法。窄谱中波紫外线(NB-UVB)和 UVA1 安全有效,使用较多,也可用光化学疗法(PUVA),但要注意副作用。

第四节　尿 布 皮 炎

　　尿布皮炎(diaper dermatitis)是发生在婴儿尿布覆盖区的一种局限性皮炎。6~12 个月的婴儿患病率最高,也可见于大小便失禁的成人病人。

【病因】

　　婴儿尿布未及时更换,或在尿布外加用塑料布、橡胶布、油布等物,致婴儿阴部及臀部皮肤持续处于尿液浸渍状态,粪便中的氨形成菌可分解尿素形成氨,氨的刺激可发生皮炎。此外,尿布粗糙或残留洗涤剂,或婴儿经常腹泻及清洁卫生不够等更易发生本病。

【临床表现】

在尿布覆盖部位出现境界清楚的轻度水肿性红斑,表面有丘疹、丘疱疹或小水疱,严重时可形成糜烂渗出或浅溃疡,并可继发细菌或念珠菌感染。常见于阴部、臀部,有时可蔓延到下腹部及大腿。但皱褶处不受累(图9-13)。

【治疗与预防】

1. 加强防护 预防本病应勤换尿布,保持婴儿外阴部、臀部皮肤清洁干燥,尿布应用吸水性强的棉质柔软布料制作,不用塑料布、橡胶布或油布包于尿布外面。注意有皮损时,勿用肥皂热水烫洗。

2. 局部治疗 按照皮炎湿疹的治疗原则对症处理。如患部仅有红斑、丘疹,可先用温水洗后再外用炉甘石洗剂或爽身粉、滑石粉;有糜烂时,外用氧化锌油,如渗液较多可用生理盐水或2%硼酸溶液湿敷,再外用氧化锌油或糊剂。有继发感染者,酌情选用抗生素。

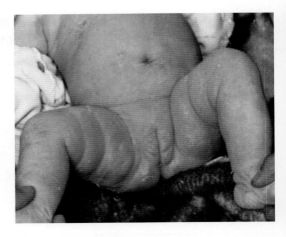

图 9-13 尿布皮炎

本章小结

皮炎和湿疹是一组具有相似的临床表现和组织病理学改变的变态反应性皮肤病,常伴有不同程度的瘙痒。接触性皮炎是致敏物接触部位发生的境界清楚、疹形单一的皮炎,去除原因后皮损很快消退,斑贴试验阳性。湿疹根据临床表现分为三类,①急性湿疹:皮损多形,以丘疱疹为主要表现,有渗出或渗出倾向,境界不清;②亚急性湿疹:以鳞屑、结痂为主要表现;③慢性湿疹:皮损局限,浸润肥厚和苔藓化。瘙痒剧烈,容易复发。特应性皮炎常有容易罹患过敏性疾病的家族遗传倾向,对异种蛋白过敏,皮损具有年龄阶段性特征,瘙痒剧烈,外周血 IgE 和嗜酸性粒细胞增高。尿布皮炎是由于尿、便中的氨刺激而发生在尿布覆盖区的一种局限性皮炎,易于诊断。皮炎湿疹类疾病治疗上具有共性特点:尽可能寻找并去除病因,加强防护,内用药以抗组胺药、非特异性抗过敏治疗为主,必要时可短期应用糖皮质激素。外用药应根据病情和皮疹特点选用正确剂型和药物。

病例讨论

病人,女,7岁。自4个月始面颈部、四肢屈侧反复发作红斑、丘疹、水疱伴皮肤干燥,时轻时重,某医院诊断"湿疹"。5岁时患哮喘,其父有过敏性鼻炎病史。查体:面颈部、肘窝、腘窝、小腿伸侧可见红斑、干燥、丘疹、苔藓样变及鳞屑。

问题:

1. 本病应考虑如何诊断?

2. 为进一步明确诊断,该病人还需要做哪些实验室检查?如何治疗?

扫一扫,测一测

思考题

1. 急性接触性皮炎与急性湿疹如何鉴别？
2. 湿疹的临床表现有何特点？
3. 试述特应性皮炎的 Williams 诊断标准。

（王傲雪）

第十章 荨麻疹与药物性皮炎

学习目标

1. 掌握　荨麻疹、丘疹性荨麻疹与药物性皮炎的临床表现、诊断及治疗方法。
2. 熟悉　荨麻疹、丘疹性荨麻疹与药物性皮炎的病因、鉴别诊断及预防措施。
3. 了解　荨麻疹、丘疹性荨麻疹与药物性皮炎的发病机制。
4. 能在基层医院开展皮肤点刺试验。
5. 能指导荨麻疹病人正确使用抗组胺药,能在临床工作中认真做好药物性皮炎的预防工作。

第一节　荨　麻　疹

荨麻疹(urticaria)俗称"风疹块",是由于皮肤、黏膜的小血管扩张及渗透性增加而出现的一种局限性水肿反应。

【病因】

荨麻疹病因复杂,急性荨麻疹多与食物、感染及药物有关,而慢性荨麻疹不易找到病因。除与各种致敏原有关外,与个人的敏感性素质及遗传等因素也有密切的关系。常见的诱因有:

1. 食物及食物添加剂　主要是动物蛋白性食物,如鱼、虾、蟹、肉类、禽蛋等;植物性食物,如茄子、竹笋、菠菜、苹果及李子等蔬菜和水果。食品添加剂如颜料、调味品、防腐剂及食物中的天然或合成物质如酵母、水杨酸、柠檬酸、偶氮样四氮嗪和安息香酸衍化物也能引起本病。

2. 药物　许多药物常易引起本病,以青霉素最常见。此外,血清制剂、疫苗、呋喃唑酮、磺胺等也较常见。阿司匹林、吗啡、可待因、奎宁、肼屈嗪、阿托品和多黏菌素 B 等属组胺释放剂可引起荨麻疹。

3. 吸入物　花粉、动物皮屑、羽毛、灰尘、甲醛、丙烯醛、某些气体及真菌孢子等。

4. 感染　各种感染因素均可引起本病。①细菌感染,如急性扁桃体炎、慢性中耳炎、鼻窦炎、幽门螺杆菌感染、胆囊炎等;②病毒感染,如病毒性上呼吸道感染、病毒性肝炎、传染性单核细胞增多症、柯萨奇病毒感染等;③寄生虫,如疟疾、蛔虫等;④真菌感染,如浅部和深部真菌感染等。

5. 昆虫叮咬　如虱、跳蚤叮咬皮肤及黄蜂、蜜蜂、毛虫的毒刺刺入皮肤等。

6. 物理及化学因素　如冷、热、日光和机械性刺激、摩擦压迫和某些化学物质的刺激等。

7. 精神因素及内分泌改变　如精神紧张、情绪波动等;月经紊乱、绝经、妊娠等。

8. 内脏疾病　如红斑狼疮、淋巴瘤及其他肿瘤、风湿热、类风湿关节炎等。

9. 遗传因素　如家族性寒冷性荨麻疹、遗传性家族性荨麻疹综合征和遗传因素有关。

【发病机制】

可分变态反应和非变态反应两种。

1. 变态反应性荨麻疹 主要由 I 型变态反应引起，少数是 II 型或 III 型反应。

（1） I 型变态反应引起的荨麻疹：为 IgE 依赖型荨麻疹。变应原诱导机体产生特异性 IgE 抗体，该抗体与血管周围肥大细胞、血中嗜碱性粒细胞相结合，使机体处于致敏状态。当相同变应原再次进入机体即与这些细胞表面的特异性 IgE 结合，引起肥大细胞和嗜碱性粒细胞脱颗粒，同时释放出多种炎性介质，主要是组胺、激肽、5- 羟色胺、花生四烯酸代谢产物等，引起毛细血管扩张、血管通透性增加、平滑肌收缩和腺体分泌增加，从而使皮肤、黏膜、消化道、呼吸道及循环系统等产生一系列局部或全身变态反应。可分为早期速发相反应和晚期迟发相反应，前者于再次接触变应原数秒或数分钟内发生，持续数小时，其主要化学介质为组胺；后者发生于变应原再次刺激后 6~12 小时，可持续数天，参与的化学介质为白三烯、缓激肽、血小板活化因子、前列腺素 D_2 和细胞因子。II 型变态反应性荨麻疹多见于选择性 IgA 缺失者，可发生于输血反应，引起过敏性休克。III 型变态反应为荨麻疹性血管炎，常由于抗原抗体复合物沉积于血管壁，激活补体，补体活化过程中裂解的活动性碎片 C3a 和 C5a 也可使肥大细胞脱颗粒，释放组胺等炎症介质，产生风团和瘙痒，常有血管炎的病理改变。

（2）与自身免疫相关的荨麻疹：一些慢性荨麻疹病人血清中存在抗肥大细胞 IgE 受体的自身抗体（抗 Fc ε R I）及抗 IgE 自身抗体，同样可引起肥大细胞脱颗粒，引发荨麻疹。

2. 非变态反应性荨麻疹 是由某些药物如阿托品、吗啡、奎宁、阿司匹林等，某些毒素如细菌毒素、蛇毒、昆虫毒素、海蜇毒素，某些食物如龙虾、草莓、蘑菇等可直接刺激肥大细胞释放组胺、激肽，引起红斑、风团。阿司匹林和非甾体抗炎药物还可通过阻滞肥大细胞内花生四烯酸环氧化酶代谢途径，导致白三烯产生过多而引起荨麻疹。此外，受冷、饮酒、热刺激、运动、摩擦以及神经精神因素可直接作用于小血管和通过内源性激素的改变而作用于肥大细胞释放炎症介质。

【临床表现】

1. 急性荨麻疹 常突然发病，先感皮肤瘙痒，很快出现大小不等、形态不一、鲜红色或苍白色风团，风团周围伴有明显红晕。散在分布，亦可融合成片，风团可局限也可泛发全身，数分钟或数小时后消退，一般不超过 24 小时，消退后不留痕迹；但新风团又陆续出现，此起彼伏（图 10-1、图 10-2）。消化道受累可出现恶心、呕吐、腹痛、腹泻。喉头及支气管受累可发生喉头水肿，出现胸闷、气急、呼吸困难甚至窒息。

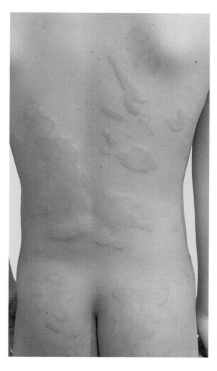 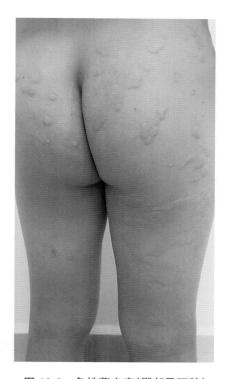

图 10-1 急性荨麻疹（躯干）　　图 10-2 急性荨麻疹（臀部及下肢）

2. 慢性荨麻疹　全身症状一般较轻,风团时多时少,反复发生,病程常在6周以上或数月、数年之久。部分病人发作有一定规律性,如晨起或临睡前发作或加重,有的则无一定规律。

3. 特殊类型的荨麻疹

(1) 皮肤划痕症:又称人工荨麻疹。手抓或钝器划过皮肤后,该处出现暂时性红色条状隆起(图10-3),常伴有瘙痒。

(2) 血管性水肿:又称巨大性荨麻疹。发生在眼睑、口唇、包皮、外阴等组织疏松部位(图10-4、图10-5),突然发生的局限性肿胀,边缘不清,持续1~2日自行消退,常反复发作。

(3) 压迫性荨麻疹:皮肤受压4~6小时后,局部发生深在性肿胀,8~12小时后消失,多发生在足底、臀部或其他易受压迫部位。

(4) 寒冷性荨麻疹:分家族性和获得性两型。前者少见,为常染色体显性遗传,从婴儿开始持续终生。除出现皮疹外,可伴有发热、畏寒、头痛、关节痛、粒细胞计数增多、被动转移试验阴性。后者开始于儿童或成人,在气温骤降或接触冷水冷风时,在皮肤露出部位出现风团,持续半小时至3~4小时,严重时可出现胸闷、心悸、腹泻、晕厥、手麻、唇麻等。冰块试验和被动转移试验阳性,多见于女性青年。

(5) 日光性荨麻疹:暴露于日光或紫外线后,在照光部位出现风团,并有瘙痒和针刺感。严重者可出现畏寒、晕厥、腹痛、乏力等全身症状。

(6) 胆碱能性荨麻疹:在运动、受热、饮酒或情绪紧张时,胆碱能神经发生冲动,乙酰胆碱释放增加,作用于肥大细胞而发生直径2~3mm的小风团(图10-6),不融合,半小时至1小时内消退,除掌跖

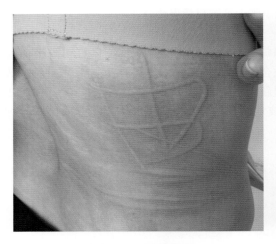

图 10-3　皮肤划痕症

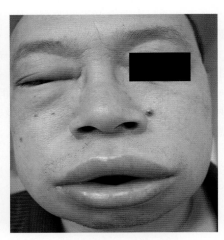

图 10-4　血管性水肿(眼睑、唇肿胀)

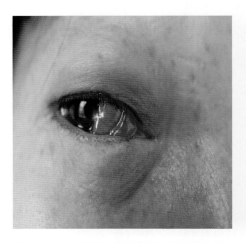

图 10-5　血管性水肿(眼睑、球结膜水肿)

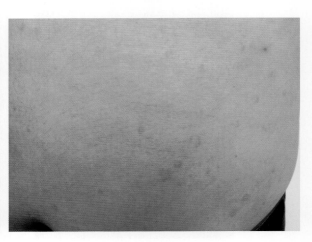

图 10-6　胆碱能性荨麻疹

外,皮疹可泛发全身,以青年人多见。除有剧痒外常伴有头痛、腹痛、流涎、瞳孔缩小等。

（7）血清病型荨麻疹：注射血清疫苗或药物后皮肤出现风团,常伴发热、关节痛、淋巴结肿大,有的可出现蛋白尿、管型尿。

（8）接触性荨麻疹：皮肤接触某些变应原后发生风团和红斑反应,可分为免疫性、非免疫性两种,接触性荨麻疹的诊断可采用致病物质做斑贴试验,15~30分钟后局部出现风团即可确诊。

【诊断与鉴别诊断】

据病史和各型荨麻疹皮疹的特点,不难诊断。有时荨麻疹与一些疾病相混淆,需要进行鉴别,如急性荨麻疹与荨麻疹性血管炎相鉴别,但确定病因有时较困难。临床上需要进行过敏原检查,常用的方法有皮肤点刺试验、血清特异性 IgE 检测。

文档:荨麻疹
与荨麻疹性
血管炎的鉴
别

【治疗】

本病的根本治疗是去除病因,尽量减少各种诱发因素,选择适当的药物使疾病得到控制或治愈。

1. 抗组胺药物　H_1 及 H_2 受体拮抗剂的联合应用,对某些荨麻疹比单独应用效果好。①急性荨麻疹：一般可选用氯苯那敏、赛庚啶、酮替芬、西替利嗪、非索非那定、咪唑斯汀、氯雷他定、阿伐斯汀等。伴有过敏性休克者,应立即抢救。②慢性荨麻疹：应积极寻找病因,一般以抗组胺药物为主。一种抗组胺药物效果不明显时,可 2 种联合或多种抗组胺药交替使用。③特殊类型荨麻疹：物理性荨麻疹可选用羟嗪、去氯羟嗪等;寒冷性荨麻疹可选用赛庚啶;胆碱能性荨麻疹可选用山莨菪碱(654-2)。

伴有休克、喉头水肿及呼吸困难者,应立即皮下注射 0.1% 肾上腺素 0.5~1ml,迅速吸氧,肌内注射氯苯那敏 10mg 或盐酸异丙嗪 25~50mg,并以氢化可的松 200~300mg、维生素 C 2g 加入 5%~10% 葡萄糖溶液 500ml 中静滴。有心血管疾病者,肾上腺素需慎用。支气管痉挛者可缓慢静脉滴注氨茶碱 0.2g。喉头水肿时,可考虑气管插管,一般不主张气管切开。

2. 维生素类　维生素 K：口服,每日 5~10mg 或维生素 B_{12} 每日或隔日肌内注射 0.25~0.5mg,对慢性荨麻疹有效。维生素 E：口服,0.1g,每日 3 次;维生素 C 0.2~0.3g,每日 3 次;伴腹痛者可给予解痉药物,如普鲁苯辛、山莨菪碱(654-2)、阿托品等。

3. 钙剂　可降低血管通透性,可选用 10% 葡萄糖酸钙等。

4. 对感染引起者,应使用抗生素,并积极处理感染病灶。

5. 对顽固性荨麻疹,单独使用 H_1 受体拮抗剂疗效不佳者,可合并应用 H_2 受体拮抗剂,如西咪替丁、雷尼替丁等。此外,尚可酌情选用利血平、氨茶碱、氯喹、抑肽酶、组胺球蛋白、硝苯地平、6-氨基己酸、雷公藤多苷等。

第二节　丘疹性荨麻疹

丘疹性荨麻疹（papular urticaria）是一种发生于儿童及青少年的鲜红色风团性丘疹性疾病。

【病因】

多与节肢动物,如蚤、螨、蚊、臭虫等叮咬后产生的变态反应有关。少数由鱼、虾、鸡蛋、牛奶、肉类等食物过敏或胃肠消化障碍所引起。

【临床表现】

好发于儿童及青少年,春夏秋温暖季节多见。皮疹为纺锤形风团样水肿性红斑,中央有丘疱疹、水疱或大疱(图 10-7、图 10-8)。风团样损害较快消退而留下坚实丘疹,自觉瘙痒,甚至剧痒,因搔抓而有表皮剥脱或水疱破裂,疹愈后留有短暂色素沉着,好发于腰、臀部和四肢。病程 7~10 天。7~8 岁后症状逐年减轻而不再发病。

文档:丘疹性
麻疹与水痘
的鉴别

【诊断与鉴别诊断】

发生于儿童及青少年的纺锤形风团样水肿性红斑,顶端有丘疱疹或小水疱,易复发,伴不同程度的瘙痒,诊断不难。应注意与水痘相鉴别。

【治疗与预防】

避免节肢动物叮咬,纠正胃肠功能障碍。一般使用抗组胺药及外搽 1% 薄荷炉甘石洗剂或糖皮质

笔记

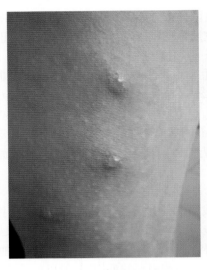
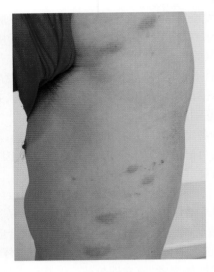

图 10-7 丘疹性荨麻疹(水疱)　　图 10-8 丘疹性荨麻疹(丘疱疹)

激素乳剂,有感染时加用抗生素。

第三节 药物性皮炎

药物性皮炎(dermatitis medicamentosa)亦称药疹(drug eruption),系药物通过内服、注射、吸入、灌肠、栓剂使用,甚至通过破损皮肤等途径进入人体后,在皮肤或黏膜上引起的炎症反应,严重者可累及内脏器官。

【病因】

引起药疹的药物种类很多,常见的致敏药物有:①解热镇痛药,其中以吡唑酮类和水杨酸盐制剂最为常见;②磺胺药,其中以长效磺胺为多;③镇静催眠药及抗癫痫药,其中以巴比妥类较多;④抗生素类,其中以青霉素及头孢类多见;⑤抗毒素及血清制品,常见破伤风抗毒素及狂犬疫苗;⑥中药也可以引起药疹,将其作为一大类药物,其在药疹中有一定比例。

不同个体对药物反应的敏感性差异较大,同一个体在不同时期,对药物的敏感性也不尽相同。与遗传因素、过敏体质、某些酶的缺陷,机体病理或生理状态的影响有关。

【发病机制】

1. 变态反应　多数药疹由变态反应引起。药物及其代谢分解产物为抗原或半抗原物质,进入机体后,在体内引起体液性免疫和细胞性免疫或两者兼有,其产生的炎性介质引起组织的损伤或机体生理功能障碍。由于药物化学结构的差异及体内代谢的复杂性,病人对药物反应形式也不完全相同。

与药疹有关的变态反应包括:①Ⅰ型变态反应(即刻型变态反应、含有 IgE 抗体),如药物引起的过敏性休克、血管性水肿、荨麻疹等;②Ⅱ型变态反应(细胞毒型反应),如奎宁、磺胺类药物等引起的血小板减少性紫癜、溶血性贫血、粒细胞减少等;③Ⅲ型变态反应(免疫复合物型变态反应),如药物引起的血清病样综合征、血管炎型药疹等;④Ⅳ型变态反应(迟发型变态反应):由致敏淋巴细胞介导,如药物引起的湿疹样型及麻疹样型药疹。由于变态反应性药疹机制复杂,有时可有数种反应混合出现。

由变态反应性引起的药疹具有如下特点:①药疹只发生于少数有特异性体质的用药者,对大多数人不出现反应。②有一定的潜伏期,首次用药一般要经过 4~20 天的潜伏期,平均 7~9 天;已过敏者若重复用药,则在数分钟至 24 小时内出现皮疹。③皮疹形态各异,很少有特异性(固定性药疹除外),一种药物在不同时期可发生相同或不同类型的药疹;同种类型的药疹也可由多种药物引起。④药疹病人可产生交叉过敏和(或)多价过敏。⑤抗过敏药物及糖皮质激素治疗有效。⑥病程有一定的自限性。⑦变态反应与药物剂量无一定的相关性。

2. 毒性作用 ①过量反应,如长期使用碘、溴、甲氨蝶呤等药物或剂量过大,或有肝肾功能障碍,药物易在体内蓄积,产生毒性作用;②累积毒性,如砷剂在体内蓄积可使皮肤色素沉着或角化过度,甚至可发生皮肤癌。

3. 光感作用 某些药物如磺胺类、四环素族、酚噻嗪类、氯丙嗪、口服避孕药、灰黄霉素等进入机体后,经日光或紫外线照射可转变为抗原性物质引起光变态反应性药疹。另一类为光毒性反应,即光敏性药物通过内服、外用等途径进入皮肤,并接受超量日光照射或虽为常规照射剂量,但皮肤含有光敏物质时由于光动力作用而发生能量传递,致皮肤表面出现急性损伤性反应。

另外,某些药物直接诱导炎症介质的释放,酶缺陷或抑制均可导致药疹。

【临床表现】

药疹的临床表现复杂多样,常见以下类型。

1. 固定性药疹 为直径1~4cm的圆形或椭圆形水肿性紫红色斑,一个或数个,边缘清楚。炎症剧烈者其上可发生水疱或大疱,停药1~2周后皮疹逐渐消退,留有特征性的灰褐色色素沉着,如再用该药皮疹可在原处复发或在他处出现新的皮疹(图10-9、图10-10)。损害可发生在任何部位,但多见于皮肤黏膜交界处。一般全身症状较轻,局部有瘙痒或灼痛感。此型药疹常由磺胺类、解热镇痛剂或巴比妥类引起,为常见的一型。

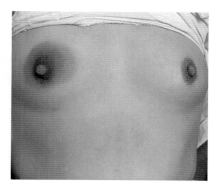
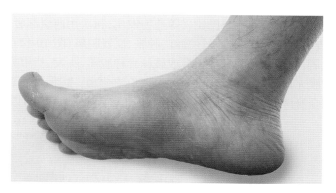

图 10-9 固定性药疹　　图 10-10 固定性药疹

2. 麻疹样型或猩红热样型药疹 发病较突然,常由面颈部开始出现针头大小的红斑或丘疹,迅速向躯干蔓延,散在或密集对称分布,皮疹类似麻疹,严重者可泛发全身,皮疹互相融合形成弥漫性红斑,局部肿胀,类似猩红热的皮疹(图10-11)。可有发热、头痛、乏力、白细胞增高等全身症状,一般症状较轻,无麻疹或猩红热的其他特征。停药后1周左右皮疹逐渐消退出现糠秕状脱屑,病程1~2周。多由解热镇痛剂、青霉素类、磺胺类、巴比妥类等药物引起。若不及时治疗,可发展为重型药疹(图10-12)。

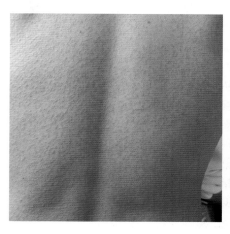
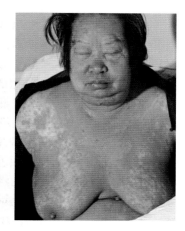

图 10-11 麻疹-猩红热样性药疹　　图 10-12 红皮病型药疹

3. 荨麻疹型药疹　多由青霉素、血清制品、呋喃唑酮及水杨酸盐等引起。出现大小不等、形态不一的风团，发生与急性荨麻疹相似的症状，并可出现血清病样反应，有发热、关节疼痛、淋巴结肿大或蛋白尿。风团消退缓慢，持续时间较长。

4 多形红斑型药疹　多由磺胺类、解热镇痛类及巴比妥类等引起。临床表现与多形红斑相似，皮损为豌豆至蚕豆大圆形或椭圆形水肿性红斑、丘疹，境界清楚，中心呈紫红色，出现虹膜样或靶形损害，常有水疱。多对称分布于四肢伸侧、躯干，伴有瘙痒，常累及口腔及外生殖器黏膜，可伴疼痛。皮疹可泛发全身，在红斑、丘疹、水疱的基础上出现大疱、糜烂及渗出。在口腔、眼部、肛门、外生殖器等腔口部位出现红斑、丘疹、水疱、大疱、糜烂及渗出，疼痛剧烈，可伴高热、外周血白细胞增多、肝肾功能损害及继发感染等，称为重症多形红斑型药疹(图 10-13)。为重型药疹之一，病情凶险，可致死亡。

5. 大疱性表皮松解型药疹　为药疹中最严重的一型，多由磺胺类、巴比妥类、保泰松及卡马西平等药物引起。常于面、颈、胸壁、腹股沟处出现紫红色斑片，并于红斑表面迅速出现松弛性大疱，形成大面积的表皮坏死松解，表皮剥脱后出现鲜红色糜烂面，类似浅Ⅱ度烫伤，尼氏征阳性，皮损处疼痛及触痛明显。病人有发热、乏力、咽痛、腹泻等严重的全身症状。口、鼻、眼、呼吸道及消化道黏膜糜烂或溃疡，睁眼及张口困难。严重者常因继发感染、肝肾功能障碍、水电解质紊乱、内脏出血或氮质血症而死亡。

6. 剥脱性皮炎型药疹　系重型药疹之一，多因长期服用阿司匹林、柳氮磺吡啶、酮康唑、奎尼丁、磺胺类、卡托普利及苯巴比妥等药物发生，初次用药引起者，潜伏期多在 20 天以上。病情呈进行性加剧，表现为全身皮肤弥漫性潮红、肿胀、反复脱屑(图 10-14)。3 周左右肿胀消退，开始出现糠秕状或叶状脱屑，手足部皮肤呈破手套或破袜套样脱落，头发、指甲亦可脱落，口腔黏膜可起疱糜烂、进食困难，眼结膜充血、水肿、畏光，重者可出现角膜溃疡。病程可迁延数月。在病程中常有不规则发热、畏寒或并发全身淋巴结肿大、中毒性肝炎、支气管肺炎，严重者可因继发感染或全身衰竭而死亡。

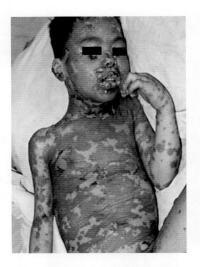 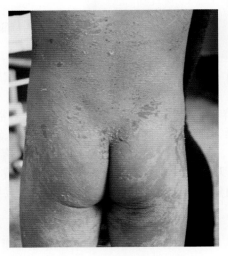

图 10-13　重症多形红斑型药疹　　　　图 10-14　剥脱性皮炎型药疹

7. 其他　除上述几种常见的和严重类型的药疹外，还有紫癜型、湿疹样型、痤疮型、光感皮炎型、血管炎型、扁平苔藓样型、玫瑰糠疹型药疹。此外，避孕药引起的黄褐斑，氯丙嗪引起的色素沉着，肼屈嗪引起的红斑狼疮综合征，D- 青霉胺引起的天疱疮样皮疹，苯妥英钠引起的假性淋巴瘤综合征等也颇常见。

【诊断与鉴别诊断】

诊断依据：①有明确用药史；②有一定的潜伏期；③各型药疹的典型临床表现；④瘙痒明显；⑤排除与皮损相似的其他皮肤性病及发疹性传染病。应与下列疾病进行鉴别诊断：

1. 麻疹　为麻疹病毒感染所致，有发热、畏光、流泪、咳嗽，颊黏膜可见 Koplik 斑，皮疹发生顺序为耳后发际，然后颈部，再到上肢躯干及下肢，无明显瘙痒。

2. **猩红热** 为溶血性链球菌感染所致急性传染病,有发热,咽痛,白色、红色杨梅舌,口周苍白圈,皮肤皱褶处可见 Pastia 线,无明显瘙痒。

3. **金黄色葡萄球菌性皮肤烫伤样综合征** 为金黄色葡萄球菌引起的急性化脓性皮肤病,多发生于 3 个月以内的婴儿或 5 岁以内的儿童,常有高热,皮肤广泛红斑、水疱,表皮大面积剥脱呈烫伤样外观,Nikolsky 征阳性,触痛明显,全身症状严重,无用药史,抗生素治疗有效。

4. **生殖器疱疹及硬下疳** 为性传播疾病,有不洁性接触史,病原学检查有助于鉴别诊断。

【治疗】

治疗应遵循以下原则:①停用致敏药物及可疑致敏药物,慎用结构相似的药物。如病人接受多种药物治疗,准确判断致敏药物较为困难,应根据病人过去用药史、有无药疹史、此次用药与发病的关系及所发疹型最常由何种药物引起等加以综合分析判断。②促进体内药物排泄。③尽快消除药物反应。④防治并发症及支持疗法。

(一) 轻型药疹

一般给予抗组胺剂、维生素 C 等。必要时给予中等剂量泼尼松 30~60mg/d,待皮疹消退后逐渐减量至停药。局部治疗:若以红斑、丘疹为主,可外用炉甘石洗剂、糖皮质激素霜剂;如有糜烂、渗出时,可用 3% 硼酸或 0.1% 依沙吖啶溶液湿敷,每日两次,渗出减少后外用油剂。

(二) 重型药疹

应及时抢救,减少并发症及后遗症,加强护理,降低死亡率。

1. **及早足量使用糖皮质激素** 是降低死亡率的前提。一般可按相当于泼尼松 1.5~2.0mg/(kg·d) 的剂量给予氢化可的松、地塞米松或甲泼尼龙,分两次静脉滴注,必要时采用大剂量糖皮质激素冲击疗法,甲泼尼龙 250~500mg/d,连用 3 天,冲击量后糖皮质激素用量相当于泼尼松 1~2.0mg/(kg·d)。尽量在 24 小时内均衡给药。若糖皮质激素足量,病情应在 3~5 天内控制;否则应加大糖皮质激素用量,待皮疹颜色转淡,无新发皮疹,体温下降,症状缓解后可逐渐减量。

2. **预防和治疗感染及并发症** 是降低死亡率的关键。①选用抗生素时,应注意避开易产生过敏的药物,注意交叉过敏或多价过敏,根据细菌培养及药敏试验结果选用抗生素;②注意真菌感染的可能;③若伴发肝脏损害,应加强保肝疗法;④注意电解质紊乱并及时予以纠正;⑤若有粒细胞减少、贫血、衰竭等,可少量多次输血;⑥注意眼睛护理,定期冲洗,减少感染,防止结膜粘连;⑦注意大剂量糖皮质激素引起的不良反应。

3. **静脉滴注免疫球蛋白(IVIg)** 一般每天 5~20g,连用 3~5 天。其可能的机制包括直接提供中和性抗体和抗毒素;与补体结合,阻断补体介导的经典途径和替补途径;调节机体中细胞因子水平;清除免疫复合物。在病程早期应用效果好,可有效缓解全身症状,遏制病情发展。同时也应注意其不良反应,包括发热、面红、头痛、肌痛、超敏反应,以及心血管、血液、肾脏不良反应,无菌性脑膜炎等。

4. **加强护理及支持疗法** 是缩短病程、保障治疗成功的重要措施。注意房间的消毒、隔离措施,加强对皮肤、口腔、鼻腔、眼和外生殖器的清洁和护理工作。给予高蛋白和多种维生素饮食,必要时给予能量合剂,输血及血浆或蛋白可维持体内的胶体渗透压,有效减少渗出。

5. **局部治疗** 根据皮损情况选择适当的治疗方案。①对皮损面积广、糜烂渗出重者,应注意保暖,每天更换无菌床单、被罩。②对红肿伴有渗出的皮损,用 3% 硼酸溶液或生理盐水湿敷,根据渗出程度,间断或连续湿敷;渗出减少时改用 0.5% 新霉素糊剂或软膏纱布敷贴,每天换药一次。③大疱性表皮松解型药疹的糜烂面,以暴露干燥和创面湿敷交替为宜,可暴露于温度适宜且干燥的专用灯箱,适当湿敷。

【预防】

药疹为医源性疾病,因此,做好预防工作尤为重要。在临床工作应注意:①用药前应仔细询问病人既往有无药物过敏史,避免应用已知过敏药物及与过敏药物结构相似的药物。②青霉素、链霉素、普鲁卡因、破伤风抗毒素等使用前要按照规定进行皮试。③应详细告知病人致敏药物及同类药物的名称,并记录在病历中,或建立病人药物禁忌卡,并嘱病人牢记,每次就医时应告诉医生勿用该药。④医生治疗用药应有的放矢,避免滥用、乱用;注意药疹的早期警告症状,如有瘙痒、红斑、胸闷、气喘、发热、全身不适等症状出现时,应立即停用可疑药物。

本章小结

　　急性荨麻疹多与食物、感染及药物有关,慢性荨麻疹则不易找到病因,皮损特点为瘙痒性风团伴红晕,此起彼伏,单一风团多在 24 小时内消退,不留任何痕迹,严重者可有低血压、呼吸困难及过敏性休克样反应。同时,注意与荨麻疹性血管炎相鉴别,后者皮疹风团持续时间长,伴低补体血症、关节炎等症状。急性荨麻疹的治疗应积极寻找并去除病因,治疗以抗组胺药为主,重者须加用糖皮质激素。

　　丘疹性荨麻疹好发于儿童及青少年的腰、臀部和四肢,典型皮疹为纺锤形风团样水肿性红斑,中央有丘疱疹、水疱或大疱,多与节肢动物叮咬有关,有明显的季节性,瘙痒明显。临床上要注意与水痘相鉴别,后者为水痘 - 带状疱疹病毒引起的主要以丘疱疹、水疱为特征同时伴发热等全身症状的传染性疾病。治疗上口服抗组胺药、外用炉甘石洗剂及糖皮质激素霜剂。

　　药疹有明确的用药史和一定的潜伏期;临床表现多种多样,皮损常突然发生,对称、泛发,进展快,炎症显著,多伴瘙痒;同一药物可以引发不同疹型的药疹,同一疹型的药疹可由不同药物引起;严重者伴内脏损害;治疗应停用致敏药物,重型药疹应及早足量使用糖皮质激素,静脉滴注免疫球蛋白(IVIg),积极预防和治疗感染等并发症,同时加强护理及支持疗法。

病例讨论

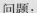
病例讨论

　　病人,男,42 岁,上唇皮肤反复出现"红斑"伴瘙痒半年。半年前因感冒口服抗感冒药(具体不详)后约 1 周上唇出现红斑,伴瘙痒,经抗过敏治疗后红斑消退,但留有灰色斑。此后每次口服感冒药上唇均发生类似皮疹,1 天前皮疹再次复发,故来诊。既往健康。一般情况良好,未触及肿大浅表淋巴结,上唇胡须部位境界清楚的水肿性灰红色斑,表面无水疱、糜烂、破溃等,尼氏征阴性。

　　问题:
　　1. 本病最可能的诊断是什么?
　　2. 诊断本病的依据是什么?
　　3. 引起该疾病的常见药物有哪些?
　　4. 本病皮疹最常发生在哪些部位?

扫一扫,测一测

思考题

　　1. 简述荨麻疹的临床分型及临床特点。
　　2. 简述药疹的诊断要点。
　　3. 引起药疹的常见药物有哪些?

(孔祥明)

笔记

第十一章 物理性皮肤病

学习目标

1. 掌握 日晒伤、夏季皮炎、痱子、冻疮、鸡眼与胼胝、手足皲裂的临床表现、诊断与防治。
2. 熟悉 蔬菜日光性皮炎、多形日光疹的临床表现、诊断与防治。
3. 了解 各种物理性皮肤病的病因与发病机制。

皮肤是人体最易受外界环境因素影响的器官,由光线、温度、机械刺激等物理因素引起的皮肤病,称为物理性皮肤病。

第一节 光线性皮肤病

光线按照波长由短到长依次分为γ射线、X线、紫外线(ultraviolet,UV;200~400nm)、可见光(400~760nm)、红外线(760~1800nm)、微波等。日光包含紫外线、可见光和红外线。按照波长不同,紫外线又细分为短波紫外线(UVC,200~290nm)、中波紫外线(UVB,290~315nm)和长波紫外线(UVA,315~400nm)。全部UVC和部分UVB被臭氧层和大气吸收,不能到达地表。残余的UVB和UVA是光线性皮肤病的主要致病光线。光线的波长与穿透力呈正相关,波长越长,穿透力越强,而能量越小;UVB只能达到表皮基底层,强烈照射能引起表皮坏死和色素沉着,UVA可穿过表皮作用于真皮浅层,造成皮肤老化。

光线性皮肤病(photodermatoses)是经日光等光线照射后所引起的急性或慢性皮肤损害。

一、日晒伤

日晒伤(sunburn)又称日光性皮炎(solar dermatitis),是由于强烈日光照射后,曝晒部位出现的急性光毒性皮炎。

短时间内强烈日光照射所致,任何人均可发病;曝光部位出现境界清楚的红斑、水疱,自觉瘙痒、灼痛;多于1~2日或1周内恢复。

【病因与发病机制】

常由超过自身耐受剂量的中波和长波紫外线照射引起,以中波紫外线为主。强烈的紫外线过度照射使细胞中蛋白质和核酸吸收大量紫外线,产生一系列生化反应,造成表皮角质形成细胞坏死,释放前列腺素、白细胞介素和激肽等炎症介质导致真皮血管扩张,组织水肿,渗出增加,出现红肿、疼痛。同时黑色素前体一过性出现和色素合成加速,引起色素沉着。炎症反应的程度与肤色深浅、照射时间和范围、光线的强弱以及体质不同等有关。

117

【临床表现】

春夏季多见,好发于儿童、妇女、海水浴、水面作业者及浅肤色人群。于日晒后 2~6 小时出现皮损,至 24 小时后达到高峰。日晒部位皮肤出现境界清楚的水肿性红斑,重者出现淡黄色浆液性水疱、大疱及糜烂(图 11-1),伴有瘙痒、灼痛,皮损广泛者可有发热、畏寒、头痛、乏力、恶心、呕吐等全身症状。轻者 1~2 天后逐渐消退,遗留脱屑及色素沉着,重者约需 1 周才能恢复。

【诊断与鉴别诊断】

有强烈日光曝晒史,与季节有明显关系,局部皮肤出现红肿或水疱,自觉烧灼感或疼痛。需与接触性皮炎进行鉴别,后者有接触刺激物史,与日晒无关,可发生于任何季节,皮损发生于刺激物接触处。

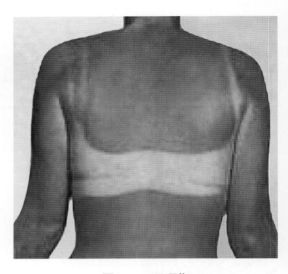

图 11-1　日晒伤

【治疗与预防】

治疗以消炎、镇痛、安抚为原则。轻症晒伤一般不需特殊处理,局部可外用炉甘石洗剂、糖皮质激素霜剂、2.5% 吲哚美辛溶液、10% 苯唑卡因霜,有渗出者可用 3% 硼酸溶液、冰牛奶、生理盐水冷湿敷。全身治疗可口服抗组胺药物、维生素 C、非甾体类抗炎药,病情严重者可口服糖皮质激素,如泼尼松 10mg/ 次,3 次 / 日。

经常参加户外锻炼,提高皮肤对日光的耐受性,避免日光曝晒,外出可外涂 5% 对氨基苯甲酸霜、5% 二氧化钛霜、10% 氧化锌霜等,亦可根据自身情况选择合适的市售防晒霜。

二、蔬菜日光性皮炎

蔬菜日光性皮炎又称植物日光性皮炎(phytophotodermatitis),是由于病人食用大量有光感性的蔬菜,经日晒后在皮肤上引起的急性光毒性炎症反应。

发病与体质、食用大量光感性蔬菜及长期日晒相关,面部、手背、前臂等处出现显著的非凹陷性水肿,伴瘙痒、灼热。

【病因与发病机制】

尚不清楚。本病的发生可能与体质、光感性植物和日晒三者同时作用有关。有内脏疾病者(如肝肾疾病、内分泌障碍等)易发病。引起本病的蔬菜常有灰菜、小白菜、苋菜、香椿、萝卜叶、油菜、芥菜、甜菜、马兰头、菠菜、猪毛菜、马齿苋、莴苣、荞麦、木耳等。

【临床表现】

夏季多见,女性多于男性,突然起病,潜伏期数小时到 1~2 天,发生于曝光部位如面部、手背、前臂等处。表现为非凹陷性水肿,质地坚实而发亮,双眼脸肿胀,不能睁开,口唇外翻,皮肤呈弥漫性轻微潮红或呈紫红色,有瘀点或瘀斑、丘疹、水疱等(图 11-2、图 11-3),严重者可见大疱或血疱,甚至糜烂、溃疡、坏死。溃疡愈合后形成瘢痕,遗留色素沉着。自觉灼热、麻木、紧张、蚁走感、胀痛、刺痛或瘙痒。少数可有发热、头昏、头痛、食欲缺乏、恶心、呕吐、腹泻,甚或谵语、昏迷等全身症状。病程有自限性,轻者 1 周消退,重者 2~3 周或更长时间才能恢复。少数病人来年食用相同蔬菜后再发。

【实验室检查】

白细胞总数增多,嗜酸性粒细胞增加。尿蛋白阳性,部分病人尿卟啉检查阳性。

【诊断与鉴别诊断】

根据发病季节、发病前有过量食用光感性蔬菜和强烈日光曝晒史,日晒部位出现非凹陷性水肿性红斑、表面有瘀点或瘀斑、丘疹、水疱等,夏季多见,有自觉症状和全身症状等即可诊断。需与接触性皮炎、烟酸缺乏症等进行鉴别。

【治疗与预防】

一般病例可给予口服抗组胺类药物、B 族维生素、维生素 C 和烟酸等。肿胀明显者应用利尿药,

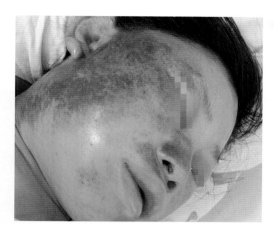

图 11-2 蔬菜日光性皮炎

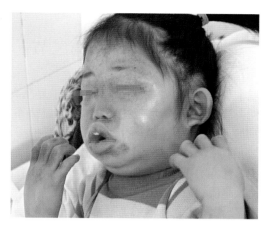

图 11-3 蔬菜日光性皮炎

病情严重者应及时、足量应用糖皮质激素。局部治疗:急性期红肿明显者选用炉甘石洗剂,渗出多时用 3% 硼酸溶液冷湿敷。避免过多食用光感性植物,避免长期强烈日光曝晒。

三、多形日光疹

多形日光疹(polymorphous light eruption)是季节性反复发作、具有多形性皮损的慢性光变态反应性皮肤病。

【病因与发病机制】

目前认为本病是一种日光诱发的迟发型变态反应性皮肤病,致病光谱较宽,包括 UVB、UVA 和可见光。其发生也可能与遗传、内分泌改变、免疫学异常、微量元素、代谢异常和氧化损伤等有关。

【临床表现】

发病有明显的季节性,一般发生于春季和夏季。中青年女性的曝光部位如面部、颈部、前胸"V"形区、手背和前臂伸侧多见,皮损呈多形性,常见的有小丘疹、丘疱疹,水肿性红斑、大丘疹或斑块(图 11-4),常以一种皮损为主。自觉瘙痒,多无全身症状。秋冬季节可自然减轻,来年春季再发,可持续多年,由于反复发作,皮损可累及非曝光部位。

【诊断与鉴别诊断】

根据好发季节,典型临床表现,特别是皮损多形性,但以某一类型为主,紫外线红斑反应试验异常(反应高峰出现时间晚、反应强度高、持续时间

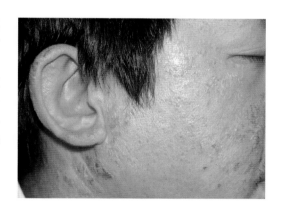

图 11-4 多形日光疹

长、反应消退时出现丘疹、反应消退后无色素沉着),光激发试验阳性(两倍红斑量 UVB 照射同一部位,每日 1 次,连续 3 天,可诱发皮损),部分病人光斑贴试验阳性等特点可以诊断。本病应与湿疹、接触性皮炎、盘状红斑狼疮、烟酸缺乏症等进行鉴别。

【治疗与预防】

内服药物以口服抗组胺药为主,但应避免使用氯苯那敏、异丙嗪等光敏药物;症状明显、反复发作者可口服氯喹或羟氯喹、烟酰胺、β 胡萝卜素;严重者可口服糖皮质激素或硫唑嘌呤。外用药物应根据皮损性质和部位选用药物及剂型,可外用糖皮质激素,但应避免使用焦油类等潜在光敏物质。

应避免曝晒,外出时可应用遮光剂,防止紫外线过度照射;易感者,也可在每年春季发病之前进行预防性光疗,先用小剂量紫外线照射皮肤或短时间日光浴疗法,以后逐渐增加剂量以提高皮肤对光线的耐受力。

画廊:多形日光疹

第二节 夏 季 皮 炎

夏季皮炎(dermatitis aestivale)是由于夏季高温引起的一种季节性炎症性皮肤病。好发于夏季高温、湿热季节,成年女性多见,表现为四肢伸侧和躯干的红斑、丘疹、丘疱疹,伴剧烈瘙痒。

【病因】

持续高温、闷热引起发病,病情与气温和湿度密切相关,特别是持续高温、高湿时发病增多。

【临床表现】

好发于成年人,女性多见,均在夏季发病,气温下降或至秋凉后自然消退。常累及四肢伸侧和躯干,尤以双胫前多见,对称分布,皮损初起为点状红斑,小丘疹,继之出现丘疱疹,瘙痒剧烈,搔抓后出现抓痕、血痂,皮肤肥厚及色素沉着,无糜烂及渗出(图 11-5)。可于每年夏季复发。

【诊断与鉴别诊断】

根据夏季发病,病情变化与气候有明显关系,四肢伸侧和躯干出现红斑、丘疹、丘疱疹、抓痕、血痂,皮肤肥厚及色素沉着等,剧烈瘙痒即可诊断。本病应与痱子、夏季瘙痒症等疾病鉴别。

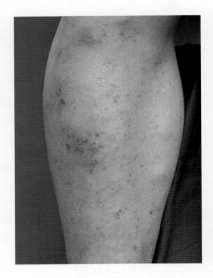

图 11-5 夏季皮炎

【治疗与预防】

局部治疗以清凉、止痒为主,可外用 1% 薄荷炉甘石洗剂、1% 薄荷酒精及糖皮质激素霜剂。瘙痒剧烈者可口服抗组胺类药物。保持室内良好通风和散热,使室温不要过高,衣着宽大透气,保持皮肤清洁干燥。

第三节 痱 子

痱子(miliaria)亦称粟粒疹、汗疹,是由于在温热环境中汗液分泌多而排出障碍所形成的一种表浅性、炎症性皮肤病。

好发于夏季高温闷热的环境,可分为白痱、红痱、脓痱及深痱,重者有全身症状,脱离高温环境可很快痊愈。

【病因与发病机制】

在高温闷热环境下出汗过多、角质层浸渍肿胀,汗管变窄或阻塞,汗液排泄受阻,汗管内压力增高致汗管破裂,汗液外渗周围组织引起刺激和炎症。此外,皮肤表面葡萄球菌、微球菌大量繁殖参与发病。

【临床表现】

依据汗管损伤和汗液溢出部位的不同可分以下四种类型。

1. 白痱 又称晶形粟粒疹(miliaria crystallina),由汗液在角质层或角质层下汗管溢出引起。好发于卧床不起、术后体虚、高热病人的躯干和间擦部位。皮损为成批出现的针尖至针头大小的浅表透明水疱,表面无潮红,疱壁薄容易破裂。无自觉症状或有轻微瘙痒。1~2 天内吸收,遗留极薄的细小鳞屑。

2. 红痱 又称红色粟粒疹(miliaria rubra),由汗液在表皮螺旋形的汗管处溢出引起。可发于除掌跖外的身体任何部位,尤以额、颈、躯干处为甚。皮损为密集排列的针头大小丘疹、丘疱疹,周围绕以红晕。伴有瘙痒和灼热感,搔抓后可致皮肤破损和继发感染如毛囊炎、疖等。

3. 脓痱 又称脓疱性粟粒疹(miliaria pustulosa),多由红痱发展而来。好发于幼儿皮肤皱襞处及头颈部。皮损为针头大的浅表脓疱或丘脓疱疹,细菌培养常为阴性。

4. 深痱　又称深部粟粒疹(miliaria profunda),阻塞的汗管在真皮 - 表皮交界处破裂,表皮汗管常被反复发作的红痱破坏使汗液阻塞在真皮内而发生。多累及热带地区反复发生红痱者。好发于躯干,也可波及肢体和面部。皮损为密集的、与汗孔一致的非炎性丘疱疹,出汗时皮疹增大,皮肤可因汗腺导管阻塞而致出汗不畅或无汗。

【诊断与鉴别诊断】

根据发病季节、典型皮损等可以确诊。本病需与夏季皮炎、急性湿疹等进行鉴别。

【治疗与预防】

夏季应保持通风降温,减少出汗,保持皮肤清洁干燥。避免搔抓,防止感染。外用药物以清凉、收敛、止痒为原则,沐浴后外用痱子粉或含有薄荷、樟脑成分的粉剂、洗剂,脓痱可外用 2% 鱼石脂炉甘石洗剂、黄连扑粉。瘙痒明显者可口服抗组胺药,脓痱外用治疗效果不佳可口服抗生素,也可服用清热、解暑、化湿的中药(如金银花、地骨皮等)。

第四节　冻　疮

冻疮(pernio)是机体受到寒冷侵袭后,发生在末梢部位的局限性红斑炎症性疾病。

寒冷季节暴露部位发生的局限性瘀血性水肿性红斑、紫红斑,病人多有末梢循环较差或手足多汗的体质,天气转暖后可自愈。

【病因与发病机制】

病人多有末梢循环较差或手足多汗的体质。受寒后小动脉收缩,组织缺氧导致细胞损伤;久之血管麻痹而扩张,静脉淤血,毛细血管扩张,渗透性增加,血浆渗入组织间隙而发病。自主神经功能紊乱、营养不良、贫血、内分泌障碍、慢性中毒或感染、鞋袜过紧和缺乏运动等均可诱发或加重病情。

【临床表现】

本病易发于初冬及早春季节。各年龄组均可发病,多见于儿童、妇女、缺少活动或末梢血液循环不良的人。好发于手指、手背、足趾、足背、足跟、面颊、耳郭、鼻尖等肢端和暴露部位,皮损为局限性红色或紫红色瘀血性水肿性红斑,境界不清,压之褪色,触之冰凉,损害严重者可发生水疱,破溃后形成糜烂或溃疡,愈合后留有色素沉着或萎缩性瘢痕(图 11-6)。自觉有痒感和肿胀感,瘙痒受热后加剧,有溃疡者自觉疼痛。天气转暖后可自愈,来年容易在同一部位反复发作。

【诊断与鉴别诊断】

根据冬季发病,好发于肢端和暴露部位,皮损为局限性红色或紫红色瘀血性水肿性红斑,皮温低,可出现水疱及溃疡即可诊断。本病应与多形红斑等疾病鉴别。

图片:冻疮

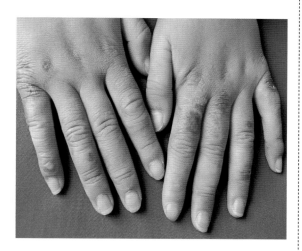

图 11-6　冻疮

【治疗与预防】

以消炎、消肿、促进循环为原则。口服血管扩张剂,如烟酸、硝苯地平等。未破溃者可用复方肝素软膏、多磺酸黏多糖乳膏、维生素 E 软膏、10% 樟脑软膏、10% 樟脑醑和辣椒酊涂搽,有溃疡者可外用 5% 硼酸软膏、红霉素软膏、2% 莫匹罗星软膏,同时配合音频电疗,或氦 - 氖激光局部照射。加强体育锻炼,促进血液循环,提高机体对寒冷的耐受性;加强营养,高蛋白及维生素丰富的饮食;注意保暖,保持皮肤干燥。

第五节　鸡眼与胼胝

　　鸡眼（clavus）与胼胝（callus）是皮肤局部长期受压或摩擦而引起的角质增生性损害。

　　发病均与长期压迫和摩擦相关。鸡眼好发于足跖前中部及趾缘，为圆锥形角质栓，垂直压痛明显；胼胝多见于手足，为局限性角质肥厚性斑块。

【病因】

　　因长期机械性摩擦和压迫导致角质层过度增生。

【临床表现】

　　1. 鸡眼　皮损为针头至黄豆或更大的倒圆锥状嵌入真皮的淡黄或深黄色角质栓，其下有一层灰白色薄膜即鸡眼滑囊，表面光滑稍透明，与皮面平或稍隆起，境界清楚（图 11-7）。若用刀削去表面的角质物，中央可见一坚硬的角质栓，周围有一透明的淡黄色环，形似鸡眼。垂直压痛明显。好发于足跖前中部、小趾外侧或趾内侧，行走时可发生顶撞样疼痛。多见于成人。

　　2. 胼胝　皮损为境界不清的淡黄色或蜡黄色扁平或稍隆起的局限性角质肥厚，质硬，表面光滑，皮纹清晰，稍透明，中厚边薄（图 11-8）。好发于手足，常对称发生。一般无自觉症状，严重时可有压痛。

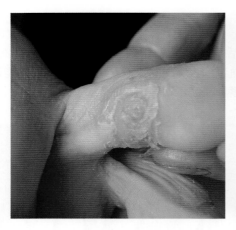

图 11-7　鸡眼

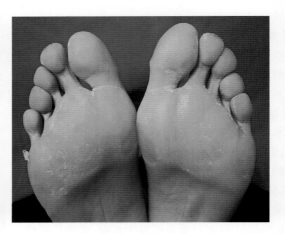

图 11-8　胼胝

【诊断与鉴别诊断】

　　鸡眼根据好发部位，倒圆锥状角质栓，垂直压痛明显易于诊断。胼胝则主要根据受压部位局限性角质肥厚斑块进行诊断。本病应与跖疣鉴别。

【治疗与预防】

　　鸡眼可泡洗后外用鸡眼膏、40% 尿素软膏、50% 水杨酸软膏，但应保护周围正常皮肤，亦可用液氮冷冻、电烙、二氧化碳激光及手术切除等。胼胝具有一定保护作用，一般无须治疗。皮损较厚者可外用 25% 水杨酸火棉胶或 0.3% 维 A 酸软膏。也可定期用手术刀修削，尽量避免摩擦和挤压，鞋应适足。

第六节　手 足 皲 裂

　　手足皲裂（rhagadia manus et pedis）指由多种原因引起的手足部皮肤干燥和裂隙，既可是一种独立的疾病，也可是一些皮肤病的伴随症状。多见于寒冷干燥季节，体力劳动者及老年人多见，好发于掌跖角质层较厚的部位，可分为三度。

【病因】

病因分为内、外因素。内因主要为手足皮肤尤其是掌跖部位角质层较厚且无皮脂腺,缺乏皮脂润泽保护;或老年人、鱼鳞病等造成皮肤干燥,角质增厚。外因主要为物理性,如干燥、摩擦、外伤等;化学性,如酸、碱、有机溶媒等;生物性,如真菌感染等。

【临床表现】

好发于指屈面、手掌、足跟、足跖外侧等。皮肤干燥,肥厚,可见沿皮纹方向发生深浅、长短不一的裂隙(图 11-9、图 11-10)。根据裂隙深浅程度可分为三度:一度仅达表皮,无出血、疼痛等症状;二度深入真皮浅层而有轻度刺痛,但不引起出血;三度深入真皮和皮下组织,引起出血和疼痛。常见于体力劳动者及老年人,寒冷干燥季节多见。

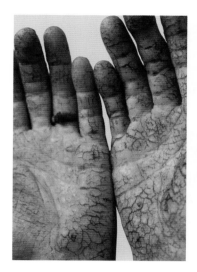
图 11-9 双手皲裂

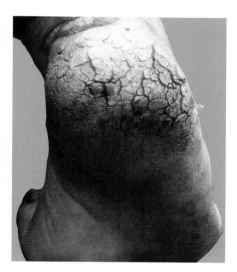
图 11-10 足皲裂

【诊断与鉴别诊断】

发生于手足皮肤,秋冬季发病,局部皮肤干燥,肥厚,可见深浅不一的皮肤裂隙,伴有程度不一的疼痛等,诊断不难。本病应与手足癣、掌跖角化病鉴别。

【治疗与预防】

防治结合,防重于治。防治措施:冬季外用油脂保护,注意保暖;尽量减少摩擦,避免物理、化学刺激;对并存的手足癣、湿疹和鱼鳞病等进行治疗;局部外搽 15% 尿素软膏、1% 尿囊素乳膏、10% 水杨酸软膏、0.1% 维 A 酸软膏、氧化锌硬膏等。严重者先用热水浸泡患处,再用刀片将增厚的角质层削薄,然后用药。

本章小结

日光性皮炎好发于儿童和妇女,有强烈日晒史,表现为境界清楚的红斑、水疱,自觉瘙痒、灼痛。蔬菜日光皮炎与体质、食用光感性蔬菜及日晒相关,面部、手背、前臂等处出现显著的非凹陷性水肿,伴瘙痒、灼热。多形性日光疹好发于春季初夏,中青年女性曝光部位的红斑、丘疹、斑块,常以一种皮损为主,反复发作,慢性经过,重者可累及非曝光部位。防治应避免长时间强烈日光曝晒,避免过多食用光感性蔬菜,口服抗组胺药、羟氯喹、烟酰胺、β 胡萝卜素,外用炉甘石洗剂或糖皮质激素霜剂,重者则需全身应用糖皮质激素和(或)硫唑嘌呤等。

夏季高温、湿热环境可致夏季皮炎和痱子,前者多见于成年女性,表现为四肢伸侧和躯干的红斑、丘疹、丘疱疹,剧痒;后者可分为白痱、红痱、脓痱及深痱。冻疮病人多有末梢循环较差或手足多汗的体质,寒冷季节在肢端和暴露部位发生局限性瘀血性水肿性红斑、紫红斑,天气转暖后可自愈。

　　鸡眼好发于足跖前中部及趾缘,为倒圆锥形角质栓,垂直压痛明显;胼胝多见于手足,为局限性角质肥厚性斑块。手足皲裂既可是一种独立的疾病,也可是其他皮肤病的临床表现之一。寒冷干燥季节,体力劳动者及老年人多见,好发于掌跖角质层较厚的部位。

病例讨论

　　病人,女,49岁。面颈部、双手足等曝光部位红肿、瘙痒2天。病人2天前进食"灰菜包子",1天前于户外运动后面颈部、双手足出现瘙痒、红肿等不适,皮损颜色渐加深。发病以来因瘙痒严重,影响睡眠。

　　问题:

　　1. 该病人的诊断是什么?

　　2. 对该病人如何治疗?

扫一扫,测一测

思考题

　　1. 简述日晒伤的临床表现及治疗原则。

　　2. 简述痱子的临床分型。

　　3. 简述鸡眼、胼胝、跖疣的区别。

(刘姝萍)

学习目标

1. 掌握　神经性皮炎、瘙痒症的临床表现、诊断、鉴别诊断及治疗。
2. 熟悉　痒疹的主要临床特点、诊断及治疗。
3. 了解　神经性皮炎、瘙痒症、痒疹的病因及发病机制。

第一节　神经性皮炎

神经性皮炎（neurodermatitis）又名慢性单纯性苔藓（lichen simplex chronicus），是一种以阵发性剧痒及皮肤苔藓样变为特征的慢性炎症性皮肤病。

【病因】

尚不完全明确。一般认为是大脑皮质兴奋和抑制功能失调所致。可能与个体素质、精神紧张、自主神经功能紊乱有关。病人常有失眠、头晕、疲劳、紧张、焦虑、烦躁、易怒等。另外，部分病人因内分泌紊乱、胃肠功能障碍、日晒、出汗、衣领摩擦、饮酒及进食辛辣等刺激性食物，也可诱发本病或使病情加重。

【临床表现】

临床分为局限性和播散性神经性皮炎两型。

1. 局限性神经性皮炎　多见于中青年，好发于易受摩擦的部位，如颈后、眼睑、肘关节伸侧、腰骶部，也可见于腕、踝、外阴等处（图12-1~图12-3）。初发时，局部皮肤感阵发性剧痒，无皮疹发生。反复搔抓、摩擦后出现成群针头至粟粒大扁平丘疹，三角形或多角形，逐渐融合成片，皮沟加深，皮嵴隆起呈苔藓样变。正常肤色或淡红褐色，表面光滑或有少量鳞屑，边缘清楚。常伴有抓痕、血痂及色素沉着。病程慢性，时轻时重，愈后易复发。

2. 播散性神经性皮炎　多见于中老年人，皮损形态特征与局限性相同。本病多先自颈部开始，苔藓化斑片渐播散全身。常因剧痒搔抓或机械性刺激而出现抓痕、血痂，或继发感染等，影响睡眠和工作。

【诊断与鉴别诊断】

根据阵发性剧痒、苔藓样变皮损、好发部位等易于

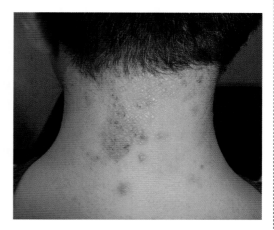

图 12-1　神经性皮炎（扁平皮疹）

125

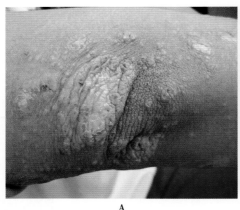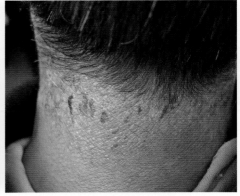

A B

图 12-2 神经性皮炎
A. 斑块；B. 后颈部。

诊断。本病应与下列疾病鉴别。

1. 成人期特应性皮炎 病人常有遗传过敏性家族史及婴儿湿疹病史，血清 IgE 及嗜酸性粒细胞增高。

2. 原发性皮肤淀粉样变 皮损好发于小腿伸侧，对称分布，粟粒至绿豆大小，坚实，棕褐色半球状丘疹，密集成片而不融合。组织病理有特异性变化，刚果红试验阳性。

3. 慢性湿疹 常有急性湿疹、亚急性湿疹演变过程，苔藓样变不如神经性皮炎显著，但浸润肥厚更加突出，常可见多形性损害。

4. 瘙痒症 仅有剧烈瘙痒，无原发损害，病程长者可发生苔藓样变。

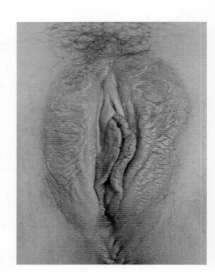

图 12-3 神经性皮炎（外阴部）

【治疗】

1. 一般治疗 做好卫生宣教，让病人了解本病发生的有关因素，避免过度劳累和精神紧张。阻断瘙痒—搔抓—瘙痒的恶性循环。消除环境中任何可能加重搔抓和摩擦动作的刺激因素。禁食酒类、咖啡、浓茶及辛辣刺激性食物，避免搔抓、摩擦、肥皂和热水烫洗。

2. 全身治疗 瘙痒剧烈者可给予抗组胺药及镇静剂，如赛庚啶 2~4mg/ 次，3 次 / 日，或桂利嗪 25mg/ 次，3 次 / 日，或多塞平 25mg/ 次，2 次 / 日，待瘙痒减轻后则可选用氯雷他定 10mg，1 次 / 日，或西替利嗪 10mg，1 次 / 日，或咪唑斯汀 10mg，1 次 / 日，维持一段时间。亦可选用地西泮 2.5~5mg 或艾司唑仑 1mg，睡前服。播散性病人可口服雷公藤多苷或行普鲁卡因静脉封闭疗法。

3. 局部治疗 外用糖皮质激素类乳膏、软膏、酊剂、硬膏。眼周的神经性皮炎外用糖皮质激素要谨慎，用药时间不宜太长，以免引起不良反应。对一般治疗无效，位于肘、膝、骶等处的顽固性、局限性皮损可行糖皮质激素局部封闭疗法。还可选用各种焦油类制剂和止痒剂，前者如 10% 黑豆馏油软膏、5%~10% 糠馏油、5% 松馏油软膏等，后者如 5% 苯唑卡因膏、1% 达克罗宁膏等外用。

4. 物理疗法 可酌情选用紫外线治疗、磁疗、药浴、矿泉浴等。

第二节 瘙 痒 症

瘙痒症（pruritus）是指仅有瘙痒症状而无原发性皮肤损害的皮肤病。

【病因】

病因比较复杂，一般分为全身性瘙痒和局限性瘙痒。全身性瘙痒症常与神经精神因素有关（如紧张、焦虑、恐惧、激动、忧郁和失眠等），还与某些全身性疾病（如糖尿病、胆汁性肝硬化、尿毒症、内脏恶性肿瘤、中枢神经系统肿瘤、结缔组织病）、妊娠、性传播疾病、药物反应、食物过敏、内分泌失调、性激素水平下降、气候改变（如湿度、温度）和化学性刺激（如肥皂、清洁剂等）有关。另外，贴身内衣、居住和工作环境等均可引起全身性瘙痒症。局限性瘙痒症病因有时与全身性瘙痒症相同。此外，还常因局部患有痔疮、肛裂、蛲虫、阴道念珠菌病、阴道滴虫病或接触卫生垫等发病。

【临床表现】

1. 全身性皮肤瘙痒症（pruritus universalis）　一般无原发皮疹，瘙痒为本病特征性表现。多为阵发性剧痒，且痒无定处，常在睡前、情绪变化、进食辛辣刺激性食物及气候变化后发生。重者常瘙痒难忍，影响睡眠和工作。因不停搔抓，直至抓破皮肤，发生疼痛时瘙痒方可缓解或减轻。皮肤也常因搔抓出现继发损害，如抓痕、血痂、苔藓样变、湿疹样变、继发感染等。

2. 局限性皮肤瘙痒症（pruritus localis）　瘙痒发生于身体某一部位（图12-4）。常见于肛门、阴囊、女阴，也可见于头皮、小腿、掌跖、外耳等处。

（1）肛门瘙痒症：男女均可发病，多见于中年，儿童常因蛲虫引起发病。瘙痒限于肛门及周围皮肤，皮损常呈灰白色，浸渍、糜烂、湿疹样损害、皱襞肥厚、苔藓样变及色素沉着。

（2）阴囊瘙痒症：限于阴囊，也可累及阴茎、会阴及肛门，多与局部多汗、摩擦等有关，呈阵发性剧痒。由于经常搔抓，局部皮肤可出现浸润肥厚、湿疹样变、苔藓化及色素沉着，严重者可继发感染（图12-5）。

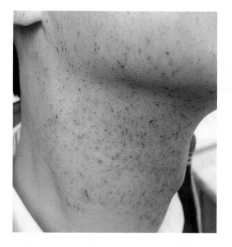
图12-4　局限性皮肤瘙痒症（颈部）

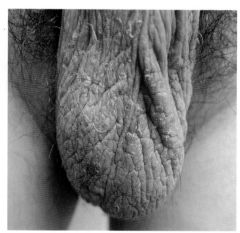
图12-5　局限性皮肤瘙痒症（阴囊）

（3）女阴瘙痒症：瘙痒主要在大小阴唇。因搔抓致局部皮肤肥厚及浸渍，阴蒂及阴道黏膜可发生红肿、糜烂。常引起病人精神抑郁或烦躁不安等症状。

（4）其他部位：头皮、小腿、掌跖部位瘙痒，也是常见的局限性皮肤瘙痒症。

3. 特殊类型瘙痒症

（1）老年性瘙痒症：多由于皮脂腺分泌功能减退，皮脂分泌减少，皮肤干燥和退行性萎缩等因素诱发。多见于头皮、躯干及四肢等处。

（2）冬季瘙痒症：常为寒冷引发，冬季气温急剧变化，外界寒冷，骤入温暖的室内，或在晚间脱衣睡觉时加重，常伴皮肤干燥。

（3）夏季瘙痒症：由于高热、潮湿、出汗增多，发生瘙痒。

【诊断与鉴别诊断】

根据全身性或局限性皮肤瘙痒，仅有继发改变而无原发皮损，可明确诊断。本病应与下列疾病相鉴别：全身性瘙痒症应与疥疮、虫咬皮炎相鉴别，继发性损害应与湿疹、痒疹、神经性皮炎相鉴别。

【治疗】

1. 一般治疗　寻找病因，针对病因给予相应治疗。病人应进行必要的全身体检。禁食辛辣刺激性食物,避免热水烫洗及各种外界刺激。

2. 全身治疗 ①抗组胺药:为尽快控制瘙痒应先选用镇静止痒效果较好的第一代抗组胺药,如赛庚啶 2~4mg/ 次,3 次 / 日,或氯马斯汀 1.34mg,3 次 / 日,或羟嗪 25mg,2~3 次 / 日,或酮替芬 1mg,2 次 / 日。氯雷他定 10mg/d 或西替利嗪 10mg/d 可作为瘙痒减轻后的维持治疗;也可选用多塞平 25mg/ 次,2 次 / 日,或阿米替林 25~50mg/d。②维生素 C 口服,葡萄糖酸钙或硫代硫酸钠静脉缓慢注射。③重症全身性瘙痒症可用普鲁卡因静脉封闭疗法。④老年性瘙痒症可用性激素治疗。男性病人用丙酸睾酮25mg/次,肌内注射,每周 1~2 次,或服甲基睾酮 5mg/ 次,2 次 / 日。女性病人可服己烯雌酚 0.5mg/ 次,2 次 / 日。性激素治疗不宜长期应用。⑤镇静剂:影响睡眠时,地西泮 2.5~5mg,或艾司唑仑 1~2mg 睡前服。

3. 局部治疗 ①外用止痒剂,如 1% 含酚炉甘石洗剂、2% 薄荷酊、2% 樟脑霜;②润肤保湿剂,如维生素 E 霜、硅霜、复方甘油洗剂等;③表面麻醉剂,如利多卡因乳膏;④其他,可短期外用糖皮质激素制剂,也可外用钙调磷酸酶抑制剂如他克莫司、吡美莫司等。

4. 物理疗法 如矿泉浴、糠浴、淀粉浴、小苏打浴及紫外线照射等也有一定疗效。

第三节 痒 疹

痒疹(prurigo)是一组以丘疹、结节为主要损害,伴有剧烈瘙痒的炎症性皮肤病。

【病因】

尚不完全明确。一般认为与迟发型变态反应有关。部分病人同时伴有过敏性鼻炎、哮喘、荨麻疹等过敏性疾病。昆虫叮咬、食物及药物过敏、环境变化、神经精神因素、内分泌或胃肠功能紊乱、营养不良、贫血、慢性感染病灶、恶性肿瘤、遗传等可能与本病有关。

【临床表现】

临床分急性单纯性痒疹、慢性痒疹和症状性痒疹。

1. 急性单纯性痒疹 即丘疹性荨麻疹,本病多发于春、夏、初秋季节。多见于儿童及青少年。好发于腰背、腹、臀、小腿等处。皮损初期为红色风团样丘疹,直径 1~2cm 大小,呈纺锤形或枣核状损害,中央常有小水疱,下肢及足部皮损常发生水疱或大疱,疱壁紧张,多群集,较少融合(图 12-6)。自觉剧痒,常因搔抓继发感染。愈后病因未去除,可反复发生。

2. 慢性痒疹

(1) 小儿痒疹:又称 Hebra 痒疹或早发性痒疹。常发生在丘疹性荨麻疹或荨麻疹后。多发生于 3

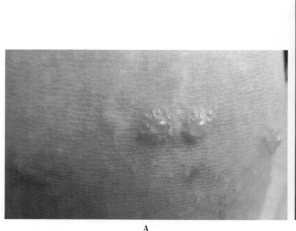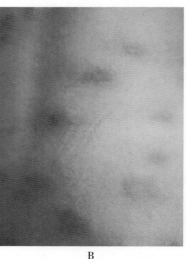

A B

图 12-6 急性单纯性痒疹
A. 水肿性红斑基础上的水疱;B. 纺锤性丘疹样风团。

岁以前儿童,多见于冬夏季节,好发于四肢伸侧,尤以下肢多见,其次为腹部、臀部、躯干及头面部,严重者逐渐增多可波及全身(图12-7)。皮损初为风团或风团样丘疹,风团消退后出现小米粒至高粱粒大皮肤色或淡红色坚硬小丘疹或小结节,即痒疹小结节。瘙痒剧烈,常因搔抓而出现抓痕、血痂及湿疹样变,继发感染时可发生脓疱疮及腹股沟淋巴结肿大,但不痛、不红、不化脓,称痒疹横痃(prurigo bubo)。皮损可自行消退,留有色素沉着,亦可此起彼伏交替发生,至青春期本病可自行缓解。患儿多伴有营养不良、贫血、胃肠功能紊乱等。病程慢性。

(2) 成人痒疹:多见于中年人,以30岁以上女性多见。好发于躯干、四肢伸侧,有时可累及面部和头皮(图12-8)。初发皮损与急性单纯性痒疹相类似,但原发丘疹较小、较多,继以小米到绿豆大小、淡红或皮肤色多发性坚实圆形或顶部略扁平的丘疹,间有小水疱或结痂,散在分布,亦可聚集成簇,但不融合。瘙痒剧烈。常因反复搔抓致皮肤增厚粗糙、苔藓样变和色素沉着。病程慢性迁延。

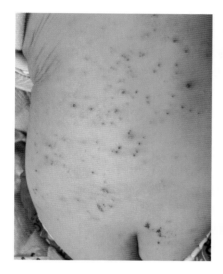

图 12-7 小儿痒疹

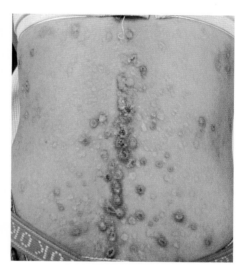

图 12-8 成人痒疹

(3) 结节性痒疹:多见于成年女性,好发于四肢,尤以小腿伸侧多见。皮损初期为水肿性红色坚实丘疹,逐渐呈黄豆或更大的半球状结节,继之顶部角化呈疣状外观,表面粗糙,渐变为暗褐色,孤立散在分布,触之坚硬,瘙痒剧烈,常难以忍受,往往因搔抓致结节顶部出血及结痂(图12-9)。病程慢性,可长期不愈。

3. 症状性痒疹 多发于妊娠妇女(妊娠性痒疹)或肿瘤(如淋巴瘤或白血病)病人,与体内代谢产物或自身变应性因素有关。多发生在两次妊娠以上的妇女,一般产后3~4周自行消退。好发于躯干、腹部及四肢近端。皮损特点为风团样丘疹及丘疱疹。因剧痒搔抓后出现抓痕、血痂、色素沉着等改变。

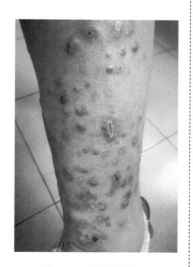

图 12-9 结节性痒疹

【诊断及鉴别诊断】

根据发病年龄、病史、好发部位、皮损特点、剧烈瘙痒、病程及伴发疾病等情况区分各种类型。急性单纯性痒疹应与荨麻疹、水痘进行鉴别;成人痒疹与特应性皮炎、慢性湿疹、疥疮等鉴别;结节性痒疹应与疣状扁平苔藓、寻常疣、结节性皮肤淀粉样变等鉴别。

【治疗】

以去除病因、消炎止痒、防止感染为原则。

1. 一般治疗 寻找病因并去除,治疗原发疾病,防止虫咬,避免搔抓,忌食辛辣刺激性食物。

2. 全身治疗 ①抗组胺药,如赛庚啶2~4mg/次,3次/日,口服。氯苯那敏4mg/次,3次/日,小儿

0.35mg/kg,分 3~4 次服。酮替芬 1mg/次,2 次/日。氯雷他定 10mg,1 次/日或西替利嗪 10mg,1 次/日,口服。②镇静催眠药:多塞平 25mg/次,2 次/日,口服,或艾司唑仑 1~2mg,睡前服。③皮损广泛,瘙痒难以忍受的重症病人可短期应用糖皮质激素。

3. 局部治疗　可选用复方炉甘石洗剂、糖皮质激素类乳剂、酊剂、硬膏外涂,结节性损害可用醋酸曲安奈德混悬液皮损内注射。也可用糠馏油、黑豆馏油软膏及 3% 水杨酸等配制的洗剂、乳剂、软膏等。结节性痒疹可行冷冻、激光治疗。

本章小结

本章包括一组以瘙痒为突出表现的皮肤病,神经性皮炎以境界清楚的苔藓化斑片为特点,好发于颈后、眼睑、肘关节伸侧及腰骶部。瘙痒症则无明显的原发性皮损,仅有皮肤瘙痒,分全身性和局限性,多见于老年人。痒疹以半球形丘疹为主要表现,如痒疹的皮损大如结节,则为结节性痒疹。本组疾病诊断不难,治疗重在控制瘙痒,尽可能寻找并去除病因,阻断瘙痒—搔抓—瘙痒的恶性循环。可口服止痒、镇静药物,外用药物应根据皮损形态,选用润肤剂、止痒剂、酊剂及醋剂、糖皮质激素制剂及钙调磷酸酶抑制剂等,也可根据具体情况选用适合的物理疗法。

病例讨论

病人,女,39 岁。颈部皮疹痒 2 个月。病人 3 个月前因工作压力大,心情烦闷,睡眠不佳,每晚惊醒 1~3 次,累计睡眠时间不足 5 小时。2 个月前,颈部阵发性瘙痒,夜间明显,未治疗。由于经常搔抓,颈部渐出现米粒大小的皮疹且越来越多。系统检查未见异常。皮肤科情况:颈项可见苔藓样斑块,呈暗红色,4cm×3cm 大小,表面少许鳞屑,边缘可见米粒大小的多角形扁平丘疹散在分布,境界清楚。

问题:

1. 该病人的诊断是什么?

2. 诊断依据是什么?

3. 对该病人如何治疗?

扫一扫,测一测

思考题

1. 简述全身性皮肤瘙痒症的病因。

2. 简述神经性皮炎的主要临床表现。

3. 痒疹分哪几型?

4. 简述急性痒疹的临床表现。

(王淑安)

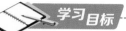学习目标

1. 掌握　多形红斑、银屑病、玫瑰糠疹的临床特点、诊断要点和治疗。
2. 熟悉　单纯糠疹、扁平苔藓的临床特点、诊断要点和治疗。
3. 了解　红斑丘疹鳞屑性皮肤病的病因及发病机制。

第一节　多形红斑

多形红斑（erythema multiforme）又称多形渗出性红斑，是一种以多形性皮疹和靶形或虹膜样损害为特征的急性渗出性炎症性皮肤病。

【病因】

尚未完全明确。可能是机体对多种抗原物质产生的一种免疫反应。常见病因有：①感染因素：以单纯疱疹病毒、支原体较为常见，细菌、真菌、原虫也可引发。②内脏疾病，如某些结缔组织病、内脏恶性肿瘤可伴发多形红斑，③物理因素：日光、寒冷、放射线亦可引发本病。疫苗、血清、药物引起的多形红斑归属药疹。临床上将病因不明者称为特发性多形红斑，病因明确的称为症状性多形红斑。轻型多形红斑与 HLA-DQ3 密切相关，而重症型则与药物异常代谢相关。

【临床表现】

本病多见于春秋季节，好发于青、少年女性，可有全身症状和黏膜损害，皮疹呈多形性对称性分布。按其特点，临床分三型。

1. 红斑 - 丘疹型　此型较常见，多发于面部、手、足背、掌跖及四肢伸侧等。皮损主要为红斑和丘疹，初为 0.5~1cm 圆形或椭圆形水肿性鲜红色斑，可伴发丘疹、风团和紫癜。1~2 天后皮损中央颜色变暗红或暗紫红色，有时为水疱，形成特征性的虹膜样或靶形损害（图 13-1、图 13-2）。皮损对称分布，自觉微痒，少数伴有黏膜损害。病程 2~4 周，皮疹消退后可有暂时性色素沉着斑，可复发。

2. 水疱 - 大疱型　常由红斑 - 丘疹型发展而来，以簇集或散在的水疱、大疱、血疱为主要皮损，水疱发生于红斑基础上，因渗出较严重，常形成较大浆液性或血性张力性疱，尼氏征阴性，周围绕以暗红色晕，呈虹膜样改变。皮损分布广泛，眼、口、鼻、外生殖器黏膜也可发生水疱、糜烂、溃疡，并伴有全身症状，如发热、关节痛等。病程 2~3 周。

3. 重症型　又称 Stevens-Johnson 综合征，本型多见于儿童，男性多于女性。起病急，前驱症状重，突然发生高热、畏寒、头痛、关节痛，皮损数目多，分布广泛，表现为水肿性鲜红色或暗红色靶形红斑或瘀斑，其上很快出现水疱、大疱、血疱，常迅速融合成大片，尼氏征阳性。常累及眼、口、鼻、外生殖器及肛门等处黏膜（图 13-3）。眼部损害较严重者，可发生结膜炎、角膜炎、虹膜炎以至全眼球

笔记

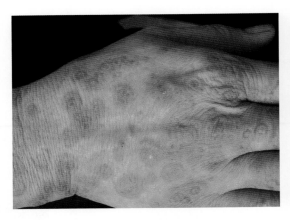

图 13-1　多红斑形（虹膜样损害）

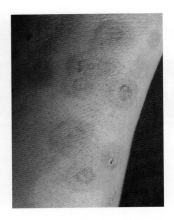

图 13-2　多形红斑（靶形红斑）

炎，导致视力减退甚至失明。病人可并发脑水肿、肺炎、消化道出血、心肌炎、心包炎、肝肾损害，继发感染者可引起败血症，若不及时抢救，很快进入衰竭状态，死亡率5%~15%。

【诊断与鉴别诊断】

根据发病季节和好发部位、具有靶型或虹膜样皮损的多形性损害进行诊断。本病应与下列疾病鉴别。

1. 冻疮　多见于冬季，好发于面部、耳郭、四肢末端。无虹膜样改变，瘙痒明显，遇热尤甚。

2. 二期梅毒疹　皮疹多为 0.5cm 大小的斑疹，圆形或椭圆形，铜红色，孤立散在分布，可有脱屑，梅毒血清试验阳性。

3. 红斑狼疮　多见于女性，多系统、多脏器受累，虽可有多形红斑样皮损，但面部常见蝶形红斑、盘状红斑，可有光敏反应，ANA、抗 ds-DNA 抗体等自身抗体阳性等可资鉴别。

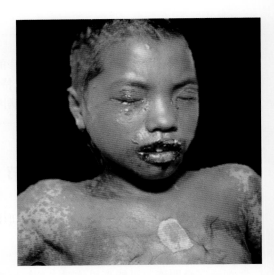

图 13-3　多形红斑（重症型）

4. 大疱性类天疱疮　多发于老年人，黏膜极少累及，水疱呈张力性，为表皮下大疱，直接免疫荧光示基底膜带中 IgG 和 C3 呈线形沉积。

【治疗】

治疗以去除病因、减轻症状、缩短病程、防止感染为原则。

1. 全身治疗　轻症者可服抗组胺药、维生素 C、钙剂。对发病与单纯疱疹病毒感染有关的多形红斑病人，在发病早期可口服阿昔洛韦 400mg，2 次 / 日，共 5 天。水疱 - 大疱型及重症型应早期足量使用糖皮质激素，如泼尼松 1~1.5mg/（kg·d）口服，或相当量的氢化可的松、地塞米松、甲泼尼龙静滴，病情控制后逐渐减量。同时选用两种抗组胺药，如氯苯那敏 10mg，1~2 次 / 日，肌注；赛庚啶 2~4mg，3 次 / 日，口服。有明显皮肤、黏膜及内脏感染者应全身应用敏感抗生素，保持水、电解质平衡，加强护理，增加营养，密切观察病情变化及其他并发症。进食困难者可静脉给予复方氨基酸、白蛋白、输新鲜血浆及全血等支持疗法。

2. 局部治疗　①皮肤护理：红斑 - 丘疹型外用炉甘石洗剂；水疱破溃渗出可用 3% 硼酸溶液（限于局部）、1：8000 高锰酸钾溶液、0.02% 呋喃西林溶液、1%~3% 醋酸铝溶液冷湿敷；外用莫匹罗星软膏或 0.5% 新霉素软膏；水疱较大的用无菌注射器抽出疱液。②黏膜处理：眼部加强护理，用生理盐水冲洗后，外用糖皮质激素及抗生素眼药水或眼药膏；口腔黏膜糜烂用复方硼砂溶液、3% 过氧化氢、生理盐水漱口，外涂 1% 丁卡因甲紫液；生殖器黏膜受损时对症处理，防止并发症的发生。

第二节　银　屑　病

　　银屑病(psoriasis)是一种常见的慢性、复发性、炎症性皮肤病,以表皮角质形成细胞过度增生伴角化不全、真皮毛细血管迂曲扩张及炎症细胞浸润为主要病理生理学特征。本病的发病率在世界各地差异较大,与种族、地理位置、环境等因素有关。我国北方多于南方,城市多于农村,性别无明显差异,可见于各段年龄,但以 15~45 岁居多,我国自然人群发病率为 0.123%。

【病因及发病机制】

　　银屑病的病因尚未完全清楚。一般认为是在遗传背景的基础上,由多种内外因素引起,是一种免疫介导的多基因遗传性皮肤病。

　　1. 遗传　银屑病具有遗传倾向。20%~30% 的银屑病病人有家族史。父母一方患银屑病时,其子女银屑病的发病率为 16%,父母双方均患银屑病时,子女银屑病的发病率为 50%。通过全基因组扫描或全基因组关联分析已经确定的银屑病易感基因位点有 PSORS1-9、IL-12B、IL-23R、LCE3B/3C/3D 等 21 个,中国人银屑病易感基因与 LCE、IL-12B、HLA-C 等有关。

　　2. 感染　急性点滴状银屑病病人常因链球菌性扁桃体炎或上呼吸道感染后发病,抗链球菌溶血素 O(抗"O")亦增高。使用抗生素或切除扁桃体后,皮疹常明显好转或消退。

　　3. 免疫　寻常型银屑病皮损处淋巴细胞、单核细胞浸润明显,尤其是 T 淋巴细胞真皮浸润为银屑病的重要病理特征,表明免疫系统参与该病的发生与发展。Th1 细胞及其细胞因子(IFN-γ、IL-2)、Th17 细胞及其细胞因子(IL-17、IL-22、IL-23)及部分天然免疫细胞因子(IL-1、IL-6、TNF-α)在银屑病发病中发挥关键性作用。应用选择性 T 细胞抑制剂,如环孢素 A,可使本病得到明显改善。朗格汉斯细胞在银屑病的发生发展中起着重要作用。

　　4. 环境因素及其他　银屑病不是代代相传,仅有遗传背景不足以引发银屑病,各种环境因素在银屑病的发生与加重过程中起重要作用。上呼吸道感染、精神创伤与应激事件、心理压力、外伤、手术、酗酒等与银屑病的发病密切相关。

【临床表现】

　　根据银屑病的临床特征,可分为四型。

　　1. 寻常型银屑病(psoriasis vulgaris)　为银屑病中最多见的一型,皮疹好发于头皮、躯干、四肢伸侧特别是肘、膝关节伸侧,也可广泛对称分布全身。皮疹初为淡红色丘疹或斑丘疹,渐融合成境界清楚的斑块,表面覆有多层银白色鳞屑。在刮除皮损上的银白色鳞屑时,可观察到鳞屑呈层状的特点,就像在刮蜡滴一样,称蜡滴现象。刮去覆层的银白色鳞屑后可见发亮的淡红色半透明薄膜,称薄膜现象。再刮去薄膜则见小的出血点,称点状出血现象,即 Auspitz 征。蜡滴现象、薄膜现象、点状出血现象对银屑病有诊断价值。皮损可以呈多种形态,有点滴状、钱币状、花瓣状、地图状等。头皮损害鳞屑较厚,毛发呈束状(图 13-4~ 图 13-6)。近半数病人指甲可有散在顶针状小凹陷。腋下、乳房下和腹股沟等皱襞处皮疹容易出现糜烂、渗液和皲裂。掌跖部位的皮疹为淡黄色丘疹或暗红色斑疹。少数病人可有口唇、龟头等黏膜损害,表现境界清楚的淡红色斑,表面覆以白色鳞屑或无鳞屑。自觉轻微瘙痒或无症状。寻常型银屑病的病程经过缓慢。多数病人冬季复发或加重,夏季缓解。皮疹按病程可分为三期。①进行期:新的皮损不断发生,旧的皮损不断扩大,鳞屑厚积,炎症显著,瘙痒较重。进行期病人容易产生同形反应,即在外伤处发生新的皮疹,也称为 Köebner 征。②静止期:病情相对稳定,基本无新疹出现,旧疹也不见消退。③消退期:炎症浸润逐渐消退,鳞屑减少,皮疹缩小变平,周围出现浅色晕,最后遗留暂时性色素减退斑而达临床治愈,亦有出现色素沉着者。消退部位常从躯干、上肢开始,头部、下肢皮损较为顽固,常有迟迟不能消退者。

　　急性点滴状银屑病(acute guttate psoriasis)又称发疹型银屑病,常见于青少年,发病前常有咽喉部链球菌感染史。起病急,数天内泛发全身,皮损大小为 0.3~0.5cm,以红斑、丘疹、斑丘疹为主,鳞屑较少,潮红著明,伴有不同程度瘙痒。

　　2. 红皮病型银屑病(erythrodermic psoriasis)　是一种较少见的严重型银屑病,多因治疗不当,特别是寻常型银屑病在急性进行期治疗中,应用刺激性强的外用药或长期大量应用糖皮质激素后突然停药

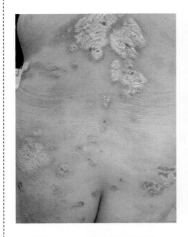
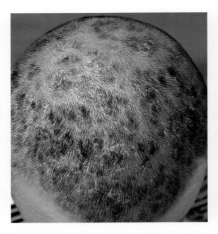
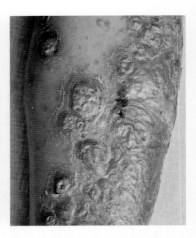

图 13-4 寻常型银屑病　　　图 13-5 寻常型银屑病（束状发）　　　图 13-6 寻常型银屑病（蛎壳样）

或减量太快而诱发。少数可由寻常型银屑病自行演变而成。此外，脓疱型银屑病在消退过程中亦可出现红皮病改变。皮疹特点为全身皮肤弥漫性潮红、肿胀、浸润，表面大量鳞屑（图13-7），其间可见岛屿状正常皮肤。病人常有发热、浅表淋巴结肿大等全身症状，粒细胞计数常增高。病程较长，易复发。

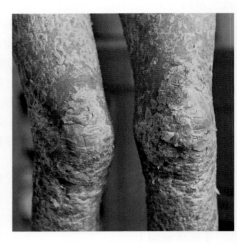

3. 脓疱型银屑病（psoriasis pustulosa）　分为泛发性和局限性两型：①泛发性脓疱型银屑病：多在寻常型银屑病损害的基础上或在正常皮肤上突然发生红斑，表面迅速出现成群的针尖到米粒大小的黄白色无菌性浅表小脓疱，脓疱可融合成直径 1~2cm 的"脓湖"。常伴有畏寒、高热等全身症状。粒细胞总数增多、血钙降低、红细胞沉降率（血沉）增快。脓疱持续 1~2 周可干涸结痂，病情自行缓解，但可反复呈周期性复发，造成病人低蛋白血症，易继发感染及电解质紊乱而危及生命。②局限性脓疱型银屑病：根据皮疹特点

图 13-7 红皮病型银屑病

可分为掌跖脓疱病和连续性肢端皮炎。掌跖脓疱病：皮损发生于掌跖或指（趾），对称分布，其特点为红斑基础上的针头至粟粒大小无菌性脓疱，1~2 周干涸结痂、脱屑，脱屑后又在皮损处出现新的小脓疱，呈周期性发作，时轻时重，病程慢性，顽固难治（图 13-8）。甲板可有点状凹陷、增厚、剥离和纵嵴等。连

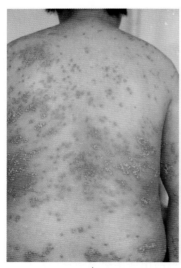
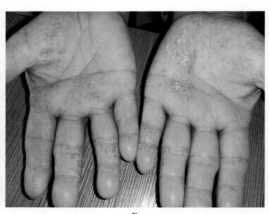

A　　　　　　　　　　　　　　　　B

图 13-8 脓疱型银屑病
A. 泛发性；B. 局限性。

续性肢端皮炎:是局限性脓疱型银屑病的一种罕见类型,皮损发生在指(趾)端,初期皮肤发红、脱屑,出现脓疱,边界不规则,撕去鳞屑或脓疱干涸后,可见红斑、鳞屑和结痂,触痛和自发痛明显。不久,又有新的脓疱在原处出现,此起彼伏,并且皮损面积逐渐向外扩展。甲床也可有脓疱,甲板可脱落,病程慢性。

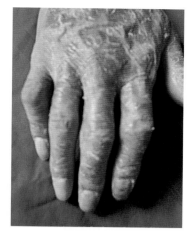

4. 关节病型银屑病(psoriasis arthropathic) 本型多见于男性。常与上述三型并发。除有银屑病皮损外,伴有关节病变。关节病变与皮损可同时或先后出现,主要为非对称性外周多关节炎,以手、腕、足等小关节多见(图 13-9)。重者膝、踝、肩、髋、脊柱等大关节也可累及,关节红肿疼痛、功能受限,重者出现关节畸形。病人常伴有发热、贫血、肝脾及淋巴结肿大等全身症状。类风湿因子常阴性。X 线示软骨消失,关节边缘被侵蚀、关节腔变窄及软组织肿胀。病程慢性,不易治愈。

图 13-9 关节病型银屑病

【组织病理】

1. 寻常型银屑病 表皮角化过度伴角化不全,颗粒层减少,棘层肥厚,表皮突下延,可见中性粒细胞在角质层内或角质层下聚集形成 Munro 微脓肿。真皮乳头向上延伸,真皮浅层血管周围可见淋巴细胞为主的炎症浸润。

2. 脓疱型银屑病 基本病理变化同寻常型,在棘层上部出现中性粒细胞为主的海绵状脓疱,即 Kogoj 微脓肿。

3. 红皮病型银屑病 除具有寻常型银屑病病理特征外,表皮细胞内、细胞间水肿著明,真皮浅层毛细血管扩张、充血更加明显,真皮上部水肿。

【诊断与鉴别诊断】

根据临床表现进行诊断和分型,组织病理学检查具有一定的诊断价值。头部银屑病应与头癣、脂溢性皮炎鉴别。躯干部银屑病应与玫瑰糠疹、副银屑病、扁平苔藓等相鉴别。掌跖部位银屑病应和掌跖部的慢性湿疹、二期梅毒疹等相鉴别。

【治疗】

本病治疗只能达到近期疗效,不能根治。治疗前应对病人进行病情评估,应有整体观念并充分考虑病人的受益和风险及经济可承受性,在此基础上制订个体化治疗方案。为增加疗效可采用轮换、顺序、联合及中、西医结合疗法。不能过分强调药物是治疗银屑病的唯一方法。

1. 一般治疗 让病人了解本病基本知识,解除精神负担,尽量避免各种诱发因素,如过度劳累、上呼吸道感染和外伤。治疗中应注意:①针对不同病因、类型、病期给予相应治疗,如急性点滴状银屑病常因上呼吸道感染诱发,应给予抗生素治疗;细胞免疫功能低下,白细胞计数低于正常者,给予提高细胞免疫功能及升高白细胞药物治疗;精神因素诱发者给予镇静剂,配合心理治疗。②寻常型银屑病对身体健康危害不大,切不可盲目追求彻底治疗而采用可导致严重副作用的药物,如全身应用糖皮质激素、免疫抑制剂、抗肿瘤药物,此等治疗反而会使病情恶化,皮损性质更加顽固,甚至转变成重症银屑病。③皮疹数目少,病情轻者,宜以局部治疗为主。④对进行期寻常型银屑病、红皮病型银屑病及脓疱型银屑病应外用性质温和的药物,禁用刺激性强、浓度高的外用药物,如蒽林、芥子气软膏,以免加重病情。⑤病人应低脂饮食,不宜饮酒。

2. 局部治疗 药物的选择要根据银屑病的不同病期、发病部位及面积而异。①糖皮质激素:应用最广,有明显疗效,常选用中效糖皮质激素,如糠酸莫米松软膏、醋酸曲安西龙尿素乳膏、哈西奈德乳膏。慢性斑块型可用强效的醋酸氟轻松乳膏,超强效的丙酸倍他米松、丙酸氯倍他索、双醋二氟松(双醋氟美松)、丙酸卤倍他索霜剂、软膏。连续应用 2 周后应逐渐减少用药次数和用量,以免长期应用产生不良反应。②维 A 酸类:0.05% 他扎罗汀凝胶,每天睡前半小时使用 1 次,用药量约为 $20mg/10cm^2$,总面积不超过体表面积的 20%,8 周为一疗程;0.025%~0.1% 维 A 酸霜,可与糖皮质激素制剂或紫外线疗法联合应用。③维生素 D_3 类似物:卡泊三醇软膏,2 次/日,每周用 5 天,用量不超过 100g,6 周为一疗程。每次治疗不宜超过体表面积的 40%,不宜用于面部及皮肤皱褶处,也可应用他卡西醇、骨化三醇。④各种角质促成剂如 5%~10% 黑豆馏油、糠馏油、松馏油、3% 水杨酸软膏、0.1%~0.5% 蒽林软膏也可外用。

3. 全身治疗

(1) 维生素制剂:①维生素 B_{12} 200~500μg/d,肌注,适用于儿童点滴状银屑病;②维生素 C,0.1~0.3g/ 次,3 次 / 天口服,或 1~3g 静脉滴注,1 次 / 日;③维生素 D_2 适用于脓疱型银屑病,成人 6 万 ~10 万 U/d,分次口服;④阿尔法 D_3 胶丸,0.25~0.5μg/ 次,3 次 / 日,一个月为一疗程,连服 2~3 个月。

(2) 维 A 酸类:阿维 A 脂及阿维 A 酸,适用于各型银屑病。①阿维 A 脂,成人剂量 0.5~1mg/(kg·d),分 2~3 次口服,最大剂量不超过 75mg/d;②阿维 A 酸,成人剂量一般为 20~30mg/d,随餐服用,根据治疗反应可增至 50~70mg/d,连用 2~4 周,以后小剂量维持。均需注意长期应用维 A 酸类药物所致副作用。

(3) 抗生素:适用于伴有扁桃体炎、上呼吸道感染者,可选用青霉素及大环内酯类、头孢菌素类抗生素。

(4) 糖皮质激素:适用于红皮病型、关节病型和泛发性脓疱型银屑病,仅在病情极重,有生命危险,且其他药物治疗无效的情况下才可使用。临床上与免疫抑制剂、维 A 酸类药合用可减少其用量,长期应用可产生一系列副作用,应慎重。

(5) 免疫抑制剂:适用于红皮病型、关节病型、脓疱型银屑病而且用其他药物治疗效果不佳时。①甲氨蝶呤(MTX),成人 2.5~5.0mg/ 次,每 12 小时 1 次,每周连服 3 次,疗程 6~8 周;②环孢素,成人初始剂量 2.5mg/(kg·d),2 周内若疗效不佳,可增至最大量 5mg/d,病情控制后逐渐减量维持;③他克莫司,对顽固性银屑病有效,常用量为 0.05~0.15mg/(kg·d),分 2 次口服,2~4 周为一疗程。治疗期间要定期检查血常规及肝、肾功能。凡肝肾功能障碍、贫血、白细胞低于 $4 \times 10^9/L$ 及妊娠和哺乳期妇女禁用。

(6) 生物制剂:适用于重度银屑病和(或)关节病型银屑病,其价格昂贵且可导致潜在感染,诱发和加重结核,故应严格掌握适应证和禁忌证。目前常用的生物制剂有两类:①抗细胞因子(主要为 TNF-α)单克隆抗体,包括依那西普单抗、英夫利昔单抗、阿达木单抗。②抑制 T 细胞和提呈细胞的协同刺激作用的生物制剂,包括阿法西普单抗、依法利珠单抗、优特克单抗。

4. 物理疗法 ①浴疗,如海水浴、矿泉浴、中药浴等;②光疗:国内常用窄谱中波紫外线照射;③光化学疗法(PUVA):内服 8- 甲氧补骨脂素 0.6mg/kg,2 小时后照射长波紫外线(UVA),每周 2~3 次,适用于其他方法不能控制的顽固性银屑病,中青年以上且皮损范围 >30% 体表面积者;④PUVA 与甲氨蝶呤或维 A 酸等联合治疗,可提高疗效,减少各自的不良反应;⑤308nm 准分子激光。

5. 中医中药 根据中医辨证,给予清热凉血、活血化瘀等中药。

第三节 白 色 糠 疹

白色糠疹(pityriasis alba)又称单纯糠疹(pityriasis simplex),俗称"桃花癣""虫斑",是一种好发于儿童面部的表浅性鳞屑性色素减退斑。

【病因】

病因不明,目前认为是非特异性皮肤炎症。营养不良、维生素缺乏、风吹日晒、患部皮肤过度清洗和皮肤干燥可诱发本病。曾先后有人提出链球菌、马拉色菌、肠道寄生虫感染致病,但未能得到证实。

【临床表现】

发病与季节有关,多春季发病。好发于儿童的面部,亦可发生于上臂、颈部和肩部等处。皮损为圆形或椭圆形色素减退性斑片,大小不等,境界略清楚,上覆少量细小糠状鳞屑(图 13-10)。一般无自觉症状,部分病人可有轻度瘙痒。病程慢性,可自行消退,但可复发。

【诊断与鉴别诊断】

根据典型临床表现诊断不难,本病应与白癜风、贫血

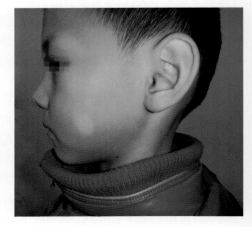

图 13-10 白色糠疹

痣等鉴别。

【治疗】

可自行消退，一般不必治疗，应避免过度清洗和日光曝晒。可外用一些温和的药物加以保护，硅油霜、5% 尿素软膏、5% 硫黄霜、1% 金霉素软膏、2% 水杨酸软膏等外用有效，一般不提倡使用糖皮质激素霜。可内服复合维生素 B。

第四节　玫瑰糠疹

玫瑰糠疹（pityriasis rosea）是一种常见的以覆有糠状鳞屑的玫瑰色斑疹、斑丘疹为典型皮损的炎症性、自限性丘疹鳞屑性皮肤病。

【病因】

病因尚未明确。目前多认为与病毒（人疱疹病毒 HHV-6、HHV-7）感染有关。细胞免疫反应可能参与本病的发生。

【临床表现】

本病多发于春秋季节，多见于青年和成年人。发疹前，可有轻微的全身不适，如头痛、低热、咽痛等前驱症状。皮疹好发于躯干、颈部、四肢近端。多数病人在上述某一部位先出现一个直径 2~3cm 的圆形或椭圆形玫瑰红色或黄红色斑疹，上覆细小糠状鳞屑，境界清楚，边缘不整齐，呈锯齿状。数日后此斑渐增大，可达 3~5cm，称为母斑或先驱斑，如无瘙痒，易被忽视。母斑出现 1~2 周后，迅速发生多数扁豆大的斑疹或斑丘疹，形同母斑，直径 0.2~1cm，故称为子斑。皮疹多呈椭圆形，长轴与皮肤纹理一致（图 13-11、图 13-12）。皮疹大多孤立互不融合，覆有细薄的糠秕样鳞屑，轻微瘙痒。病程多为 6~8 周，亦可迁延数月或更长时间。本病可自然痊愈，一般不再复发。

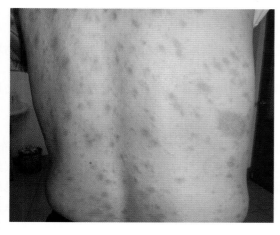

图 13-11　玫瑰糠疹

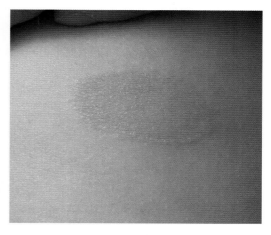

图 13-12　玫瑰糠疹（母斑）

【诊断与鉴别诊断】

根据病程、好发部位、皮疹特征不难诊断，但应与下列疾病鉴别：

1. 体癣　皮疹为环形红斑，边缘隆起，其上有小的丘疹、丘疱疹甚至水疱，少许鳞屑。皮屑直接镜检可找到菌丝。

2. 银屑病　皮疹为银白色鳞屑性红斑、斑丘疹，刮去鳞屑可见薄膜现象和点状出血现象。好发于头部、躯干及四肢伸侧等处。

3. 二期梅毒疹　皮疹分布广泛对称，躯干部的斑疹性梅毒疹为淡红色或黄红色斑片，直径 0.2~1cm，其长轴不与皮纹一致；掌跖部梅毒疹呈铜红色或暗红色，有角化浸润性的斑疹、斑丘疹，常有领圈样脱屑，互不融合。病人有不洁性交史及硬下疳史。梅毒血清反应阳性。

【治疗】

本病有自限性,治疗以减轻症状和缩短病程为原则。

1. 一般治疗 避免饮酒及食用辛辣刺激性食物,避免搔抓、热水洗烫及外用刺激性强的高浓度药物。

2. 全身治疗 口服抗组胺药物、维生素 C、葡萄糖酸钙;复方青黛丸 6g,每日 3 次,共服 3 周,疗效较好。本病一般不需全身应用糖皮质激素,对严重的全身泛发病例可短期口服泼尼松 30~60mg/d,但应注意部分病人应用糖皮质激素后可能加重病情。考虑到病毒在本病发病中的作用,必要时可应用阿昔洛韦、泛昔洛韦或万乃洛韦等治疗。

3. 局部治疗 可外用炉甘石洗剂、糖皮质激素霜剂,对皮肤干燥者可外用润肤剂。

4. 物理疗法 紫外线(UVB 或 NB-UVB)照射用于病程迁延者。

第五节 扁 平 苔 藓

扁平苔藓(lichen planus)是一种特发性慢性炎症性皮肤病,典型皮损为紫红色多角形瘙痒性扁平丘疹,好发四肢屈侧,常累及黏膜,有特征性组织病理学改变。

【病因及发病机制】

病因尚未明确,目前认为与免疫、遗传、药物等因素有关。

1. 免疫 本病主要是细胞免疫介导的炎症反应,继发和伴随体液免疫反应。在皮损真表皮交界处有免疫球蛋白、补体及纤维蛋白沉积,皮损表皮细胞中可找到扁平苔藓特异性抗原,血清中存在特异性抗体。扁平苔藓抗原与角质形成细胞相互作用并被朗格汉斯细胞识别、摄取、提呈给 T 细胞,致 T 细胞活化、增殖,一系列连锁反应机制使 T 细胞长期浸润于真皮表皮,最终导致基底细胞凋亡,产生扁平苔藓特征性的组织病理学改变和临床表现。

2. 遗传 特发性扁平苔藓有遗传易感性,在一个家族中可有数人发病。非家族性病人与HLA-A3、HLA-A5 的相关性最为明显。

3. 药物 吩噻嗪类、抗疟药、青霉胺、非甾体抗炎药、口腔矫形修复材料、对氨基水杨酸等药物均可诱发本病。

4. 其他 精神紧张、焦虑、细菌、病毒感染(丙型肝炎病毒)、其他自身免疫性疾病、恶性肿瘤、结核病灶、内分泌紊乱等可与本病有关。

【临床表现】

本病多发于成年人,皮疹好发于腕及前臂屈侧、股内侧、躯干、腰及臀部等处。散在或局限分布,泛发者少见。典型皮损为高起的紫红色扁平丘疹,粟粒至绿豆大小或更大,多角或圆形,也可暗红、红褐、污灰色或正常肤色。有的皮疹中央微凹陷,表面覆有一层光滑发亮的蜡样薄膜样鳞屑,亦可见到白色带有光泽的小斑点或细浅的网状白色条纹,称为 Wickham 纹,为本病特征性损害。皮疹发生在头部,可致永久脱发。病人瘙痒程度不同,在急性期,常因搔抓而出现条状新皮疹,即同形反应。约半数病人可伴有黏膜损害,且多发生在口腔颊黏膜,有时可为本病唯一损害。表现为树枝状或网状白色细纹或白色斑点、小丘疹和斑块。发生于唇部者多见于下唇,呈紫红色斑,上有网状纹理。龟头黏膜也是扁平苔藓的好发部位,常为 0.3~0.5cm 紫红色环状损害。发生在黏膜的扁平苔藓偶可出现水疱、糜烂、溃疡,自觉疼痛。若不治疗,长期受炎症刺激可发生癌变。部分病人,可累及数个或全部甲板,甲板表面凸凹不平,有纵嵴、纵沟或甲翼状胬肉,严重时甲板破坏,引起脱甲(图 13-13~ 图 13-15)。病程慢性,可持续数周或数月,亦可数年内反复发作。扁平苔藓有一些特殊的类型:①急性泛发性扁平苔藓:发作前数月有 1~2 片皮疹,始于前臂内侧,迅速扩散,累及身体大部分,常见于腹部、下背部、股部,皮损增多后可互相融合成斑片或斑块,炎症明显;②肥厚型扁平苔藓:又称疣状扁平苔藓,常有家族史,好发于胫前、踝部,皮损常融合成疣状肥厚斑块,自觉瘙痒;③线状扁平苔藓:皮损常沿肢体长轴呈线状排列;④大疱型扁平苔藓:表现为典型的扁平苔藓皮损伴水疱或大疱,尼氏征常呈阴性。此外还有色素型扁平苔藓、萎缩性扁平苔藓、毛囊性扁平苔藓、光线性扁平苔藓等。

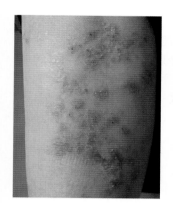

图 13-13　扁平苔藓(小腿)

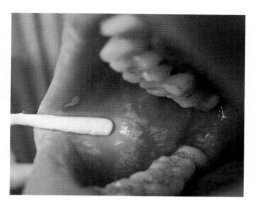

图 13-14　扁平苔藓(口腔黏膜 Wickham 纹)

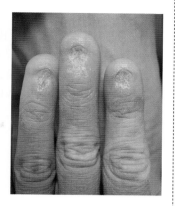

图 13-15　扁平苔藓(甲)

【组织病理】

表皮角化过度,颗粒层楔形增生,棘层不规则肥厚,表皮突呈锯齿状,基底细胞液化变性,真皮上部有以淋巴细胞为主的致密带状浸润,真皮乳头层可见红染的胶样小体及噬黑素细胞。临床所见的 Wickham 纹,为表皮颗粒层楔形增生所致。

【诊断与鉴别诊断】

根据皮损特征、好发部位、黏膜损害及组织病理改变可以确诊。本病应与原发性皮肤淀粉样变、银屑病、二期梅毒疹等鉴别。黏膜损害应与盘状红斑狼疮、二期梅毒黏膜白斑、口腔天疱疮等疾病鉴别。

【治疗】

1. 一般治疗　治疗体内其他慢性病灶,禁食刺激性食物,戒烟酒,避免热水、肥皂刺激和搔抓,解除精神紧张。

2. 全身治疗　①抗组胺制剂及镇静剂:用于剧烈瘙痒者。②糖皮质激素:适用于急性泛发型扁平苔藓,如泼尼松,30~60mg/d,口服,症状控制后逐渐减量至停药。③氯喹:0.25g/次,2次/日,口服,两周后改为 0.25g/d;羟氯喹 100~200mg,2次/日,连服两周,以后改为 100~200mg,每日1次。④维 A 酸类:阿维 A 脂,成人剂量 0.5~1mg/(kg·d),分 2~3 次口服,最大剂量不超过 75mg/d。阿维 A 酸,成人剂量 20~30mg/d,随餐服用,均需注意不良反应。⑤免疫抑制剂:适用于糖皮质激素及其他药物治疗不敏感病例,如硫唑嘌呤,25~50mg/次,2次/日;环孢素,成人剂量 1~6mg/(kg·d),多在 2~4 周内见效,勿与非甾体类抗炎药同时使用;也可用他克莫司或雷公藤多苷。⑥免疫调节剂,如胸腺素,10mg/次,肌注,每周 2~3 次。转移因子,1~2U/次,每周 1~2 次,肌注或皮下注射。左旋咪唑,50mg/次,3次/日,每周连服 3 天。对顽固性扁平苔藓可用生物制剂。

3. 局部治疗　可选用糖皮质激素霜剂、软膏及 0.05%~0.1% 维 A 酸制剂。口腔损害可用复方硼酸液或碳酸氢钠液漱口,外用金霉素甘油或 0.1% 他克莫司亲水软膏,2次/日,连用 4 周,对顽固性糜烂型口腔扁平苔藓病人疗程约 8 周。

4. 物理疗法　可选用光化学疗法(PUVA)和窄谱中波紫外线(NB-UVB)照射。

本章小结

本章介绍了一组以红斑、丘疹、鳞屑为主要特征的皮肤病。多形红斑以水肿性红斑伴靶形损害为特点,好发于面颈部和四肢远端,黏膜易受累。病程 2~4 周,有自限性,好发于春秋季,可复发。治疗时根据病情选用抗组胺药、维生素 C、钙剂或阿昔洛韦、糖皮质激素等。银屑病基本损害为境界清楚的鳞屑性红斑、丘疹、斑块,Auspitz 征阳性,好发于四肢伸侧和头皮。临床分四型。病程慢性,易复发,尚无有效的根治方法。治疗时应制订个体化治疗方案,采用轮换、顺序、联合及中、西医结合疗法。白色糠疹表现为表浅性鳞屑性色素减退斑,好发于儿童面部,多无自觉症状。病程慢性,可自行消退,亦可复发。玫瑰糠疹以躯干、四肢近端的多发性椭圆形玫瑰色、黄红色鳞屑性斑疹、斑丘疹为特点,皮疹长轴与皮纹一致。病程 6~8 周。极少复发。治疗可口服抗组胺药物、维生素 C、复方青黛丸等。扁平苔藓以紫红色多角形瘙痒性扁平丘疹为特点,好发于四肢屈侧,常累及黏膜,病程慢性。PUVA、NB-UVB 对银屑病、玫瑰糠疹、扁平苔藓亦有较好疗效。

病例讨论

病例讨论

病人,女,47 岁。全身红斑、脱屑伴瘙痒反复 7 年,加重 2 个月。病人 7 年前的秋末冬初不明原因出现周身散在红斑,有白色鳞屑,于当地外用激素药膏及中药口服熏洗 2 个月,皮疹好转,到夏季消退。此后每年均有复发,春季过后皮疹好转。2 个月前,由于工作劳累,皮疹突然增多,瘙痒明显,伴有大量白色鳞屑。家族中无同样病人,否认遗传疾病史、传染病史。系统检查未见异常,无关节疼痛病史。皮肤科情况:周身可见黄豆大小的红斑、斑块,其上覆银白色鳞屑,刮出鳞屑后可见薄膜现象及点状出血。头部、面部及黏膜部位无明显皮疹。

问题:
1. 该病人的诊断是什么?
2. 诊断依据是什么?
3. 如何治疗?

扫一扫,测一测

思考题

1. 何为多形红斑,临床分哪几型?
2. 简述寻常型银屑病三联征。
3. 银屑病临床上分哪几型?
4. 简述玫瑰糠疹的皮疹特点。
5. 简述寻常型银屑病的治疗。

(王淑安)

第十四章　遗传性皮肤病

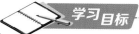

1. 掌握　鱼鳞病的临床表现、诊断要点和治疗原则。
2. 熟悉　毛周角化病、汗孔角化病和掌跖角化病的临床特点。
3. 了解　遗传性皮肤病的病因。

第一节　毛周角化病

毛周角化病(keratosis pilaris)又称毛发苔藓,是一种遗传性毛囊口角化性皮肤病。

【病因与发病机制】

病因不明,可能与常染色体显性遗传有关。

【临床表现】

多见于青少年,常对称发生于上臂、股外侧和臀部,部分病人可累及腹部、两髋等部位。皮疹为针尖至米粒大小、尖圆或钝圆、与毛孔一致的灰白色或淡红色坚硬丘疹,外观状如鸡皮,触摸有粗糙感。顶端覆有细薄鳞屑,除去后可见有蜷曲的毛发及角栓嵌塞于毛囊口,除去角栓,可见漏斗样小凹,不久角栓又重新出现。皮疹相互独立,不融合,常簇集成片,境界明显(图14-1、图14-2)。自觉微痒或不痒。常冬季加重,夏季减轻。病程慢性,皮疹常随年龄增长而逐渐改善。

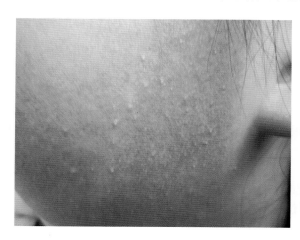

图 14-1　毛周角化病(耳前)

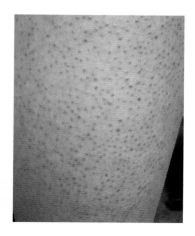

图 14-2　毛周角化病(股外侧)

文档：小棘苔藓

文档：毛发红糠疹

【诊断与鉴别诊断】

根据好发年龄及典型皮损易于诊断。本病须与维生素 A 缺乏症、小棘苔藓、毛发红糠疹等鉴别。

【治疗】

本病一般无须治疗。轻症者可外用润肤剂；较重者可外用角质松解剂，如 3%~5% 水杨酸或间苯二酚（雷锁辛）软膏，10%~20% 尿素霜，30% 鱼肝油软膏，0.1% 维 A 酸软膏等外涂。全身治疗可试用维生素 A 2.5 万单位及维生素 E 50mg，每日 3 次。

第二节　汗孔角化病

汗孔角化病（porokeratosis）是一种少见的遗传性角化性皮肤病。

【病因与发病机制】

病因不明，病人多有家族史，为常染色体显性遗传性疾病。日光曝晒可为部分病人的发病诱因。

【临床表现】

多于青少年发病。好发于四肢、面部、颈部等暴露部位，可以累及黏膜、甲、毛发等。皮损初期为米粒至扁豆大小灰褐色或棕褐色角化性丘疹，逐渐离心性扩大，呈环形或不规则环状，境界清楚。皮损边缘堤状隆起，有沟槽状角化物质，中央区皮肤光滑、干燥并有轻度萎缩，缺乏毳毛（图 14-3，图 14-4）。皮损大小不一，由数毫米至数厘米大小。皮损可为单发，也可为广泛对称分布，数目由数个至上百个不等。

图 14-3　汗孔角化病

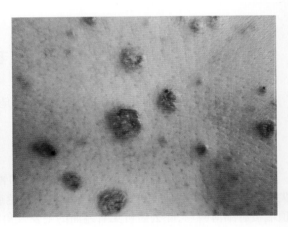

图 14-4　汗孔角化病（前胸）

临床上可分为经典斑块型、浅表播散型、单侧线状型、播散性浅表性光化性汗孔角化症、掌跖合并播散性汗孔角化症等类型。

一般无自觉症状，部分病人可有皮损处瘙痒。病程缓慢，长期不愈。病程较长的汗孔角化病皮损偶可恶变，形成原位癌或鳞状细胞癌。

【组织病理】

取角化隆起的部位做组织病理检查，可见特征性的改变：在角质层内有一楔形的鸡眼样板，它是一个由角化不全细胞所组成的细胞柱，鸡眼样板下方的颗粒层减少或消失，棘细胞层内有胞浆嗜酸性染、核深染的角化不良细胞。

【诊断与鉴别诊断】

根据本病特有的典型皮损和组织病理改变，易于诊断。本病需与扁平苔藓、疣、疣状痣、日光性角化症、疣状表皮发育不良、花斑癣和皮肤原位癌等病相鉴别。

【治疗】

1. 全身治疗　①日晒病情加重者可口服氯喹或羟氯喹；②皮损泛发者可口服阿维 A 酯或阿维 A

酸,但往往在用药期有效,停药后趋于复发。

2. 局部治疗 ①皮损孤立、较小者可行 CO_2 激光、电灼、液氮冷冻或手术切除。②数量较多者可外用 5%~10% 水杨酸软膏,或 0.05%~0.1% 维 A 酸软膏,或 2%~5% 5- 氟尿嘧啶软膏。③可试用皮肤磨削术治疗,但磨削的深度不能超过真皮乳头层,否则术后会遗留瘢痕。④由于本病可发生恶变,故对于局限性皮损应予以切除或破坏;播散型病人应接受定期随访,遇到在角化斑块基础上发生增殖损害时应及时取活检,一旦有癌变趋势应立即行手术切除或相应治疗,以防后患。

3. 防护 注意避光,皮疹变化及时就诊。

第三节 掌跖角化病

掌跖角化病(keratosis palmaris)是以手掌、足跖部弥漫性或局限性角化过度为特点的一组遗传性皮肤病。

【病因】

该病的发病绝大多数与遗传有关,常有家族史,它可为显性遗传,也可为隐性遗传。

【临床表现】

本病有许多不同的临床类型,常见的有:

1. 弥漫性掌跖角化病 为常染色体显性遗传。常在婴儿期开始发病,亦可迟至儿童期。初期病变为局灶性,6 个月至 1 岁后掌跖出现弥漫性斑块,表面粗糙,色黄酷似胼胝,常因皮肤弹性消失而发生皲裂,引起疼痛,造成手足活动困难。皮损境界清楚,可达掌跖侧缘,与周围正常皮肤间有一潮红边缘。掌跖可单独或同时受累,一般不扩展至手足背面(图 14-5)。可伴有多汗,甲板增厚、浑浊。部分病人可合并先天性鱼鳞病或其他先天性异常。

2. 点状掌跖角化病 为常染色体显性遗传。本病可发生于任何年龄,但以 15~30 岁居多。典型皮损为多数圆形或椭圆形、粟粒至绿豆大小的角化性丘疹,散发于掌跖及指部,亦可排列成片或线状。少数病人手足背或肘膝亦可累及,外伤可使皮损增大。角质丘疹脱落后,可呈现火山口样小凹陷。本病病人不伴发掌跖多汗。

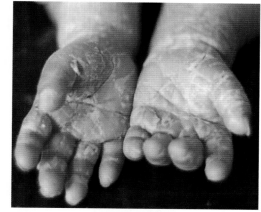

图 14-5 掌跖角化病

【诊断与鉴别诊断】

本病根据家族史及临床表现一般可明确诊断。应与获得性掌跖角化病或症状性掌跖角化病鉴别。获得性掌跖角化病为后天性角化病,无明显家族史,多在成年期发病,多数由系统性疾病(如恶性肿瘤、黑棘皮病等)或药物引起。症状性掌跖角化病常见于某些其他皮肤病如角化型手足癣、掌跖部慢性湿疹等。

【治疗】

原则是减少角质层增厚,润滑皮肤,预防皲裂,减少压力和摩擦。

1. 全身治疗 ①维 A 酸类药物,需要终身用药,但因有骨毒性,故实际不常使用。一般认为在用药期间角化肥厚损害会有所减轻,但停药后即复发。如阿维 A 酯为治疗角化病的有效药物,开始治疗量为 30mg 每日一次或 0.6mg/(kg·d)饭前口服,并调整剂量以达到满意临床疗效,维持 1 年,维持剂量为隔日 10mg 到每日 35mg。②β 胡萝卜素可抑制角质形成细胞增生,达到平衡状态后细胞脱落增加。以 1~2.5mg/(kg·d)治疗 6 周后,病情明显改善,停药后有不同程度复发。

2. 局部治疗 ①外用角质松解剂,如 10%~20% 水杨酸软膏外涂或封包皮损,注意保护周围皮肤,也可外用 0.1% 维 A 酸软膏;②糖皮质激素制剂,外用强效糖皮质激素软膏封包或硬膏外贴,可减轻角化过度。

第四节 鱼 鳞 病

鱼鳞病(ichthyosis)是一组常见的遗传性角化异常性皮肤病,其特征为四肢伸侧或躯干皮肤角化干燥伴有鱼鳞状固着性鳞屑。根据遗传方式和临床表现,分为寻常型鱼鳞病、性联鱼鳞病、先天性大疱性鱼鳞病样红皮病和板层状鱼鳞病。

【病因】

寻常型鱼鳞病为常染色体显性遗传,致病基因可能为 1q21 上的中间丝相关蛋白基因(filaggrin gene,FLG)突变引起;性联鱼鳞病为 X 染色体连锁隐性遗传,80% 以上病人为 Xp22.3 上类固醇硫酸酯酶基因缺失,而另一部分病人则有基因突变;先天性大疱性鱼鳞病样红皮病为常染色体显性遗传,已证实是定位于 12q13.3、17q21.2 的角蛋白 1(KRT1)和角蛋白 10(KRT10)基因突变,影响角蛋白中间丝的正常排列与功能,进而导致角化异常及表皮松解;板层状鱼鳞病为常染色体隐性遗传,与染色体 14q11.2 的谷氨酰胺转移酶(TGM1)基因突变、缺失、插入有关。

【临床表现】

1. 寻常型鱼鳞病 此型最常见,系常染色体显性遗传。常幼年发病,冬重夏轻,青春期后病情可逐渐减轻。好发于四肢伸侧及背部,尤以双小腿伸侧为甚(图 14-6、图 14-7),而身体屈侧及皱褶部位不受累,对称分布。皮损表现轻重不一,轻者仅表现为冬季皮肤干燥粗糙,表面有细小的糠秕样鳞屑;重者可波及全身,角质增殖异常显著,表面粗糙,呈乳头状或棘状突起,伴有掌跖角化过度,皲裂及指(趾)甲改变。典型皮损呈褐色至深褐色菱形或多角形鳞屑,鳞屑中央固着,边缘游离,如鱼鳞状。病人一般无自觉症状,但冬季皮肤干燥加重,可有瘙痒和不适感。

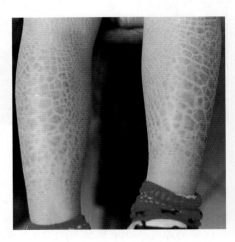

图 14-6 寻常型鱼鳞病

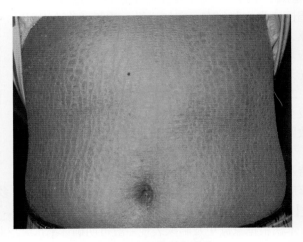

图 14-7 寻常型鱼鳞病

2. 性联鱼鳞病 较少见,系性联隐性遗传。婴儿早期发病,仅见于男性,女性为携带者。皮损广泛,可累及全身,以四肢伸侧及躯干下部为重。皮损与寻常型相似,但病情较重,皮肤干燥粗糙,鳞屑大而显著,呈黄褐色或污黑色大片鱼鳞状。病情不随年龄增长而减轻。病人可伴隐睾,角膜可有点状浑浊等表现。

3. 先天性大疱性鱼鳞病样红皮病 少见,系常染色体显性遗传。患儿出生时即可发病,皮损累及全身,以身体屈侧及皱褶处尤为明显。表现为皮肤弥漫性红斑、湿润和表皮剥脱,受到轻微创伤或摩擦后则在红斑基础上发生大小不等的松弛性水疱,易破溃糜烂,其上再度形成鳞屑、红斑及水疱;经 1 个月左右,红斑和水疱逐渐减轻,代之以全身皮肤的过度角化(图 14-8)。本病有随年龄增长而逐渐减轻的倾向,但由于发病年龄太小,新生儿常因继发感染引起败血症和水、电解质紊乱而死亡。

4. 板层状鱼鳞病 少见,系常染色体隐性遗传。病人出生时或生后不久,即见全身弥漫性红斑,

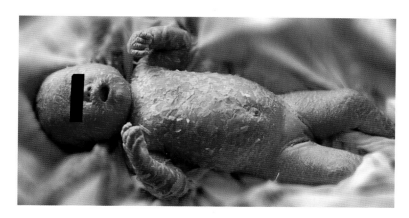

图 14-8 先天性大疱性鱼鳞病样红皮病

在红斑上有大的灰棕色四方形鳞屑(板层状),中央黏着而边缘游离高起,严重者鳞屑可厚如铠甲。轻症者仅发生于肘窝、腘窝及颈部,重者泛发全身,呈红皮病样表现。可伴有掌跖角化过度及臭汗症,1/3病人出现眼睑或唇外翻。

其他少见的类型还有火棉胶婴儿与胎儿鱼鳞病。

【组织病理】

主要病理改变:①寻常型鱼鳞病:可见表皮角化过度,棘层轻微增厚,颗粒层减少或消失,毛囊有角质栓塞,皮脂腺数量减少;②性联鱼鳞病:可见表皮角化过度,颗粒层增厚,真皮浅层血管周围有淋巴细胞浸润;③先天性大疱性鱼鳞病样红皮病:可见表皮角化过度和棘层肥厚,颗粒层内可见粗大颗粒,颗粒层、棘层上部有网状空泡化,表皮内可见水疱,真皮浅层有少量淋巴细胞浸润;④板层状鱼鳞病:除有寻常型鱼鳞病的特点外,还有银屑病样表皮增生及表皮突延长。

【诊断】

根据发病年龄、皮损特点及家族史易于诊断。

【治疗】

目前尚无特效疗法,对症治疗仅能减轻症状,所用药物应具有滋养皮肤、角质溶解、增加角质层含水量和促进正常角化等作用。

1. 全身治疗 ①维生素 A:成人 2.5 万 IU/ 次,3 次 / 日,口服;小儿 2000~4000IU/d。若长期大量应用,有毒副作用。②严重病人可在冬季口服异维 A 酸 1~2mg/(kg·d)或阿维 A 酯 0.75~1mg/(kg·d),以缓解症状。

2. 局部治疗 以温和、保湿、柔润皮肤和轻度剥脱为原则。①温水浴数分钟,浴后在皮肤仍湿润时外搽凡士林或 10%~20% 尿素软膏;② 40%~60% 丙二醇溶液封包过夜,每周 2~3 次;③外用0.05%~0.1% 维 A 酸霜、3%~5% 水杨酸软膏、30% 鱼肝油软膏,维 A 酸外用可改善角化程度,与糖皮质激素软膏交替联合应用可增加疗效;④钙泊三醇软膏外用,共 12 周,每周最大量为 100g,疗效较好。

3. 一般防护 做好遗传咨询。沐浴时避免使用碱性肥皂,以防加重皮肤干裂。有条件者可进行温泉浴,浴后可用凡士林或橄榄油等外搽,以滋润皮肤,减轻鳞屑和瘙痒。忌辛辣食物,多吃蔬菜水果,避免风寒刺激,注意保湿、保暖。

本章小结

遗传性皮肤病常有在家族上下代之间呈垂直传递或家族聚集性发病的特征。毛周角化病表现为与毛囊一致的角化性丘疹,好发于上臂及股伸侧,一般无须治疗;汗孔角化病皮损以边缘为棕褐色堤状隆起的角化性嵴,中央轻度萎缩为特征,组织病理检查在角质层可见特征性的鸡眼样板,治疗以外用药或局部治疗为主,播散型病人应接受定期随访以防恶变;掌跖角化病以掌跖部弥漫性或局限性角化过度为特点,治疗原则是减少角质层增厚,润滑皮肤,预防皲裂,减少压力和摩擦;鱼鳞病常自幼发病,以皮肤干燥、粗糙、伴有鱼鳞状鳞屑为特征,冬重夏轻,临床分为四型,局部治疗以温和、保湿、柔润皮肤和轻度剥脱为原则。

病例**讨论**

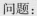

病例讨论

　　病人,女,19 岁。因"双小腿皮肤干燥、粗糙 3 年"就诊。3 年前发现双小腿皮肤干燥、粗糙,冬季严重,外用润肤乳后暂时缓解,近期感觉皮损加重,遂来诊。既往体健,否认结核、肝炎等病史,无药物过敏史,家族中无类似疾病史。查体:一般情况好,各系统检查无异常。皮肤科检查:双小腿皮肤干燥、粗糙、脱屑,见少量淡褐色鳞屑,呈多角形,鳞屑中央固着,边缘游离。

　　问题:

　　1. 诊断为何病?

　　2. 怎样治疗?

扫一扫,测一测

思考题

　　1. 简述毛周角化病的好发部位、皮损特点及治疗。

　　2. 试述各型鱼鳞病的临床特点。

(雷 鸣)

第十五章　代谢障碍性皮肤病

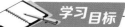

学习目标

1. 掌握　原发性皮肤淀粉样变的临床表现、诊断和治疗。
2. 熟悉　肠病性肢端皮炎的病因、临床特点和治疗措施。
3. 了解　维生素 A 缺乏病的病因、临床表现。

第一节　维生素 A 缺乏病

维生素 A 缺乏病(vitamin A deficiency)是由于机体内维生素 A 缺乏所致的一种皮肤黏膜病变。临床上主要表现为皮肤干燥、粗糙,毛囊角化、眼干、夜盲和角膜软化等。近几十年来,随着人民生活水平的提高,本病在我国已罕见。

【病因与发病机制】

正常成人维生素 A 最低需要量为每日每千克体重 20IU。维生素 A 缺乏主要与下列因素有关:慢性腹泻或不合理的食物烹调导致维生素 A 丢失过多;偏食、减肥等造成维生素 A 摄入不足;妊娠、哺乳、生长发育过快等造成维生素 A 相对不足;此外,肝脏疾病、甲状腺功能减退、重症消耗性疾病和长期服用某些药物如异烟肼等多种因素也可以引起维生素 A 的缺乏。

维生素 A 是视网膜感光物质——视紫红质的主要成分。它还是维持上皮组织正常结构和功能的必需物质,具有诱导、控制上皮组织分化和生长的作用。因此,当维生素 A 缺乏时,视网膜功能、细胞代谢及生长调节,甚至溶酶体的稳定性均受到影响,从而出现眼部及皮肤黏膜的症状。

【临床表现】

本病多累及青少年,男性多于女性。

1. 眼部症状　最早出现。首先发生眼部干燥、暗适应能力减退及夜盲,继之结膜失去正常的光泽和弹性。在角膜侧缘处可出现三角形、圆形或卵圆形,境界清楚的泡沫状或蜡样斑块,称为比奥斑(Bitot spot),为脂肪和碎片堆积而成。角膜感觉可减退,角膜干燥并逐渐失去光泽,严重时角膜上皮干燥脱落,甚至浑浊软化、溶解坏死、形成溃疡,导致失明。

2. 皮肤症状　皮疹好发于股外侧、上臂后侧、肩、背及臀部等处。初期皮肤干燥、粗糙、脱屑,继之出现散在或密集分布的针头大小圆锥形毛囊角化性丘疹,坚实而干燥,暗红色或褐色,中央有棘刺状角质栓,剥去坚实角质栓后留有凹陷,无炎症,可重新长出。丘疹密集处如蟾皮状,故又称蟾皮病。一般无自觉症状。

3. 黏膜症状及其他表现　呼吸道、泌尿生殖系统、外分泌腺等处可出现上皮角化异常,引起呼吸道、泌尿生殖系统继发感染。性腺萎缩可导致女性排卵减少、男性精子发育不良而影响生育。婴儿反复出现感染,可引起颅内压升高、脑水肿、智力发育和生长迟缓。毛发干燥无光泽,易脱落。甲板光泽减退、苍白,有横沟、纵嵴及凹点,脆性增加。

【组织病理】

表皮中度角化过度,毛囊上部扩张,有大的角栓。皮脂腺小叶明显缩小,皮脂腺口扩大。汗腺萎缩,分泌细胞变平。毛乳头萎缩或囊肿性改变,真皮有少量淋巴细胞浸润。

【诊断与鉴别诊断】

根据皮肤干燥、毛囊角化性丘疹和眼干燥、夜盲等临床特征诊断不难,确诊可进行维生素 A 水平测定(病人一般低于 0.35μmol/L,正常为 0.7~1.4μmol/L)。本病应与毛周角化病、小棘苔藓、毛发红糠疹等鉴别。

【治疗】

去除病因,积极治疗慢性疾病,纠正不良的饮食习惯。摄入富含维生素 A 及胡萝卜素的食物,如动物肝脏、牛奶、蛋黄、胡萝卜及各种绿叶蔬菜等。

1. 全身治疗 补充维生素 A:轻症者 1 万 U/d,重症者 5 万 ~8 万 U/d;婴儿 4500U/d,儿童 9000U/d,口服不吸收者可肌内注射。一般 2~4 周症状好转,可逐渐减量,应持续 2~4 个月。

2. 局部治疗 皮损处可外搽 0.05%~0.1% 的维 A 酸霜或 10%~15% 尿素霜。

3. 注意保护眼睛。

第二节 肠病性肢端皮炎

肠病性肢端皮炎(acrodermatitis enteropathica)是一种少见的婴幼儿营养代谢性皮肤病,因锌缺乏而发病。临床上以腔口周围和四肢末端皮炎,伴脱发、慢性腹泻及情感淡漠为特征。

【病因与发病机制】

本病为一种锌缺乏病,常染色体隐性遗传,是由位于染色体 8q24.3 上的 *SLC39A4* 基因突变所致。患儿血清锌水平≤9μmol/L。已证实患儿肠道中吸收锌的能力降低,可能是特殊的肠道转运蛋白或锌结合蛋白缺乏或缺陷所致。

【临床表现】

本病起病隐匿,平均发病年龄为出生后 9 个月,断奶前后发病者居多,非母乳喂养者发病较早,有些轻型病人可因长期误诊而拖延至成年。主要表现是皮炎、脱发和腹泻,三者不一定同时出现,一般皮炎发生最早,并有一定特征性。

1. 皮炎 口角炎常为早期症状,其他皮损好发于口鼻、肛门、女阴等腔口周围、四肢末端及骨突起部位,如肘、膝、踝、腕、指关节及枕骨处,对称分布(图 15-1、图 15-2)。皮疹早期为炎性红斑,继之在红斑基础上发生群集性小水疱或小脓疱,可迅速融合成大疱,但尼氏征阴性。疱破后形成糜烂、结痂及

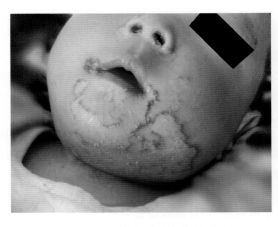

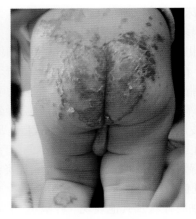

图 15-1 肠病性肢端皮炎(面部) 　　图 15-2 肠病性肢端皮炎(臀部)

鳞屑,皮损可逐渐融合成境界清楚的鳞屑性暗红斑,与银屑病的损害相类似,周围有红晕,愈后无瘢痕和萎缩。部分病人的皮损似烟酸缺乏病,头皮部位损害似脂溢性皮炎。常伴有白色念珠菌和细菌感染。

2. 腹泻 约90%病人有消化道症状,如厌食、腹胀、呕吐和腹泻等。粪便呈水样或泡沫状,量多且伴有恶臭或酸臭味,每日数次。由于慢性腹泻而致进行性营养不良,病人常有精神萎靡、倦怠、烦躁,严重者消瘦、发育迟缓,或间有发热、免疫功能低下。易继发细菌、真菌或混合感染,亦可并发肺炎或败血症。

3. 毛发和甲损害 毛发稀疏细软、色黄无光泽。脱发与皮损同时或稍后出现,呈弥漫性或片状脱发,严重者可致全秃,眉毛、睫毛亦可脱落。指(趾)甲肥厚、变形、萎缩或脱落,亦可继发甲沟炎。

【实验室检查】

血清锌水平明显降低或缺乏(正常值9.18~19.899μmol/L)。碱性磷酸酶是含锌的金属酶,随血清锌缺乏而降低,当肝功能正常时,碱性磷酸酶活性降低也可作为锌缺乏佐证。

【诊断与鉴别诊断】

根据婴幼儿发病,临床表现为特征性腔口周围和肢体末端皮炎、脱发和腹泻,实验室血清锌水平低下即可诊断。但本病有不典型病例,应注意与大疱性表皮松解症、掌跖脓疱病及泛发性念珠菌感染等疾病鉴别。

【治疗】

本病如果不治疗,多数病人将死于营养不良和继发感染,存活者多伴有智力迟钝,生长缓慢。因此,应争取及时、合理的治疗。

1. 支持疗法 加强营养,提倡母乳喂养,补充维生素,必要时输血;注意皮肤、腔口部位的清洁卫生,防止继发感染。

2. 补充锌制剂 常用硫酸锌2mg/(kg·d)口服,一般患儿在用药24小时内精神和食欲可有改善,2~3天腹泻改善,2~3周皮疹愈合,连续用药3~4周能达到满意疗效,此后可根据血清锌水平调整剂量。较长时间大量服用锌,可致胃出血、低铜血症等,应予注意。葡萄糖酸锌和醋酸锌亦可服用。

3. 局部治疗 如有细菌感染者可外用莫匹罗星或1%新霉素软膏,2次/日。有念珠菌感染者可外用2%甲紫溶液或2%咪康唑霜。

第三节 原发性皮肤淀粉样变

原发性皮肤淀粉样变(primary cutaneous amyloidosis)是指淀粉样蛋白沉积于正常皮肤组织中而不累及其他器官的一种慢性代谢性皮肤病。

【病因】

淀粉样蛋白是一种球蛋白和黏多糖的复合物,因其化学反应类似淀粉而得名,实际上与淀粉毫无关系。淀粉样变的原因尚不完全清楚,许多细胞(如角质形成细胞、浆细胞、成纤维细胞、肥大细胞)和组织均可合成或衍化生成淀粉样蛋白,后者可沉积在真皮乳头内。此外,皮肤的一些慢性刺激如摩擦、创伤、虫咬等,可导致角质形成细胞损伤并发生丝状变性,脱落到真皮,最后也形成淀粉样蛋白。也有人提出,本病可能属常染色体显性遗传病,部分病人有家族史。

【临床表现】

1. 苔藓样淀粉样变 多累及中年,两性均可发病,但男性多见。皮损好发于小腿胫前,其次为臂外侧和腰背部等处。早期为针头大小褐色斑点,渐发展为绿豆大小半球形、圆锥形或多角形丘疹,密集而不融合,呈棕色、褐色、淡红或正常肤色,质硬,表面有少量鳞屑,角化、粗糙,顶端可有黑色角栓,剥离后顶部留脐形凹陷。小腿和上臂皮疹沿皮纹呈念珠状排列,具有特征性(图15-3、图15-4)。自觉剧烈瘙痒,病程缓慢,可迁延数年至数十年。

2. 斑状淀粉样变 多见于中年女性。常对称发生于肩胛间区,也可累及上臂伸侧、胫前及下肢等处。皮疹初为成群的直径1~3mm褐色、紫褐色、灰色或蓝色斑疹,可融合成特征性的网状或波纹状色素沉着斑,具有诊断价值。可无自觉症状或仅有轻度瘙痒。斑状淀粉样变常因搔抓等慢性刺激而转

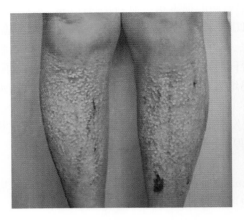
图 15-3 原发性皮肤淀粉样变

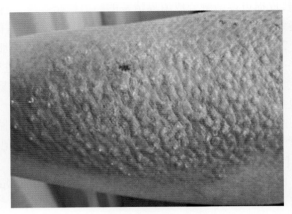
图 15-4 原发性皮肤淀粉样变

变为苔藓样淀粉样变。有时两型混合,为双相型或混合型皮肤淀粉样变。

【实验室检查】

Nomland 试验,即用 1% 刚果红溶液于可疑皮损处行局部皮内注射,48 小时后用皮肤显微镜观察,若局部呈红色则为阳性。还可有血沉增快,γ 或 α 球蛋白升高。

【组织病理】

各型淀粉样变的组织病理变化表现相似。苔藓样和斑状淀粉样变的主要差别在于前者有表皮棘层肥厚和角化过度,后者无此变化,但色素变化较前者明显,淀粉样蛋白沉积量较前者少。淀粉样蛋白主要沉积于真皮乳头部。刚果红、结晶紫或硫黄素 T 染色呈阳性反应。电镜检查发现淀粉样蛋白细丝为诊断本病的"金标准"。

【诊断与鉴别诊断】

根据发病部位、典型皮损特征、Nomland 试验阳性和组织病理改变,不难诊断。苔藓样皮肤淀粉样变应与肥厚性扁平苔藓、慢性单纯性苔藓等鉴别。斑状皮肤淀粉样变应与皮肤异色病、蕈样肉芽肿、皮肌炎等鉴别。

【治疗】

尚无特效疗法。

文档: 慢性
单纯性苔藓

1. 全身治疗　对瘙痒明显者可应用抗组胺药;对皮损广泛和症状严重而对普鲁卡因皮试阴性者可用 0.25% 普鲁卡因 100ml,加入 5% 葡萄糖注射液 250ml,加维生素 C 3g,缓慢静脉滴注,1 次 / 日,10 天为一疗程;低分子右旋糖酐与丹参注射液静脉滴注也有一定疗效,亦可口服阿维 A 酯或阿维 A 酸。

2. 局部治疗　局部皮损内注射曲安西龙或泼尼松龙,1~2 周 1 次,疗效较好;外用 60% 二甲基亚砜溶液局部涂擦,1~2 次 / 日,疗效较佳,但不宜大面积涂擦;外用 0.1% 维 A 酸霜及糖皮质激素霜剂或与焦油制剂混合封包等可增强疗效。

本章小结

维生素 A 缺乏病以皮肤干燥、粗糙及非炎症性圆锥形毛囊角化性丘疹为特征,类似蟾皮,并伴有夜盲、角膜干燥和角膜软化等,治疗原则为补充维生素 A,注意保护眼睛。肠病性肢端皮炎婴儿期发病,其特征是腔口周围及四肢末端皮炎、脱发、慢性腹泻、情感淡漠等,锌制剂治疗效果好。原发性皮肤淀粉样变临床常见的有苔藓样淀粉样变和斑状淀粉样变,皮损为胫前褐色、粗糙的坚实丘疹,或上背部褐色网状或波纹状色素沉着斑,Nomland 试验阳性,组织病理示真皮乳头内有均一红染的淀粉样物质沉积,治疗主要在于对症,目前尚无理想办法使皮损消退。

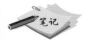
笔记

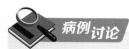

病例讨论

1502

病例讨论

病人,男,56岁。因"两胫前有密集的坚实的小疙瘩,剧烈瘙痒近10年"就诊。曾用多种药物治疗,无显著疗效,近5个月来因日晒瘙痒加重。检查:双胫前下1/3处,分别有一约10cm×7cm、7cm×6cm的皮损,其上有绿豆大小淡褐色、灰暗而无光泽的圆锥状或半球形丘疹,密集成片,丘疹沿皮纹呈念珠状排列。病理报告:真皮切片中,见淀粉样蛋白团块沉积;电镜下发现淀粉样蛋白细丝。

问题:

1. 诊断为何病?

2. 针对病情,应怎样治疗?

扫一扫,测一测

思考题

1. 简述肠病性肢端皮炎的诊断要点。

2. 如何诊断皮肤淀粉样变?

(雷 鸣)

第十六章　皮肤血管炎和脂膜炎

学习目标

1. 掌握　过敏性紫癜、变应性皮肤血管炎、结节性红斑的临床表现、诊断及治疗。
2. 熟悉　色素性紫癜性皮肤病的临床表现、诊断及治疗。
3. 了解　血管性皮肤病的病因及发病机制。
4. 具有临床诊断能力,能正确应用束臂试验等辅助检查方法协助诊断。
5. 能在临床上开展本类疾病的防治工作,指导病人用药。

　　皮肤血管炎(cutaneous vasculitis)是指原发于皮肤血管管壁及其周围组织的炎症性疾病。其主要组织病理变化为血管及周围组织炎性细胞浸润,管壁纤维蛋白变性和坏死。由于受累血管部位、管径大小、累及范围、病程、炎症与坏死反应程度、病因和发病机制的不同,临床有各种不同表现,因此目前分类仍不统一。目前根据病理上浸润细胞的类型、受累血管的大小和有无肉芽肿形成分类如下:白细胞破碎性大血管炎,如结节性多动脉炎;白细胞破碎性小血管炎,如变应性皮肤血管炎、过敏性紫癜等;淋巴细胞性小血管炎,如急性痘疮样苔藓样糠疹、皮肤结节性血管炎等;肉芽肿性血管炎,如Wegener肉芽肿病、面部肉芽肿等。

　　皮肤血管炎的病因尚不完全清楚。可为特发性,也可由细菌、真菌、病毒、寄生虫感染和药物等诱发,或并发于某些自身免疫性疾病和肿瘤。发病机制大多与Ⅲ型变态反应有关。

　　皮肤血管炎的损害在临床上有一些共同表现。细小血管和毛细血管的炎症主要表现为水肿性红斑、紫癜、坏死性小丘疹、水疱、血疱和小结节等。中等或较大血管的炎症表现为结节、坏死和溃疡等。血管炎可仅限于皮肤或同时侵犯其他内脏器官,如关节、肾、肺、胃肠道和神经系统等,可伴有发热、乏力等全身症状。本章仅介绍皮肤科常见且具有代表性的过敏性紫癜、变应性皮肤血管炎、结节性红斑和色素紫癜性皮肤病。

第一节　过敏性紫癜

　　过敏性紫癜(anaphylactoid purpura)是一种IgA抗体介导的超敏反应性毛细血管和细小血管炎,临床特点为非血小板减少性紫癜,表现为皮肤黏膜上出现瘀点及瘀斑,可伴腹痛、关节肿痛及肾脏病变。

【病因与发病机制】

　　病因复杂,细菌(溶血性链球菌)、病毒(流感病毒)、寄生虫、食物(鱼、虾、鸡蛋、牛奶等)和药物(水杨酸盐类、青霉素类、巴比妥类)等均可成为本病的诱发因素。恶性肿瘤和自身免疫性疾病亦可导致本病。

　　发病机制可能为Ⅲ型变态反应,IgA在本病的发病机制中起了重要作用,抗原抗体(主要为 IgA 型)

形成的免疫复合物直接沉积于受累血管壁或肾小球,激活补体,导致毛细血管和小血管壁周围产生炎症,使血管壁通透性增高,血管内成分外渗引起紫癜和各种局部及全身症状。

【临床表现】

春秋季节多发,易累及儿童和青少年,男性发病率高。好发于下肢伸侧及臀部,对称分布,重者可累及上肢及躯干。发病前常有上呼吸道感染表现并伴有低热、全身乏力不适、头痛、关节疼痛、咽痛等前驱症状,继而出现针帽至黄豆大小可触及的紫癜、出血性斑丘疹、瘀点或瘀斑,部分皮损可融合,压之不褪色(图 16-1~ 图 16-3),除紫癜外,还可出现风团、水疱、血疱或溃疡。2~3 周后瘀点、瘀斑由暗红变为黄褐色而渐消退,皮损可成批反复出现。根据病情严重程度及受累部位可分为单纯型、关节型、腹型和肾型。仅累及皮肤者称为单纯型紫癜;紫癜伴有关节疼痛、肿胀和活动受限,称关节型紫癜(Schonlein 型),以膝关节和踝关节为主,也可累及肘、腕、指关节;紫癜伴消化道症状时称为腹型紫癜(Henoch 型),可出现脐周和下腹部疼痛,恶心、呕吐等,重者可有便血甚至肠穿孔或肠套叠;紫癜并发肾脏损害时称为肾型紫癜,可出现血尿、蛋白尿、管型尿,少数可出现程度不等的肾功能不全。

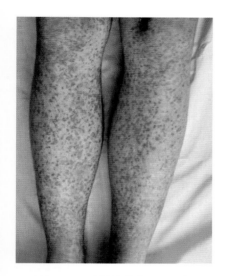
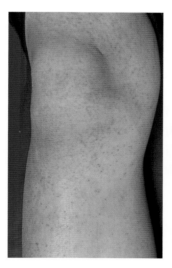
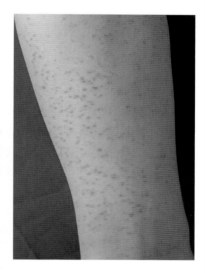

图 16-1　过敏性紫癜(双下肢)　　图 16-2　过敏性紫癜(下肢)　　图 16-3　过敏性紫癜(上肢)

上述各型有时合并存在,称为混合型紫癜。病程 1~2 个月痊愈,重者迁延 1~2 年。常反复发作,预后除严重合并症者外,一般良好。

【实验室检查】

白细胞计数正常或轻、中度升高,血小板计数正常或升高,出凝血时间及凝血因子正常,红细胞沉降率(血沉)增快,束臂试验阳性。肾脏受累时可有血尿、蛋白尿和管型尿。累及胃肠道时大便隐血试验阳性。

【诊断与鉴别诊断】

根据成批反复发作的高起可触及的紫癜、出血性斑丘疹、瘀点或瘀斑,伴腹痛、关节痛、血尿、蛋白尿等症状,血小板计数正常可以确诊。

本病应与下列疾病进行鉴别:

1. 特发性血小板减少性紫癜　皮损表现为不可触及的瘀点或瘀斑,常伴有鼻腔、牙龈等黏膜出血和内脏出血,血小板计数显著减少。

2. 外科急腹症　除相应表现外不伴有皮肤黏膜紫癜。

3. 其他肾病　有相应肾病的体征及实验室检查异常。

【治疗】

注意休息,清淡饮食,寻找并去除可疑致病因素,防治上呼吸道等感染,去除感染病灶(如扁桃体炎、龋齿等),避免服用可疑药物及食物。严密观察有无胃肠道及肾脏受累症状。

单纯性紫癜首选双嘧达莫,25mg,每日 3 次,儿童剂量酌减;可口服抗组胺药和降低血管通透性的药物,如维生素 C、维生素 E、钙剂、芦丁等。关节型紫癜给予氨苯砜、羟氯喹,疼痛明显时加服非甾体抗炎药物如阿司匹林、吲哚美辛等。对腹型、肾型紫癜,除上述治疗外,可酌情应用糖皮质激素及免疫抑制剂。

第二节　变应性皮肤血管炎

变应性皮肤血管炎(allergic cutaneous vasculitis)是一种主要累及真皮浅层小血管及毛细血管的炎症性皮肤病。以双下肢出现紫癜、结节、溃疡和坏死为主的多形性皮损为特征。

【病因与发病机制】

病因不明。感染(链球菌、流感病毒)、药物(阿司匹林、磺胺类、青霉素等)、化学品(如石油产品、化学制剂等)、恶性肿瘤、自身免疫病(如系统性红斑狼疮、类风湿关节炎等)等可引起本病。发病机制与Ⅲ型变态反应有关。

【临床表现】

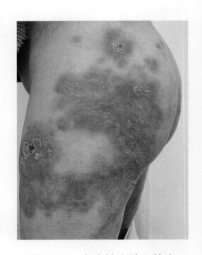

本病为急性发病,多见于青壮年,女性多于男性。皮损好发于下肢、臀及踝部,对称分布。也可发生在全身其他部位,如上肢及胸背部。皮损呈多形性,可表现为紫癜、红斑、丘疹、水疱、血疱、糜烂、结节、溃疡及坏死等,但以紫癜、结节、坏死、溃疡为临床主要特征(图16-4~ 图16-6)。皮损消退处留有色素沉着或萎缩性瘢痕。自觉瘙痒、烧灼,较大的丘疹、结节及溃疡伴有疼痛,可伴轻度发热、头痛、乏力及全身关节酸痛等。部分可累及肾、胃肠道、肺及中枢神经系统,出现相应表现,称为"系统性变应性血管炎"。病程慢性,常反复发作,迁延数月,甚达数年。

【实验室检查】

红细胞沉降率(血沉)增快,血小板减少,白细胞计数、嗜酸性粒细胞增高,高球蛋白血症及补体下降;类风湿因子阳性,严重的病人可有贫血;肾脏受累可有蛋白尿、血尿及管型。

图 16-4　变应性皮肤血管炎

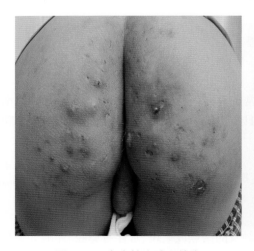

图 16-5　变应性皮肤血管炎

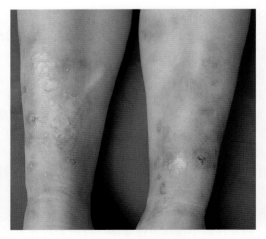

图 16-6　变应性皮肤血管炎

【组织病理与免疫病理】

典型病理变化为真皮乳头下和网状层小血管的白细胞碎裂性血管炎,血管内皮细胞肿胀,管腔狭窄、闭塞,特别是有血栓形成,血管壁有纤维蛋白样变性及坏死。血管壁及其周围有中性粒细胞浸润、核碎裂、核尘和红细胞外溢。免疫病理显示早期皮损处血管壁有 IgG、IgM 和 C3 沉积。

【诊断与鉴别诊断】

根据急性发病、慢性病程,以紫癜、结节、溃疡、坏死为特征的多形皮损,结合组织病理可以确诊。

本病主要与过敏性紫癜鉴别,后者皮损单一,一般无结节和坏死,主要为紫癜及风团,血小板正常,常伴有腹痛、关节表现及血尿、蛋白尿。免疫荧光显示血管壁 IgA 沉积。

【治疗】

寻找并去除可能的致病因素,避免剧烈活动。

口服氨苯砜 100~150mg/d 或沙利度胺 75~150mg/d;皮损广泛,病情严重者,首选糖皮质激素(泼尼松 30~40mg/d)或与沙利度胺联合使用,症状减轻后逐渐减量,伴有内脏损害者,可加用或单用免疫抑制剂,如环磷酰胺。可口服维生素 C、芦丁、阿司匹林等辅助治疗。

第三节　色素性紫癜性皮肤病

色素性紫癜性皮肤病(pigmented purpuric dermatosis)是一组由淋巴细胞介导的红细胞外渗所致的疾病,以紫癜和色素沉着为特征。临床上包括进行性色素性紫癜性皮肤病、毛细血管扩张性环状紫癜和色素性紫癜性苔藓样皮炎。

【病因与发病机制】

病因不明,发病可能与毛细血管壁病变有关,重力因素及静脉压升高是重要的局部诱发因素,某些药物(如维生素 B_1、非那西丁、阿司匹林等)也可引起本病。

当静脉曲张或久站时,下肢静脉回流不畅,导致静脉压增高,血管壁通透性增加,红细胞外渗,巨噬细胞吞噬外渗的红细胞导致含铁血黄素堆积,发生病变。毛细血管镜可见血管周围浸润的淋巴细胞 $CD4^+$ 与 $CD1a^+$ 的朗格汉斯细胞接触,介导了免疫反应。

【临床表现】

1. 进行性色素性紫癜性皮肤病(progressive pigmented purpuric dermatosis)　多见于男性。好发于小腿伸侧及踝部、足背,呈单侧或对称分布。初起为簇集性针尖大红色瘀点,不高出皮面,渐密集呈斑片状向外扩展,中心部转变为棕褐色。在陈旧的瘀斑及其周围,新皮损不断发生,呈撒辣椒粉样斑点(图 16-7),数目不等,皮损消退后可留下色素沉着。一般无明显自觉症状。病程慢性,反复发作,可持续数年后自愈。

2. 毛细血管扩张性环状紫癜(purpura annularistelangiectodes)　常对称发生于女性小腿,可发展至大腿及躯干。有毛细血管扩张、色素沉着、皮肤萎缩 3 个明显阶段,皮损初起为紫红色环状斑疹,直径 1~3cm,边缘有明显的毛细血管扩张,中央出现点状、针尖大红色瘀点,继之皮损中央逐渐消退,可有轻度萎缩,周围离心性扩大呈环状、半环状或同心圆样损害(图 16-8)。皮损颜色可为棕褐、紫褐或黄褐色,

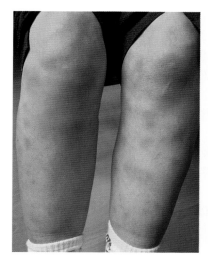
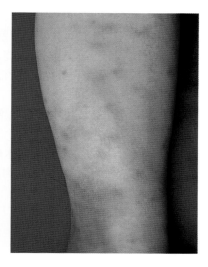

图 16-7　进行性色素性紫癜　　图 16-8　毛细血管扩张性环状紫癜

常无自觉症状,偶有轻度瘙痒。病程慢性,反复迁延数年。

3. 色素性紫癜性苔藓样皮炎（pigmented purpuric lichenoid dermatitis） 临床上多见于中年男性。好发于小腿胫前,也可累及大腿、躯干及上肢,对称分布。皮损为细小铁锈色苔藓样丘疹,伴有紫癜样损害,可融合成边缘不清的斑片状或斑块,斑块内有红斑、瘀点及橘红色、铁锈色、黄褐色等不同颜色的丘疹,表面少量鳞屑,自觉瘙痒。病程缓慢,可迁延数月至数年。

【组织病理】

各型组织病理表现基本相似。表现为真皮乳头层毛细血管内皮细胞肿胀,血管周围有淋巴细胞、组织细胞浸润,可见红细胞外渗和含铁血黄素沉积。

【诊断与鉴别诊断】

根据典型临床表现易诊断。本病应与下列疾病进行鉴别:

1. 淤积性皮炎 明显下肢静脉曲张,病程长者可发生溃疡、湿疹样变。

2. 过敏性紫癜 好发于儿童和青少年,皮损为高出皮面可触及的出血性瘀点、瘀斑。可有关节痛、腹痛、腹泻、肾脏的改变。

3. 高球蛋白血症性紫癜 以血浆中多克隆 γ 球蛋白异常增高,直立性紫癜伴色素沉着为特征,多见于中老年妇女,好发于下肢,特别是足背。

【治疗】

目前无理想治疗方法。对于下肢皮疹,注意勿站立过久,如有感染灶,应积极治疗。可使用维生素 C、芦丁、钙剂等降低血管通透性的药物;严重病例系统应用糖皮质激素疗效较好,但停药易于复发。局部可外用糖皮质激素制剂。

图片:淤积性皮炎

第四节　结节性红斑

结节性红斑（erythema nodosum）是发生于皮下脂肪的结节性炎症性疾病。典型表现为小腿伸侧的红色疼痛性结节和斑块。

【病因与发病机制】

病因未明。一般认为是细菌(特别是溶血性链球菌感染)、病毒、衣原体或支原体感染,某些药物(磺胺、溴剂、碘剂、口服避孕药),某些自身免疫性疾病(如结节病、溃疡性结肠炎、局限性肠炎)、肿瘤等因素引起的血管迟发性变态反应。

【临床表现】

中青年女性多见,好发于春秋季节。发病前常有上呼吸道感染,低热(少数高达 38℃ 以上)伴肌痛、关节酸痛及全身乏力等不适。数日后在双胫前外侧常突然发生疼痛性结节,周围组织水肿,皮损局部温度升高,自觉疼痛,表面鲜红至暗紫红色,对称分散分布(图 16-9、图 16-10),少数可发生在大腿及上臂上。数日后结节软化,颜色逐渐由鲜红色变为紫红色、黄褐色,不破溃、不化脓,消退后遗留暂时性色素沉着。一般经 3~6 周结节自行消退,不留痕迹,但常反复发作。临床上有部分病人结节持久不退,病程常可持续 1~2 年亦不破溃,称为慢性结节性红斑或迁移性结节性红斑。

【实验室检查】

疾病早期白细胞计数轻度增高或正常。血沉增快,抗"O"阳性。结核菌素试验呈阳性。

【组织病理】

间隔性脂膜炎为其特征。脂肪小叶间隔内水肿、红细胞外渗,血管周围中性粒细胞、淋巴细胞浸润,晚期可见到由噬脂细胞和异物巨细胞构成的肉芽肿。

【诊断与鉴别诊断】

根据小腿伸侧红色疼痛性结节,不破溃,有压痛,发病前有感染史或服药史,结合组织病理可诊断。

本病应与下列疾病进行鉴别:

1. 硬红斑 硬红斑好发于小腿屈侧,结节可融合,并溃破形成溃疡,病程较长,愈后可形成萎缩性

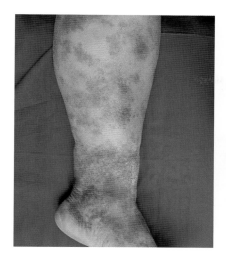
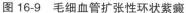

图 16-9　毛细血管扩张性环状紫癜

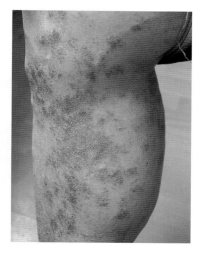

图 16-10　毛细血管扩张性环状紫癜

瘢痕,组织病理为小叶性脂膜炎,常可见结核样肉芽肿改变。

2. 变应性血管炎　本病好发于下肢,皮损呈多形性,常有水疱、血疱、坏死、结节、紫癜、溃疡。

【治疗】

寻找病因,治疗原发病是关键。急性期应卧床休息,抬高患肢。有感染者积极给予抗生素治疗,结核杆菌引起者用抗结核药;疼痛明显者可服非甾体抗炎药如吲哚美辛、布洛芬、阿司匹林等;重症可用糖皮质激素(如泼尼松 20~40mg/d);也可用碘化钾、雷公藤多苷、羟氯喹、沙利度胺等进行治疗。

本章小结

本章介绍的 4 种疾病均好发于下肢,过敏性紫癜以小腿伸侧高起可触及的紫癜、出血性斑丘疹、瘀点或瘀斑为特点,一般不出现结节,是一种 IgA 抗体介导的毛细血管和细小血管炎;变应性皮肤血管炎以下肢、踝部的紫癜、结节、坏死和溃疡为特征,发病机制与Ⅲ型变态反应有关;色素性紫癜性皮肤病是一组淋巴细胞围管性毛细血管炎,重力和静脉压升高是主要的局部诱发因素,共同特点为紫癜和色素沉着;结节性红斑则以小腿伸侧的红色疼痛性结节和斑块为特点,不发生破溃,病理基础为间隔性脂膜炎,发病与迟发型变态反应相关。

治疗均应寻找病因,去除感染灶,有原发病者治疗原发疾病,注意休息。单纯性过敏性紫癜可选用降低血管通透性的药物,关节型加用氨苯砜、羟氯喹及非甾体类抗炎药物如阿司匹林、吲哚美辛,腹型、肾型紫癜加用糖皮质激素、免疫抑制剂;变应性皮肤血管炎可口服氨苯砜或沙利度胺,皮损泛发,症状较重者或伴有内脏损害者加用糖皮质激素;结节性红斑皮损数量多、疼痛明显时可应用糖皮质激素,也可选用碘化钾、羟氯喹、沙利度胺等;色素性紫癜性皮肤病可选用降低血管通透性的药物,局部外用糖皮质激素霜剂。

病例讨论

病人,男,16 岁。10 天前受凉后感咽痛,7 天前双小腿伸侧出现散在瘀点、瘀斑,无疼痛。3 天前皮疹增多,延及双上肢,不伴四肢肌肉疼痛;无腹痛、关节痛。查体见:双下肢、可触及性紫红色瘀点、瘀斑,部分有融合倾向,压之不褪色,无水疱、血疱、坏死、结痂。查血常规、尿常规无异常。

病例讨论

问题:

1. 此病例的诊断是什么? 简述诊断思路。

2. 针对该病人该如何处理?

3. 简述过敏性紫癜和血小板减少性紫癜的区别。

扫一扫,测一测

思考题

1. 简述单纯性过敏性紫癜与特发性血小板减少性紫癜的鉴别。

2. 简述结节性红斑的临床表现。

(黄 晶)

笔记

第十七章　结缔组织病

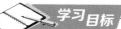

1. 掌握　红斑狼疮、皮肌炎的临床表现、诊断与治疗。
2. 熟悉　硬皮病的临床表现、诊断与治疗。
3. 了解　红斑狼疮、皮肌炎、硬皮病的病因与发病机制。
4. 能识记红斑狼疮、皮肌炎、硬皮病的特异性皮损特点，具备初步诊断能力；能指导病人合理使用糖皮质激素；能根据疾病诱发因素指导病人日常生活。

结缔组织病（connective tissue disease，CTD）病因不明，发病机制是由于免疫反应及炎症反应引起的发生于疏松结缔组织的一类疾病。包括红斑狼疮、皮肌炎、硬皮病、类风湿关节炎、混合性结缔组织病、干燥综合征、贝赫切特病（白塞病）、结节型多动脉炎及重叠综合征等疾病。本章介绍红斑狼疮、皮肌炎、硬皮病。

第一节　红斑狼疮

红斑狼疮（lupus erythematosus，LE）是一种具有多种临床表现、可累及全身任何脏器的自身免疫性疾病，多见于青壮年女性，呈慢性进行性，反复发作与缓解交替。本病是一个病谱性疾病，一端为盘状红斑狼疮，以皮肤损害为主；另一端为系统性红斑狼疮，表现为多脏器多系统受累，且常有皮肤损害；中间有很多亚型，如播散型盘状红斑狼疮、狼疮性脂膜炎、亚急性皮肤型红斑狼疮、抗核抗体阴性的系统性红斑狼疮等。

1. 慢性皮肤红斑狼疮　①盘状红斑狼疮：局限性（头和颈）或泛发性（播散性）盘状红斑狼疮；②盘状红斑狼疮-扁平苔藓重叠综合征；③疣状（肥大性）红斑狼疮；④冻疮样红斑狼疮；⑤狼疮性脂膜炎；⑥黏膜狼疮；⑦肿胀性（瘤样）狼疮。

2. 亚急性皮肤红斑狼疮　可表现为丘疹鳞屑型或环状红斑型，此外还包括临床表现类似的综合征如新生儿红斑狼疮和补体缺陷综合征。

3. 急性皮肤红斑狼疮　表现为局限性红斑（蝶形红斑）或泛发性红斑、大疱。

【病因与发病机制】

红斑狼疮的病因尚不清楚，目前发现与以下因素有关：

1. 遗传因素　在同卵双胞胎人群，红斑狼疮患病的一致率高达 50% 以上。近年来研究发现 SLE 病人与 MHC-II、III类等位基因、TCR 基因、Ig 基因存在相关性，HLA-B8、DR2、DR3、DQW1 的表达率明显高于正常人；SLE 病人常有与遗传相关的补体缺陷，如 C1q 缺陷和 C2、C4 的缺陷；染色体 5p15.3、1q23、1q31、11q14、12q24、16q12 及其他候选位点与 SLE 有强连锁性。这些都说明 SLE 的发病与遗传因素有一定关联。

2. **性激素** 本病好发于育龄期女性,系统性红斑狼疮病人血清中雌二醇水平升高,睾酮水平降低,雌二醇与睾酮比值上升,提示雌激素水平与本病发生可能有关。

3. **感染因素** 系统性红斑狼疮病人真皮中血管内皮细胞、成纤维细胞及肾脏受累的肾小球内皮细胞中发现类黏病毒包涵体和管状结构,同时病人血清中有多种抗病毒抗体,包括抗麻疹病毒、EB 病毒、风疹病毒、副流感病毒Ⅰ、Ⅱ型和黏病毒等抗体,提示某些病毒(特别是慢病毒)感染可能是易感者 SLE 发病的激发因素。

4. **药物因素** 药物与载体蛋白结合所具有的免疫原性可能导致了药物性红斑狼疮的发生。易诱发本病的常见药物有肼屈嗪、普鲁卡因胺、左旋多巴、甲基多巴、抗癫痫药、青霉胺、磺胺药、避孕药等。

5. **环境因素** 日光(紫外线)可诱发或加重本病,可能与紫外线导致细胞 DNA 的抗原性增强,激发机体产生抗 DNA 抗体有关。另外,寒冷、外伤、精神创伤等都可促进本病的发生和发展。

具有易感基因的个体,在性激素及各种环境因素的作用下,使 T 细胞 DNA 发生病理性低甲基化,自身免疫相关基因过多表达,机体免疫系统发生紊乱,系统性红斑狼疮病人,体内出现大量的自身抗体,其中最重要的是抗核抗体、抗 DNA 抗体和针对各种细胞成分的抗体,如抗白细胞、抗血小板、抗淋巴细胞、抗非特异性的细胞膜结构的抗体如抗磷脂抗体,这些抗体与相应抗原通过Ⅱ型变态反应引起溶血性贫血、血小板减少。抗原抗体复合物沉积于肾小球基底膜、浆膜、关节滑膜、血管基底膜等处,通过Ⅲ型变态反应激活补体引起肾小球肾炎、关节炎、血管炎。另外,Ⅳ型变态反应(细胞免疫)造成的组织损伤以及抗体依赖的细胞毒作用都不同程度参与了 LE 的病理过程。

一、盘状红斑狼疮

面部为主的持久性盘状红斑、角化明显,慢性经过,愈后留有萎缩或色素脱失。盘状红斑狼疮(discoid lupus erythematosus,DLE)主要累及皮肤,一般无系统受累。本病病程慢性,预后较好。

【临床表现】

早期的 DLE 皮损为钱币大小红斑,境界清楚,上覆黏着性鳞屑,鳞屑下方有毛囊角栓,剥离鳞屑可见扩张的毛囊口。病程慢性,红斑可扩大,周围有色素沉着,损害中心逐渐出现萎缩,微凹,色素减退。局限性 DLE 好发于面部,特别是两颊和鼻背(图 17-1),其次发生于口唇、耳郭、头皮等处,口唇及口腔黏膜的 DLE 损害呈灰白色斑块,可形成糜烂及浅溃疡,最后出现萎缩(图 17-2)。播散性 DLE 皮损可广泛发生于四肢、手背、手指、躯干,最常发生于上胸 V 形区和上肢。少数 DLE 病例皮损可自行消退,一般愈后遗留色素减退的萎缩性瘢痕,严重的瘢痕可引起毁形,头皮则形成萎缩性脱发区,容易复发,有时在日晒或过度劳累后加重,少数经久不愈的陈旧损害因局部用药不当或长期慢性刺激可发展为鳞状细胞癌。

【实验室检查】

约 1/3 的 DLE 病人抗核抗体(ANA)阳性,但一般效价较低。播散型 DLE 有时可有白细胞减少,

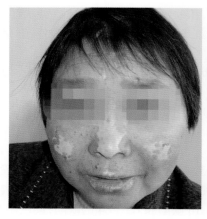

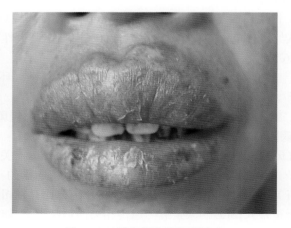

图 17-1 盘状红斑狼疮　　　　　　　　图 17-2 唇红部盘状红斑狼疮

血沉轻度增快,类风湿因子阳性,球蛋白增高。

【组织病理】

表皮角化过度,毛囊口及汗孔有角质栓,表皮变薄,表皮突变平,灶性基底细胞液化变性,真皮上部水肿、黏蛋白沉积,血管扩张及轻度红细胞外渗,由于基底细胞液化变性可见色素失禁,在真皮血管和皮肤附属器周围有以淋巴细胞为主的灶性浸润。受损皮肤直接免疫荧光试验(狼疮带试验)阳性率达 75% 以上,在真 - 表皮交界处有免疫球蛋白沉积,通常为颗粒型。

【诊断与鉴别诊断】

DLE 的诊断主要依据皮疹特点及皮肤病理检查。必要时可做狼疮带试验帮助确诊。DLE 病人须做血、尿常规等检查,以排除是否有系统受累。本病应与扁平苔藓、银屑病、多形红斑、脂溢性皮炎及冻疮等鉴别。

【治疗与预防】

避免日晒,外出宜外用防晒剂;保持心情愉快,避免过度疲劳、寒冷及外伤。

1. 局部治疗　外用糖皮质激素软膏,或封包,每天 2 次。或皮损内注射糖皮质激素,如曲安奈德、泼尼松龙等,1~2 周 1 次。亦可外用 0.1% 他克莫司软膏或 1% 吡美莫司乳膏。

2. 系统治疗　对局部治疗效果不理想或皮损广泛及伴有全身症状者,可配合系统治疗。

(1) 氯喹及羟氯喹:对 DLE 有较好疗效,可用磷酸氯喹(250mg)或硫酸羟氯喹(200mg),1~2 次 / 日,病情控制后逐渐减量。其主要副作用是视网膜病变,用药期间每 3~6 个月应定期检查眼底。

(2) 沙利度胺:多数病人有效,每次 50~100mg,2 次 / 日,有效后减为 50~100mg/d 维持,连服 3~5 个月。主要副作用是致畸、头晕、便秘等,孕妇禁用。对不能耐受氯喹或氯喹疗效不理想时可选用。

(3) 糖皮质激素:对皮损广泛,伴有全身症状或单用上述药物疗效不理想时可配合小剂量泼尼松(15~20mg/d)治疗,病情控制后逐渐减量。

二、亚急性皮肤型红斑狼疮

亚急性皮肤型红斑狼疮(subacute cutaneous lupus erythematosus,SCLE)是一组以环形红斑或鳞屑性丘疹为特征的红斑狼疮,是介于 DLE 和 SLE 之间的 LE 亚型,皮损明显而内脏病变轻微。

【临床表现】

本病占 LE 病人总数的 10%~15%,女性多见,病人以中青年为主。皮损分布常较广泛,好发于光照部位如面、耳、颈前 V 形区,上肢伸侧,躯干上部的皮损常发生于"披肩毛巾"所覆盖部位。愈后不留皮肤萎缩和瘢痕。皮肤表现主要有两型:

1. 丘疹鳞屑型　初起为红色小丘疹或斑疹,渐扩大成斑块,表面覆有少许细薄鳞屑,无角栓,呈银屑病样或糠疹样(图 17-3)。

2. 环形红斑型　初起为水肿性丘疹,渐向周围扩大,呈环形或弧形,相邻皮损可融合成多环形或脑回状,皮损中央消退,外周为轻度浸润的水肿性红斑,表面平滑或覆少许鳞屑,但无明显毛囊口角栓。皮损消退后可留有暂时性色素沉着,或持久性毛细血管扩张和色素脱失(图 17-4)。

病人常有不同程度的光敏、低热、乏力、关节酸痛、肌痛、脱发及雷诺现象等。较少累及肾和中枢神经系统等重要器官,预后相对较好。

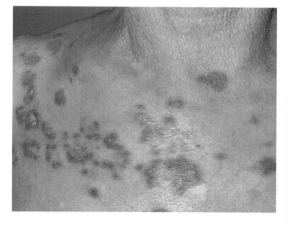

图 17-3　丘疹鳞屑型亚急性皮肤型红斑狼疮

【实验室检查】

可有贫血、白细胞减少、血小板减少、血沉增快。60%~80% 病人 ANA 阳性,大多数病人抗 RO/SSA 和抗 La/SSB 抗体阳性,也可有抗 dsDNA 及抗 Sm 抗体阳性,HLA 表型以 DR3、A1、B8 多见。

【组织病理】

SCLE 的组织病理学改变与 DLE 相似,基底细胞液化变性较明显,毛囊角栓不明显,角化过度及附

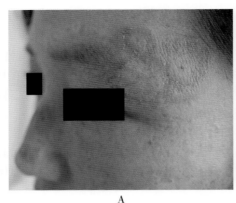
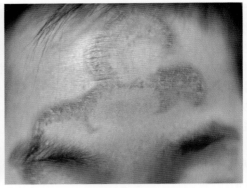

图 17-4 环形红斑型亚急性皮肤型红斑狼疮
A. 颞部皮损；B. 前额皮损

属器周围淋巴细胞浸润较 DLE 轻。皮损区狼疮带试验阳性率约为 60%。

【诊断与鉴别诊断】

SCLE 的诊断主要依据皮疹的形态和轻至中度的全身症状,结合 ANA 阳性、抗 Ro 和抗 La 抗体阳性和组织病理学特征进行诊断。丘疹鳞屑型应与银屑病及玫瑰糠疹鉴别,而环形红斑型则需与其他原因引起的环形红斑鉴别。

【治疗与预防】

应避免日晒,外出时外用防晒霜,局部外用糖皮质激素霜剂。全身治疗,口服沙利度胺,每次 50mg,2 次/日,好转后改为 25mg,2 次/日,维持 3~5 个月。亦可口服氯喹或羟氯喹,皮损广泛或伴有全身症状者可配合中小剂量的糖皮质激素治疗,如泼尼松 20~45mg/d,好转后逐渐减量。

三、狼疮性脂膜炎

狼疮性脂膜炎(lupus panniculitis,LP)又称深在性红斑狼疮(lupus erythematosus profundus,LEP),为介于 DLE 和 SLE 之间的中间类型。

【临床表现】

本病约占 LE 的 2% 以上,男女都可发生,狼疮性脂膜炎最常见于 20~45 岁的女性。皮损表现为深部皮下结节或斑块,一个或多个,质硬,表面常为皮色或淡红色,或为典型 DLE。结节可逐渐扩大或与邻近结节融合成斑块,有些结节可被吸收,表面凹陷或坏死、溃疡,愈合后留萎缩性瘢痕,结节好发于面颊、臀部、上臂,其次为股部、胸部(图 17-5)。LEP 慢性经过,可同时伴 SLE 或 DLE,亦可在 LE 发病之前或之后发生,或者以结节形式存在而无典型 LE 皮损。本型不稳定,可向 DLE 或 SLE 转变,也可初为 DLE 或 SLE,以后转为 LEP。

【实验室检查】

可有贫血、白细胞减少、血小板减少和血沉增快。30% 病例 ANA 阳性,类风湿因子阳性,免疫球蛋白升高。

【组织病理】

典型的病理改变为皮下脂肪层出现以淋巴细胞浸润为主的小叶性脂膜炎,也可同时出现间隔性脂膜炎。

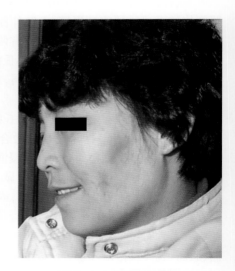

图 17-5 狼疮性脂膜炎

【诊断与鉴别诊断】

根据皮损特点、实验室检查、组织病理进行诊断,应与寒冷性脂膜炎、结节性红斑等鉴别。

【治疗与预防】

可口服羟氯喹每日 0.2~0.4g,病情控制后逐渐减量。沙利度胺,每次 50mg,2 次/日,好转后改为

25mg，2 次 / 日，维持 3~5 个月。中小剂量的糖皮质激素治疗，如泼尼松 20~30mg/d，好转后渐减量。

四、系统性红斑狼疮

系统性红斑狼疮（systemic lupus erythematosus，SLE）是典型自身免疫性疾病，血清中有多种自身抗体，可累及全身各个器官，危害较大。本病好发于育龄期妇女，男女之比约为 1：9，不同人群的发病率有明显差异，城市高于农村。

【临床表现】

本病临床症状较复杂，早期表现多种多样。初起时可仅有单个器官受累，如皮肤、关节、肾脏等，也可多器官同时受累。全身性症状可有低热、乏力、疲倦等，有时可长达数年查不出原因。

1. 全身症状　SLE 发病时常见的全身症状有体重减轻（67%）、中等到严重的乏力（75%）和不规则的低热（90%）。这些症状在病情好转时可消失，病情活动时可重现。

2. 皮肤黏膜　典型的特征性皮疹为：①面部和鼻背部水肿性蝶形红斑（图 17-6），日晒后加重；②四肢远端和甲周、指（趾）末端的紫红色斑疹、瘀点、毛细血管扩张及指尖点状萎缩等血管炎样损害（图 17-7）；③额部发际毛发干燥，参差不齐、细碎易断（狼疮发）；④ DLE 样皮损见于 10%~15% 的病人；⑤口鼻黏膜溃疡。非特征性皮疹为雷诺现象、大疱、网状青斑、荨麻疹样血管炎、紫癜、皮下结节等。

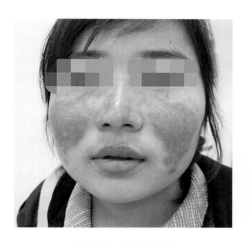

图 17-6　蝶形红斑

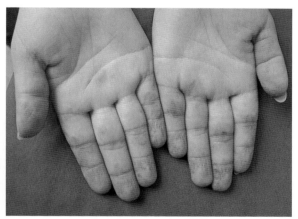

图 17-7　甲周及指尖特征性改变

3. 关节和肌肉　为 SLE 中最常见的前驱症状，常在多系统累及前出现，90% 以上病人有不同程度的关节症状，晨僵和关节痛最常见，伴附近肌肉疼痛。少数 SLE 病人可发生缺血性骨坏死，以股骨头最常见。

4. 肾脏病变　约半数以上病人发生肾脏损害，表现为肾炎和肾病综合征，称狼疮性肾炎。随着病情的发展，后期可发展成尿毒症、肾衰竭危及生命。肾脏损害是 SLE 致死的主要原因。

5. 心血管系统　以心包炎最常见，可有心包积液，也可见心肌炎、心内膜炎，多数病人感到心前区不适、气急，心前区可听到心包摩擦音，心血管系统损害可导致充血性心力衰竭与心律失常。

6. 中枢神经系统　SLE 可侵犯中枢神经系统，表现为各种各样的神经、精神症状。主要为举止行为模式的细微变化、情绪变化、精神分裂症、癫痫样发作、小脑共济失调等，是 SLE 病情严重的一种表现。

7. 呼吸系统　主要表现为间质性肺炎、胸膜炎及胸腔积液，表现为胸痛、咳嗽、活动后呼吸困难或无明显症状。X 线表现为两肺纹理增粗及片状浸润，肺出血则预后较严重。

8. 消化系统　胃肠道受累可表现为食欲缺乏、恶心、呕吐、腹泻、腹痛等，系胃肠道血管发生血管炎和栓塞所致，严重者可致缺血性肠坏死。

9. 其他　约半数以上病人有全身淋巴结肿大，部分病人可有视网膜渗出及视盘（视乳头）水肿，女性病人可有月经紊乱及闭经。

【实验室检查】

对 SLE 应做全面的血液学和免疫学检查,以了解各系统的受累情况并为明确诊断、评估病情、选择个体化治疗方案及判断疗效提供参考。

1. 一般检查　可有贫血,白细胞、淋巴细胞和血小板减少,丙种球蛋白增高,Coomb 试验和类风湿因子阳性,血沉增快。尿常规有蛋白尿、血尿及管型尿,24 小时尿蛋白定量是判断狼疮性肾炎病情活动的重要指标。其他内脏器官受累时,可以做相关检查。

2. 免疫学检查　①抗核抗体(ANA):是机体自身对各种细胞核成分产生相应抗体的总称,在活动期 SLE 病人 90%~95% 阳性,效价 >1∶80 时有诊断意义,可作为病情活动的参考指标之一,但特异性较差。②抗双链 DNA(dsDNA)抗体:特异性最高,活动期阳性率达 93% 以上,其效价与病情活动性相一致。③抗 Sm 抗体:特异性高,为 SLE 的标志抗体,但阳性率仅 30%~40%。④活动期血清总补体、C3、C4 下降,循环免疫复合物水平升高。补体亦可作为判断病情活动的指标之一。⑤其他,抗 RNP 抗体的阳性率为 30%,抗 Ro 抗体阳性率 30%~40%,抗 La 抗体阳性率为 10%。

【组织病理】

SLE 的组织病理学改变与 DLE 基本相似,但真皮水肿及基底细胞液化较明显,胶原纤维间可见黏蛋白沉积,小血管的血管炎及管壁纤维蛋白样变性。皮损区与非皮损区狼疮带试验阳性率分别高达 90% 和 70%。

【诊断与鉴别诊断】

SLE 的诊断主要依据病史、临床表现及实验室检查三方面综合确定。目前一般采用美国风湿病学会(ARA)1997 修订的 SLE 分类诊断标准:①蝶形红斑;②盘状红斑;③光敏感;④口腔溃疡;⑤非侵蚀性关节炎;⑥浆膜炎(心包炎或胸膜炎);⑦肾病(蛋白尿 >0.5g/d 或细胞管型);⑧中枢神经系统病变(无其他原因解释的抽搐或精神病);⑨血液学异常(溶血性贫血伴网织红细胞增生或白细胞减少,低于 4×10^9/L,达 2 次以上;或淋巴细胞减少,低于 1.5×10^9/L,达 2 次以上;或血小板计数低于 100×10^9/L);⑩免疫学异常:红斑狼疮细胞阳性,抗 dsDNA 抗体阳性或抗 Sm 抗体或抗心磷脂抗体阳性(基于 IgG 或 IgM 抗心磷脂抗体、狼疮抗凝物或梅毒血清学假阳性反应 6 个月以上);⑪ANA 效价异常且无其他原因解释。具有上述 11 项标准中 4 项或更多项,相继或同时出现,即可诊断为 SLE。本病应与皮肌炎、硬皮病、风湿热和类风湿关节炎等鉴别。

【治疗与预防】

1. 一般治疗　消除病人的恐惧心理,树立和疾病作斗争的信心,同时使病人重视疾病,配合治疗,避免过度日晒、寒冷及劳累等,加强营养,病情活动时应注意休息。近年来由于本病的早期发现率增加,加上糖皮质激素、免疫抑制剂、新型生物制剂的应用和中西医结合的综合治疗,SLE 的预后已得到明显改善。

2. 糖皮质激素　是目前治疗 SLE 的首选药物,剂量视病情轻重而异。推荐剂量:轻型病例泼尼松每日 0.5mg/kg,一般为 20~40mg/d;病情中等者泼尼松 1.0mg/kg,一般为 60~80mg/d;可早晨 8 点一次顿服,病情得不到控制时,可将剂量分为每天 2~3 次口服;病情重者用大剂量,泼尼松每日 2~3mg/kg,一般为 100~200mg/d;必要时给予糖皮质激素冲击治疗。病情明显改善后渐减至维持量。在激素治疗过程中须给予胃黏膜保护剂,补钙、钾等辅助治疗,注意激素的不良反应。

3. 免疫抑制剂　对单用糖皮质激素治疗疗效不满意,或有禁忌证而不能大剂量使用激素,或在激素递减时,可联用免疫抑制剂,也可单独使用。常用的有环磷酰胺 1~4mg/(kg·d),分 2~3 次口服;硫唑嘌呤 1~2.5mg/(kg·d),分 2~3 次口服,重症者可采用冲击疗法,目前普遍采用的标准环磷酰胺冲击疗法是:0.5~1.0g/m² 体表面积,加入生理盐水 250~500ml 静脉点滴,每月 1 次,根据病情可重复 6 次,以后可改为每 3 个月 1 次。另外,环孢素、吗替麦考酚酯、来氟米特等也可用于 SLE 的治疗。

4. 抗疟药　口服氯喹(250mg/d)或羟氯喹(200mg/d),有抗光敏和稳定溶酶体膜的作用,对控制皮损和轻度关节症状十分有效,糖皮质激素减量过程中也可加用。氯喹对视网膜有毒性,治疗期间应定期检查眼底。

5. 雷公藤多苷　雷公藤多苷具有较强的抗炎症和免疫抑制等作用,适用于轻、中度病情的 SLE 病人,疗效确切,雷公藤多苷 1~1.5mg/(kg·d)(一般每日量 60mg),分 3 次口服。

6. 新型生物制剂　近年来出现的针对 SLE 发病多个环节的生物制剂为 SLE 提供了新的治疗方法。主要包括以下几类：①改变和调节细胞因子活化，如抗 IL-10、抗 IL-26R 单抗、抗 TNF-α 单抗（利妥昔单抗）；②抑制 T 细胞活化并诱导 T 细胞耐受，阻断 T-B 细胞相互作用，如抗 CD40L 单抗；③减少 B 细胞产生抗自身抗体，如抗 CD20 单抗、抗 CD22 单抗、抗 B lys/BAFF 单抗、CTLA4-Ig 融合蛋白（阿巴西普）和 LJP2394；④抑制补体活化，如抗补体 C5 单抗。由于 SLE 的免疫异常环节非常复杂，这些药物的疗效和临床应用仍需进行进一步评估。

7. 近年来自体骨髓干细胞移植用于治疗常规方法无效的病情紧急的 SLE 取得一定成效，但该方法仍存在很多争议，且其远期疗效尚需进一步评价。

第二节　皮　肌　炎

皮肌炎（dermatomyositis）是一种主要累及皮肤和肌肉的自身免疫性结缔组织病。儿童皮肌炎多发生在 10 岁以前，常伴钙质沉积，预后相对较好，成人皮肌炎在 40~60 岁时高发，常伴恶性肿瘤。

【病因与发病机制】

目前病因尚不十分明确，多认为与下列因素有关。

1. 自身免疫　皮肤及肌肉的损害主要涉及体液免疫。在皮肌炎/多发性肌炎病人体内可以检测到多种肌炎特异性抗体，如 JO-1 抗体、抗 PL-7 抗体、抗 Mi 抗体、抗核抗体及类风湿因子，该类抗体是皮肌炎的因还是果尚不清楚。最常见的一组各种氨酰转移 RNA 合成酶为靶抗原的自身抗体，例如 JO-1 抗体（20%~40% 病人为阳性）。另外，70% 的皮肌炎/多发性肌炎病人可以发现有循环免疫复合物的存在。

2. 感染　病毒和细菌感染可产生异常免疫反应。病人的肌肉和皮肤的炎症常伴有针对环境中亲肌性感染因子的异常自身免疫反应，这些亲肌性感染因子包括：RNA 病毒如柯萨奇病毒、埃可病毒、人类逆转录病毒（HIV）和非病毒性致病因子如弓形虫等。A 组 β 溶血性链球菌 M 蛋白与人的肌球蛋白有序列同源性，当与活动期患儿的单核细胞共同培养时，能产生细胞介导的细胞毒性和 TNF-α；TNF-α-308A 等位基因与儿童皮肌炎患儿 TNF-α 合成增加相关，与血小板反应素-1 产生增多及小血管闭塞有关。

3. 遗传　皮肌炎病人中某些 HLA 抗原，尤其是 HLA-B8，DR3 频率增高，JO-1 抗体与 HLA-DR3 密切相关。虽然本病的家族聚集性发病非常少，但仍认为本病的发生可能与遗传有关。

4. 恶性肿瘤　约 20% 病人合并肿瘤，尤其是 40 岁以上发病者。有报道肿瘤切除后皮肌炎症状能相应好转，且用自身恶性肿瘤浸出液做皮肤试验可呈阳性迟发反应。有人认为病人肿瘤组织抗原与自身肌纤维、腱鞘、血管壁等有交叉抗原性病变。

【临床表现】

本病可分为七种亚型：①成人皮肌炎；②皮肌炎伴恶性肿瘤；③儿童皮肌炎；④皮肌炎合并其他结缔组织病；⑤无肌病性皮肌炎；⑥多发性肌炎；⑦包涵体肌炎。本病呈亚急性或慢性发病，病初皮损可与肌炎同时出现，或先出现皮损而无显著肌炎，也可无皮损而只有肌炎，皮损和肌炎的临床表现相关程度可能不一致。

1. 皮肤症状　本病皮肤损害多种多样。特征性皮损有：①以双上眼睑为中心的水肿性暗紫红色斑，具有很高的诊断特异性（图 17-8）。②Gottron 丘疹和 Gottron 征：Gottron 丘疹为掌指/指（趾）关节伸侧的紫红色丘疹，其中心可发生萎缩并有色素减退和毛细血管扩张。Gottron 征为掌指/指（趾）关节伸侧、肘、膝关节伸侧及内踝对称融合的紫红色斑，伴或不伴水肿（图 17-9）。非特异性皮损有：①皮肤异色症：部分病人的面、颈、上胸部在弥漫性鳞屑性红斑的基础上逐渐出现褐色色素沉着、点状色素减退、点状角化、皮肤萎缩及毛细血管扩张，呈皮肤异色症样改变，称为异色性皮肌炎。②技工手：表现为非瘙痒性、角化过度性皮损伴鳞屑、皲裂和色素沉着，皮损沿拇指尺侧和手指的桡侧对称分布，示指和中指较明显，偶可扩展至手掌，外观类似手工劳动者结了茧的手。③面部、头皮、前胸 V 形区、上背部和颈、肩部"围巾"区的红斑，甲周皮肤潮红，常有毛细血管扩张、瘀点及甲小皮角化，病人皮肤可

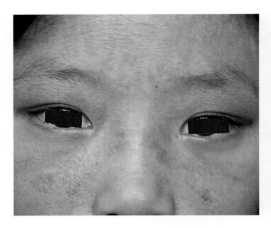

图 17-8　双上眼睑水肿性紫红色斑

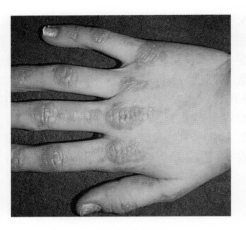

图 17-9　皮肌炎（Gottron 征）

有光敏性，可无明显自觉症状，亦可瘙痒甚至剧痒。儿童皮肌炎易在皮肤、皮下组织、关节周围及病变肌肉处发生钙沉着，30% 病人可有雷诺现象。

2. 肌肉症状　对称性近端肌无力是肌炎的主要临床表现，最常侵犯的肌群是四肢近端肌群、肩胛带肌、颈部和咽喉部肌群。急性期表现为肌无力、肿胀、肌肉疼痛和压痛，以后逐渐出现相应肌群受累的临床症状，如举手、下蹲、上台阶、抬头、吞咽困难及声音嘶哑或带鼻音、进流食呛咳等，甚至发生气管异物而危及生命。眼肌受累时则出现复视。严重时可累及呼吸肌和心肌，出现相应临床表现。

3. 伴发恶性肿瘤　约 20% 成人病人合并恶性肿瘤，40 岁以上者发病率最高，皮肌炎可先于肿瘤 2 年左右，或同时或后于肿瘤出现，常见有鼻咽癌、肺癌、胃肠道癌、乳腺癌、宫颈癌等。也可出现血液系统恶性肿瘤。成人皮肌炎病人特别是 40 岁以上者应注意排除体内恶性肿瘤。

4. 儿童皮肌炎　分为两型，Ⅰ型 -Banker 型（致死型）：其特点为肌肉和胃肠道广泛的血管炎，发作迅速，严重肌无力，对糖皮质激素不敏感，直至死亡，此型少见；Ⅱ型 -Brunsting 型（比较良性型）：病程慢性，表现为进行性肌无力，钙沉着，无发热及内脏体征，糖皮质激素治疗有良效。

5. 其他　本病可有发热、关节炎、间质性肺炎、淋巴结肿大、肝脾大等。肾脏损害少见。

【组织病理】

皮肤病理变化早期类似 SLE，晚期类似硬皮病。肌肉基本病理变化为肌纤维变性和间质血管周围炎性病变，可见肌纤维透明变性、颗粒变性及空泡变性，肌纤维肿胀，横纹消失，肌纤维断裂，肌纤维间水肿及淋巴细胞浸润，晚期肌纤维萎缩，部分消失，并被结缔组织所代替。

【实验室检查】

常规检查可有轻度贫血、白细胞增多、轻度蛋白尿和血沉增快。部分病人抗核抗体阳性，α_2 和 γ 球蛋白水平升高。抗 PM-1 抗体、抗 JO-1 抗体可呈阳性，但阳性率不高，在 10%~20% 之间。有诊断意义的是肌酸激酶（CK）、醛缩酶（ALD）、乳酸脱氢酶（LDH）、门冬氨酸氨基转移酶（AST）等显著升高，其中 CK 和 ALD 特异性最强。24 小时尿肌酸排泄量 >200mg，常达 400~1200mg，肌酐排泄量减少。肌电图呈肌源性损害有助于诊断本病。

【诊断与鉴别诊断】

根据典型皮疹、肌肉症状结合血清肌酶、24 小时尿肌酸定量、肌肉组织病理检查和肌电图呈肌源性损害可以诊断。皮肌炎皮损需与 SLE、系统性硬皮病等鉴别；肌肉损害应与重症肌无力、进行性肌营养不良症、旋毛虫病等鉴别。

【治疗与预防】

本病病程大部分为慢性经过，在 2~3 年趋向逐步恢复，仅有少数死亡。肺间质纤维化伴感染，膈肌、肋间肌、心肌受损，均可导致呼吸衰竭和（或）心力衰竭，是主要致死原因。

1. 一般治疗　急性期应注意卧床休息，加强营养，给予高蛋白、高维生素饮食。避免日晒，注意保暖。对中年以上病人进行全面的系统检查，早期发现合并的内脏恶性肿瘤，并及时治疗。如果当时未发现肿瘤,3~6 个月再复查。

2. 糖皮质激素　可减轻肌肉炎症,缩短血清肌酶恢复正常的时间。常用泼尼松,剂量取决于疾病活动程度,初始量一般为 1~2mg/(kg·d),即 60~100mg/d,病情稳定后逐渐减量,一般以 10~20mg/d 维持数月或数年。儿童皮肌炎需要大剂量糖皮质激素才能缓解病情,开始剂量为 1.5~2mg/(kg·d),病情控制后逐渐减量。

3. 免疫抑制剂　可与糖皮质激素联合使用或单独使用,如甲氨蝶呤(MTX)0.5~0.8mg/kg 静脉滴注,每周 1 次,亦可选用环磷酰胺、硫唑嘌呤、环孢素 A。雷公藤多苷也有一定疗效。

4. 丙种球蛋白静脉滴注　近年来,国内外应用丙种球蛋白静脉滴注有较多报道,疗效肯定。用法是每天 400mg/kg,5 天一个疗程,停止 3 周,再重复应用,共 2~3 个疗程。尤其适用于有加量糖皮质激素效果仍然不佳,或伴有感染、糖尿病者。

5. 其他　蛋白同化剂苯丙酸诺龙肌注对肌力恢复有一定作用。重症皮肌炎可用血浆置换疗法。肌肉症状严重者可配合理疗及针刺疗法。儿童皮肌炎采用糖皮质激素合并抗生素治疗可取得良好效果。维生素 E、维生素 C、三磷酸腺苷等可配合使用。

第三节　硬　皮　病

硬皮病(scleroderma)是一种以皮肤及内脏器官结缔组织的纤维化或硬化为特征的结缔组织病,本病呈慢性经过,既可以仅仅累及皮肤,也可同时累及皮肤与内脏。可分为局限性和系统性两型。局限性硬皮病主要局限于皮肤,内脏一般不受累,预后较好;系统性硬皮病有广泛的皮肤硬化及多器官、多系统受累,预后不定。局限性者多在 11~40 岁发病,系统性者多在 20~50 岁发病,均以女性好发,与男性病人之比为 3∶1。

【病因与发病机制】

病因不明,有自身免疫学说、血管病变学说和胶原合成异常学说,其中局限性硬皮病可能和外伤或感染有关。该病其发病机制的核心为各种致病因素激活了成纤维细胞,引起胶原合成过多,导致皮肤和内脏的纤维化,从而导致了组织硬化。

【临床表现】

(一)局限性硬皮病

局限性硬皮病(localized scleroderma)又称硬斑病(morphea)。根据临床形态分为斑块状、线状、滴状及泛发性四种类型。常见为斑块状硬斑病及线状硬斑病。

1. 斑块状硬斑病(plaque morphea)　较常见,可发生于任何部位,但以躯干多见。初起呈圆形或不规则形淡红色或紫红色水肿性斑片,经数周或数月后扩大,直径可达 1~10cm 或更大,逐渐变为淡黄或象牙白色,具蜡样光泽,周围绕以紫红色晕,触之有皮革样硬度。有时伴毛细血管扩张,局部无汗,亦无毛发。数年后,硬度减轻,局部萎缩、变薄,留有色素沉着或色素减退(图 17-10),一般无明显自觉症状。头皮损害可致硬化萎缩性斑状脱发。

2. 线状硬斑病(linear morphea)　多累及儿童和青少年,好发于四肢、肋间及额部,常沿一侧肢体、肋间神经呈线状或带状分布,局部皮损显著凹陷,常开始即呈萎缩性,可累及皮下脂肪、肌肉和筋膜,甚至骨骼,相互粘连硬化。发生于头皮和额部一侧的硬皮病,呈长条状,纵行排列,凹陷明显,形似刀砍状(图 17-11)。严重者可伴同侧面部萎缩及同侧舌萎缩。波及手指、腕、足、踝等处可致畸形,可使关节活动受限。

3. 点滴状硬斑病(guttate morphea)　多发于颈、胸、肩、背等处。损害为黄豆至分币大小簇集性或散在排列的小斑点,圆形,有时稍凹陷,表面光滑发亮,呈珍珠母样或象牙白色,病变活动时周围有紫红色晕。早期质地硬,后期质地软或有"羊皮纸"感觉。此型较少见。

4. 泛发性硬斑病(generalized morphea)　此型罕见,皮损的形态与斑块状硬斑病相同,但特点为皮疹分布广泛,可相互融合。好发于躯干及四肢近端,其他部位亦可受累。可伴头痛、关节痛、腹痛、神经痛和精神障碍,但无明显系统性损害,少数病人可转变为系统性硬皮病。

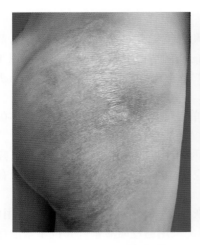
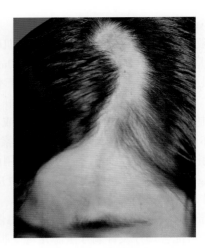

图 17-10 斑块状硬斑病 　　　　　　图 17-11 线状硬斑病

（二）系统性硬皮病

系统性硬皮病（systemic scleroderma）又称进行性系统性硬化症（progressive systemic sclerosis）。好发于中青年女性,病变不仅侵犯皮肤,同时可累及内脏器官。根据临床表现分为肢端型和弥漫型两型。多数病人有雷诺现象、关节痛、神经痛、不规则发热、食欲减退、体重下降等前驱症状。肢端型约占系统性硬皮病的95%,皮肤硬化始于肢端、面部,渐发展至前臂、颈、躯干,进展速度较慢,内脏损害较轻,预后较好;弥漫型约占系统性硬皮病的5%,开始即为全身弥漫性硬化,病情发展迅速,内脏损害严重,多在2年内发生全身皮肤和内脏广泛硬化,预后差。

1. 皮肤损害　发病常自手、足和面部开始,逐渐扩展至前臂、颈、躯干上部等处,呈对称性。皮损依次经历水肿期、硬化期和萎缩期。水肿期皮肤有肿胀紧绷感,压之无凹陷;经数月或更长时间皮肤肿胀消退进入硬化期,表现为皮肤变硬、变紧,不易捏起,表面有蜡样光泽,手指硬化呈腊肠样,手指伸屈受限,半屈曲呈爪形手(图17-12),面部皱纹减少或消失,开口、闭眼受限,鼻尖锐似"鹰钩",唇变薄,口周出现放射状沟纹,表情固定,呈假面具样外观。胸部皮肤受累时似着铠甲,可影响呼吸运动。进一步发展进入萎缩期,皮肤、皮下组织及肌肉明显萎缩,犹如一层皮肤紧贴骨骼,皮肤干燥脱屑,呈"皮包骨"样改变。指端、关节处极易发生鸟眼状溃疡,不易愈合(图17-13)。部分病例可出现毛细血管扩张。

2. 系统病变　食管最常受累,表现为吞咽困难、食物反流及胸骨后灼痛或上腹部饱胀感。胃肠受累常表现为腹痛、腹泻与便秘交替,有类似麻痹性肠梗阻的表现及吸收障碍综合征。血管病变有血管

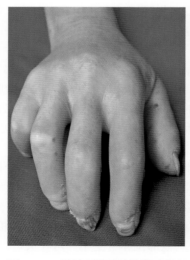
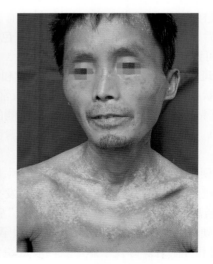

图 17-12 肢端硬化型系统性硬皮病 　　　　　图 17-13 弥漫性硬皮病

内膜增生、管腔狭窄并引起心、肺、肾功能受损,对寒冷及情绪刺激的舒缩反应异常,主要表现为雷诺现象,即在寒冷、情绪激动等诱发因素作用下,以双手指皮肤苍白、青紫而后潮红为特征的改变,是系统性硬皮病的特征表现之一。心脏受累可表现为心功能不全、心律失常、心绞痛甚至心力衰竭。肺间质纤维化时,发生进行性呼吸困难及肺源性心脏病。肾损害可发生硬化性肾小球肾炎,伴有高血压、氮质血症,严重时可致急性肾衰竭。多数病人有多发性对称性关节疼痛、肿胀和僵硬,近端肌无力、肌痛。

CREST 综合征是肢端型硬皮病的一种亚型,包括皮肤钙质沉着(calcinosis,C)、雷诺现象(Raynaud phenomenon,R)、食管受累(esophagus,E)、指(趾)硬皮病(sclerodactylia,S)和毛细血管扩张(telangiectasis,T),由于系统受累有限,病程缓慢,故预后较好。

【实验室检查】

局限性硬皮病的实验室检查无明显异常,少数泛发性硬斑病可有嗜酸性粒细胞占比升高。系统性硬皮病可有缺铁性贫血、血沉增快、外周血中性粒细胞增多、γ球蛋白血症、抗核抗体阳性、抗 Scl-70 抗体阳性(阳性率约为 20%,为系统性硬皮病的标志抗体)、抗着丝点抗体阳性(为 CREST 综合征的标志抗体),伴发雷诺现象者常可检测到 U1RNP 抗体。胸部、食管、骨关节 X 线检查可有异常改变。

【组织病理】

主要表现为胶原纤维与小动脉改变。可分为早期(炎症期)和晚期(硬化、萎缩)。早期为真皮纤维肿胀与均一化。在胶原纤维间与血管周围有淋巴细胞浸润为主。可以有血管壁水肿及弹力纤维断裂。晚期损害有真皮胶原纤维硬化增厚,真皮血管壁也增厚,以血管内膜增厚显著,管腔狭窄甚至闭塞。汗腺及皮脂腺萎缩,脂肪层变薄,可有钙质沉积。

【诊断与鉴别诊断】

局限性硬皮病根据局限性的斑状、带状、点滴状的水肿、硬化性皮损及组织病理变化进行诊断,应注意泛发性硬斑病与系统性硬皮病的鉴别。系统性硬皮病根据有皮肤肿胀、硬化、萎缩三期改变的特点,雷诺现象,内脏损害及关节功能障碍结合实验室检查和组织病理进行诊断。需与皮肌炎、混合性结缔组织病,特别是成人硬肿病相鉴别。

【治疗与预防】

目前尚无特效疗法,宜早期诊断,早期治疗。

1. 局限性硬皮病 早期可外用糖皮质激素,或皮损内注射糖皮质激素混悬液。口服维生素 E,200~300mg/d,配合推拿、按摩及音频电疗和蜡疗;窄谱中波紫外线(NB-UVB)光疗;卡泊三醇软膏、0.1%他克莫司软膏外用对局限性硬皮病有一定效果。泛发性硬斑病可参照系统性硬皮病进行治疗。

2. 系统性硬皮病 对疾病早期病情进展较快以及伴关节、肌肉和肺部等器官系统受累者和弥漫性硬皮病,可用中、小剂量糖皮质激素,如泼尼松 30mg/d,连服数周,渐减至 5~10mg/d 维持。能改善关节症状,减轻皮肤水肿、硬化及全身一般状况,对间质性肺炎和心肌炎也有一定疗效。对肢端型硬皮病及伴肺纤维化和/或有肾损害者,则应限制或不用糖皮质激素,青霉胺能抑制新胶原的生物合成,开始 250mg/d,渐增量至 1000mg/d,皮肤变软后给予维持量 250~500mg/d,注意观察其不良反应。秋水仙碱亦能阻止前原胶原转化为胶原,对皮肤硬化、雷诺现象及食管病变有一定疗效,0.5~1.5mg/d,连服 3 个月。有血管痉挛表现者,可用钙通道阻滞剂(如硝苯地平)、α受体阻滞剂(如妥拉唑啉)、血管扩张剂(如前列腺素 E_1)治疗。口服大剂量维生素 E,静滴低分子右旋糖酐和丹参注射液有一定帮助。一些生物制剂如抗 TNF-α 单抗、抗 TGF-β 单抗、酪氨酸激酶抑制剂在严重病例中显示了一定的效果,但仍缺乏有力的临床试验证据。手指、关节溃疡者可局部清创,外用抗生素软膏,有钙化结节可行外科切除。

本章小结

皮肤型红斑狼疮为一病谱性疾病,根据红斑狼疮的特异性皮损可分成慢性、亚急性、急性皮肤红斑狼疮。其中常见类型 DLE 为主要发生于面部的持久性盘状红斑、角化明显,愈后留有萎缩或色素脱失;SCLE 介于 DLE 和 SLE 之间,好发于光照部位及上肢伸侧、躯干上部的"披肩毛巾"覆盖部位,有丘疹鳞屑和环形红斑两型,大多数病人抗 RO/SSA 和抗 La/SSB 抗体阳性,HLA-DR3 阳性率高;狼疮性脂膜炎好发于面颊、臀部、上臂和股部,表现为皮下结节或斑块,消退后遗留皮肤凹陷。SLE 女性多见,以皮损、关节痛、肾炎最常见,严重狼疮性肾炎和狼疮脑病为常见死亡原因;血清中有多种自身抗体为重要诊断依据,治疗主要应用糖皮质激素和免疫抑制剂。皮肌炎特征性皮损包括双上眼睑水肿性暗紫红色斑、关节伸侧角化性丘疹、皮肤异色症和甲周红斑、角小皮角化。四肢近端肌无力,吞咽困难,血清肌酶水平升高,肌电图呈肌源性损害。成人病人合并恶性肿瘤概率较高。治疗主要应用糖皮质激素和免疫抑制剂,羟氯喹对皮损有效。硬皮病的皮损有水肿、硬化和萎缩三期变化,局限性硬皮病多呈斑状或带状;系统性硬皮病多为肢端型,有雷诺现象,手部、面部硬化较早,内脏受累发生较晚;弥漫型少见,预后差。可根据病情选择中、小剂量糖皮质激素、抗硬化、解除血管痉挛等的治疗,应遵循个体化原则。

 病例讨论

病人,女,23 岁。面部起红斑伴低热、乏力、关节酸痛 1 个月。1 个月前病人感觉乏力、低热,脱发增多,逐渐有关节酸痛,日光照射后红斑加重,近来月经量增多。查体:面颊及鼻背部可见对称分布的轻度水肿性蝶形红斑,色暗红。辅助检查:血常规,WBC 3.04×10^9/L,Hb 91g/L;尿蛋白 ++;血沉 91mm/h;ANA(+),效价 >1∶500;抗 ds-DNA(+)。

问题:

1. 病人诊断什么病?

2. 本病首选治疗药物是什么?

3. 本病防治中应注意哪些?

扫一扫,测一测

思考题

1. 系统性红斑狼疮的诊断标准是什么?

2. 皮肌炎特异性皮疹有哪些? 早期肌肉损害表现如何?

3. 简述硬皮病临床分型,局限性硬皮病临床特点。

(王国江)

第十八章 大疱性皮肤病

学习目标

1. 掌握 天疱疮与类天疱疮的皮损特点、诊断、鉴别诊断及治疗。

2. 熟悉 家族性慢性良性天疱疮、线状 IgA 大疱性皮病、疱疹样皮炎的皮损特点、诊断与治疗。

3. 了解 天疱疮、类天疱疮、家族性慢性良性天疱疮、线状 IgA 大疱性皮病、疱疹样皮炎的病因与发病机制。

4. 能熟练应用尼氏征方法判断是松弛性水疱或紧张性水疱；能帮助、指导病人正确使用糖皮质激素。

大疱性皮肤病（bullous dermatosis）是一组发生在皮肤黏膜，以水疱及大疱为基本皮损的皮肤病。根据发病机制可以分为自身免疫性疱病和遗传性疱病，前者在血清及皮损处可以检测到致病性抗体，是器官特异性大疱性皮肤病；后者不能检测到自身抗体，发病多与遗传有关。

第一节 天 疱 疮

天疱疮（pemphigus）是一组累及皮肤、黏膜，以表皮内棘层松解性水疱为主要特征的自身免疫性大疱性皮肤病。

【病因与发病机制】

天疱疮是由表皮棘细胞间抗原 - 抗体介导的自身免疫性大疱性皮肤病。病人血液循环中存在天疱疮自身抗体，主要是 IgG，少数为 IgA，此抗体效价与病情活动程度相平行。天疱疮抗原是位于桥粒芯糖蛋白成分，天疱疮抗原分别是桥粒芯糖蛋白Ⅲ（DsgⅢ）与桥粒芯糖蛋白Ⅰ（DsgⅠ），前者分子量 130kD，后者分子量为 160kD。天疱疮抗体与抗原结合，通过信号转导，激活一系列蛋白酶，从而导致细胞间黏合物质降解，造成棘细胞松解。此外，对细胞间粘连有重要作用的钙黏蛋白与天疱疮抗原的 cDNA 有显著同源性，因此天疱疮抗体也可损伤钙黏蛋白，破坏细胞间的粘连，导致棘细胞松解。

【临床表现】

根据临床特点天疱疮可分为寻常型天疱疮、增殖型天疱疮、落叶型天疱疮及红斑型天疱疮。

1. 寻常型天疱疮（pemphigus vulgaris） 是天疱疮中最常见的一型。多发生于中年人，儿童罕见。典型皮损为在外观正常或红斑基础上发生的松弛性水疱或大疱，疱壁薄，尼氏征阳性。水疱易破，形成糜烂面（图 18-1、图 18-2），继发细菌感染时常伴有恶臭味。皮损常见于头、面、颈、胸、背等部位，可在一至两个部位局限数月，亦可在短时间内泛发全身，不及时治疗者可使体液大量丢失，发生低蛋白血症，继发感染而危及生命。约半数病人的损害初发于口腔黏膜，表现为水疱、糜烂，数月后才出现皮

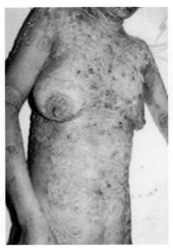
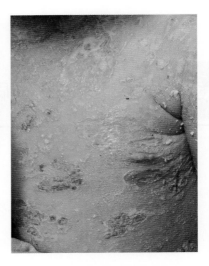

图 18-1　寻常型天疱疮（成人）　　　图 18-2　寻常型天疱疮（儿童）

肤损害，且常在皮损消退后口腔损害仍持续存在。除口腔外，鼻、眼结膜、生殖器、肛门、尿道均可受累。皮损消退后遗留色素沉着斑。

2. 增殖型天疱疮（pemphigus vegetans）　皮损好发于头面、鼻唇沟、乳房下、脐窝、腋下、腹股沟等部位。临床上分为轻型和重型，轻型原发损害为小水疱，表现为疱破后在糜烂面上形成乳头瘤样损害（图 18-3、图 18-4）。重型初起为松弛性水疱，尼氏征阳性。水疱破后糜烂面逐渐增生，形成乳头瘤样斑块。皱褶部位的损害尤为明显，易继发细菌及真菌感染，常伴有恶臭味。黏膜损害多见，可发生在皮损之前或以后，常在口腔、鼻腔、外阴、肛门等处发生水疱，易破，形成溃疡。本型病程长，预后较好。

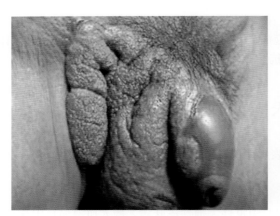
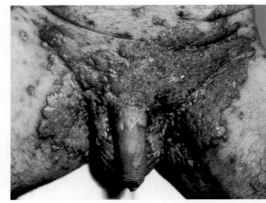

图 18-3　增殖型天疱疮　　　　　　图 18-4　增殖型天疱疮

3. 落叶型天疱疮（pemphigus foliaceus）　多见中老年，水疱发生于外观正常的皮肤或红斑上，为松弛性大疱，壁更薄，极易破，尼氏征阳性。在糜烂面上形成黄褐色油腻性疏松的鳞屑和薄痂，如落叶状。痂下湿润，有腥臭味（图 18-5）。皮损初发于头面、躯干，逐渐发展，遍及全身。本型黏膜受累少见，即使黏膜受累亦不严重。与寻常型相比，病情较轻，预后较好。

4. 红斑型天疱疮（pemphigus erythematosus）　是落叶型天疱疮的亚型，皮损好发于头面部、胸背部及上肢，很少累及下肢及黏膜。面部损害为鳞屑性红斑，头皮及躯干损害为散在的红斑，红斑上发生松弛性水疱，疱壁极薄，易破，尼氏征阳性（图 18-6）。在糜烂面上常结成黄痂或脂性鳞屑，类似脂溢性皮炎。病程长，水疱此起彼伏，有时可发展成落叶型天疱疮。日晒后可加重，一般无全身症状。

【实验室检查】

1. 细胞学检查　用玻片在疱底或糜烂面上轻压印片，或用钝刀轻刮糜烂面涂片，革兰染色，可见

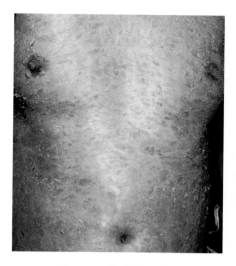

图 18-5　落叶型天疱疮

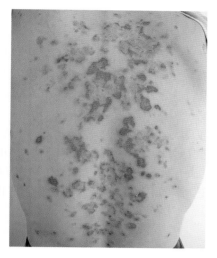

图 18-6　红斑型天疱疮

单个或成群的棘层松解细胞。细胞圆形或卵圆形，细胞间桥消失。细胞核圆形，大而深染，可见核仁。核周围有浅蓝色晕，胞浆均匀，呈嗜碱性。

2. 间接免疫荧光检查（indirect immunofluorescence，IIF）　在病情活动期，90% 以上的病例有高效价的抗桥粒芯糖蛋白（Dsg I，Dsg III）的循环抗体，主要为 IgG，约 1/3 的 IgA 天疱疮病人有抗表皮细胞间物质 IgA 循环抗体。抗体效价与病情的严重程度基本相平行，对糖皮质激素用量有指导作用。

【组织病理与免疫病理】

天疱疮的基本病理变化是棘层松解、表皮内裂隙和水疱，疱腔内有棘层松解细胞（图 18-7、图 18-8）。各型天疱疮棘层松解的部位不同：寻常型天疱疮的水疱或裂隙发生于棘层下方或基底层上方，疱底排列一层基底细胞，使突向表皮的真皮乳头呈绒毛状改变。增殖型天疱疮早期水疱或裂隙的发生与寻常型相同，但晚期有表皮角化过度，棘层肥厚，乳头瘤样增生。落叶型天疱疮的水疱、裂隙位于棘层上部或颗粒层，红斑型天疱疮与落叶型天疱疮相同。直接免疫荧光检查（direct immunofluorescence，DIF）：角质形成细胞间有 IgG、C_3 呈网状沉积，寻常型与增殖型网状沉积在棘层下方；落叶型与红斑型网状沉积在棘层上方及颗粒层。

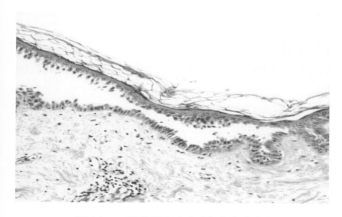

图 18-7　寻常型天疱疮（表皮内水疱）

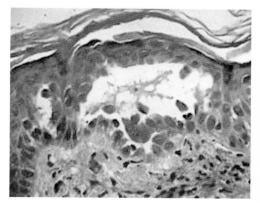

图 18-8　寻常型天疱疮（棘层松解细胞）

【诊断与鉴别诊断】

主要诊断依据：①皮肤上发生松弛性水疱、大疱，壁薄易破，形成糜烂，结痂。常伴有黏膜损害。尼氏征阳性。②疱液或疱底涂片可查到棘层松解细胞。③组织病理主要为表皮内水疱和棘层松解。④DIF 示棘细胞间有 IgG、C_3 或 IgA 呈网状沉积。⑤IIF 检查血清中存在高效价天疱疮（Dsg I、Dsg III）抗体。

本病需与下列疾病进行鉴别：

1. **大疱性类天疱疮** 多发生于老年人。基本损害为疱壁紧张性水疱、大疱，尼氏征阴性，黏膜损害少见。组织病理为表皮下水疱，DIF 显示皮肤基底膜带有 IgG 和（或）C_3 呈线状沉积。

2. **线状 IgA 大疱性皮病** 见于儿童和成年人。皮损为弧形或环形排列的紧张性水疱、大疱，尼氏征阴性。组织病理为表皮下水疱。DIF 示 IgA 呈线状沉积于基底膜带。70% 病人血清中可检测到抗基底膜带的 IgA 循环抗体。

3. **疱疹样皮炎** 本病少见，主要发生于中青年。以厚壁水疱为主的多形性损害常簇集成群或呈环形排列。疱壁紧张，尼氏征阴性，瘙痒剧烈。DIF 示表皮下水疱及中性粒细胞为主的细胞浸润，免疫病理示真皮乳头有颗粒状 IgA、C3 沉积。多数病人伴有谷胶过敏性肠病。

4. **天疱疮** 早期仅有口腔损害时需与阿弗他口腔炎和扁平苔藓鉴别，糜烂面涂片和活检可协助诊断。

【治疗】

1. **一般治疗** 给予高蛋白、高维生素饮食，注意纠正水、电解质紊乱。全身衰竭者应给予适量的人血浆白蛋白，或少量多次输新鲜全血或血浆。

2. **全身用药**

（1）糖皮质激素：是目前治疗天疱疮的首选药物，用药原则是足量控制病情，逐渐规律减量，最小剂量维持。一般首选泼尼松口服，根据病情初始剂量为 $1\sim2mg/(kg\cdot d)$。对皮损面积小于体表面积 10% 的轻症病人给予 30~40mg/d，皮损面积占体表面积约 30% 中等程度病情者给予 40~80mg/d，皮损面积达体表面积 50% 以上的重症病人给予 80~120mg/d，更大剂量者可采用静脉给药。用药 3~5 天，根据有无新水疱出现、糜烂面是否干燥、尼氏征是否转阴性以及天疱疮抗体效价下降情况来判断用药剂量是否达到足量。如果治疗效果不好，则应酌情增加剂量。一般增加原用量的 30%~50%，直至达到有效剂量。皮损消退 2 周后开始减量，起初每 10~20 天减一次，以后可 2~4 周减一次，减至维持量持续 2~3 年或更长。每次减量可减原剂量的 1/6~1/10，维持量一般为 5~15mg/d。病情严重，可采用冲击疗法。

（2）免疫抑制剂：对于病情较重者常采用免疫抑制剂与糖皮质激素联合应用，亦可单独用于对糖皮质激素治疗抵抗的病例。可选用硫唑嘌呤 $1\sim2.5mg/(kg\cdot d)$，分次口服；环磷酰胺 $1.5\sim2mg/(kg\cdot d)$ 口服或 2~4mg/kg 静脉给药，隔日一次，总量为 6~8g；甲氨蝶呤 10~25mg 肌内注射或静脉滴注，每周一次；环孢素 $3\sim7mg/(kg\cdot d)$，分次口服，病情好转后改为 $2\sim3mg/(kg\cdot d)$。雷公藤多苷 30~60mg/d，分次口服。应用免疫抑制药物须密切注意监测其胃肠道反应、骨髓抑制及肝肾功能损伤等不良反应，及时采取相应对策。

（3）对糖皮质激素和免疫抑制剂治疗反应不好者可考虑采用大剂量丙种球蛋白静脉滴注和血浆置换疗法，亦可应用抗 CD20 单克隆抗体（罗美华）治疗顽固性天疱疮。对增殖型天疱疮病人可以阿维A 联合糖皮质激素治疗。

（4）其他药物：口服氨苯砜，与糖皮质激素联合治疗可有一定疗效。

（5）抗感染治疗：由于长期使用糖皮质激素，天疱疮合并细菌及真菌感染者常见，是天疱疮死亡的原因之一，应及时选用有效的抗生素或抗真菌药。

3. **局部治疗** 加强皮肤护理，防止继发感染。对皮损广泛者采取暴露疗法。用 1∶8000 高锰酸钾溶液或 0.1% 乳酸依沙吖啶溶液清洁创面，继发感染者选用有效的抗生素软膏。红斑或无明显感染处可外用糖皮质激素制剂，顽固不消退的局限性损害可局部或皮损内注射糖皮质激素。对口腔黏膜损害可用多贝尔液漱口，外涂 2.5% 金霉素甘油或碘甘油。

第二节 家族性慢性良性天疱疮

家族性慢性良性天疱疮（familial chronic benign pemphigus），又称 Hailey-Hailey 病，是一种很少见的常染色体显性遗传病。临床上以在皮肤皱褶部位反复出现水疱、糜烂、结痂为特征。

【病因与发病机制】

本病是一常染色体显性遗传病，先天性缺陷基因位于染色体 3q21-24 的 *ATP2C1*，该钙泵依赖性

ATP酶基因缺陷导致钙离子转运障碍,表皮角质形成细胞内高尔基腔内钙离子浓度降低,进而导致桥粒结构异常,表皮松解。70%病人有家族史。本病可能是天疱疮的一种变型。

【临床表现】

本病多发生于青壮年,尤其以10~30岁最多见,婴幼儿或老年人发病罕见。皮损好发于颈、腋窝、腹股沟,其次可见于肛周、乳房下、肘窝和躯干(图18-9、图18-10)。可同时累及一个或多个部位,黏膜受累罕见。在红斑或外观正常的皮肤上发生松弛性水疱,疱壁薄易破,尼氏征阳性,疱破处残留糜烂面和结痂,继发细菌与真菌感染时可以有臭味。皮疹自中央部位先愈合留有色素沉着,周边可有新皮疹出现,病程久者可见颗粒状增生物。皮疹一般经数周消退,以后在同一部位复发。自觉症状主要为瘙痒和烧灼感,约71%病例的甲有多条白色条纹。慢性病程,夏季加重,冬季减轻或缓解,愈后不留瘢痕,呈周期性发作和缓解交替,预后良好。

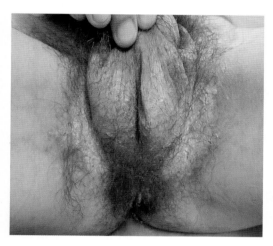

图18-9　家族性慢性良性天疱疮

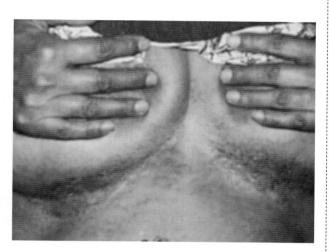

图18-10　家族性慢性良性天疱疮

【组织病理】

基底层上方裂隙形成,表皮内可见广泛的棘层松解,但本病的棘层松解细胞之间只是轻度的分离,仍有部分桥粒将他们松松地连在一起,似倒塌的砖墙,具有特征性,可见角化不良细胞。成熟的损害可见水疱和大疱,疱底部见绒毛形成。真皮内可见轻重不等的炎症反应。直接免疫荧光检查阴性;电镜检查显示张力细丝与桥粒分离,角质形成细胞周围形成许多延长和分支的微绒毛,桥粒减少。

【诊断与鉴别诊断】

主要依据:①中青年病人,在颈、腋窝、腹股沟、肛周、乳房下等皱褶部位反复出现水疱、糜烂、结痂;②有家族史;③组织病理检查示基底层上方裂隙形成,棘刺松解细胞似倒塌的砖墙;④直接免疫荧光阴性,可明确诊断。本病需与以下疾病鉴别:

1. 寻常型天疱疮　多见于中年人,在正常皮肤或红斑基础上出现松弛性大疱,疱壁薄易破,糜烂、渗出、结痂明显,创面不易愈合。黏膜受累早而且严重。直接免疫荧光显示棘细胞间IgG、C3网状沉积;超微结构显示:桥粒间的细胞膜黏附丧失,细胞间隙变宽,桥粒完全分离。

2. 毛囊角化病　本病ATP2A2基因突变性角化异常病,常在儿童期初发,皮疹好发于皮脂溢出部位,开始为细小、坚实、正常肤色的小丘疹,很快在其顶端出现油腻性、灰棕色或黑色的痂,丘疹逐渐长大呈疣状,无明显水疱形成。组织病理为基底层上小裂隙形成,不形成大疱,棘层松解较轻,角化不良细胞明显。直接免疫荧光阴性。

【治疗与预防】

(一)全身治疗

1. 抗生素治疗　多数病人用抗生素治疗有效,常用的抗生素为四环素、红霉素、盐酸米诺环素等,病情控制后可小剂量维持一段时间,如四环素250~500mg/d。若有继发感染,应根据细菌培养、真菌培养、药敏试验结果选用敏感的抗生素。

2. 氨苯砜　对部分病人有效,剂量为 100~150mg/d,分次口服,病情控制后可用 50mg/d 维持治疗。

3. 泼尼松　严重病例必要时用糖皮质激素,剂量为 30mg/d,分次服或晨顿服,减量时应缓慢。

4. 甲氨蝶呤　对顽固性病例可试用,剂量为 7.5~15mg/w,口服或静脉给药。

5. 维 A 酸　有报道对严重病例使用阿维 A 25mg/d 连续 6 周或异维 A 酸 40mg/d 连续 3 周有效。

6. 沙利度胺　25~50mg/ 次,每日 3 次。

（二）局部治疗

1. 抗生素或抗真菌制剂　两种制剂单独或联合外用,对部分病例有效。

2. 糖皮质激素制剂　可局部外用或皮损内注射,一般与抗生素软膏联合外用。

3. 已有较多报道 0.1% 他克莫司软膏或吡美莫司软膏外用对本病有效。

4. 放射治疗　X 线、境界线或放射性核素照射均可治疗本病,境界线照射剂量为 10kV,300rad/ 次,每周 3 次。可使病情缓解数月。

（三）手术治疗

只适用于顽固性病例,但仍可复发。

第三节　大疱性类天疱疮

大疱性类天疱疮(bullous pemphigoid,BP)是多发生于老年人的自身免疫性大疱性皮肤病,也是累及皮肤器官的特异性免疫性疾病。

【病因与发病机制】

大疱性类天疱疮是一种自身免疫性疾病。大多数病人血清中存在抗基底膜带的自身抗体。这些抗体主要是 IgG,有 IgG3 和 IgG4 亚型,前者最常见。抗原主要为位于半桥粒斑块中的跨膜蛋白 BP180 大疱性类天疱疮抗原 2(又称 BP180),动物被动转移实验阳性;而大疱性类天疱疮抗原 1(又称 BP230)属于胞质内蛋白,动物转移实验阴性。自身抗体与 BP180 结合,激活补体系统,形成过敏毒素 C_{3a}、C_{5a},趋化嗜酸性、中性粒细胞,释放溶酶体酶,损伤基底膜带,使基底细胞膜半桥粒和锚丝等断裂、消失,形成表皮下水疱。

【临床表现】

本病好发于中老年人,皮损好发于胸腹、腋下、腹股沟及四肢屈侧。在外观正常的皮肤或红斑基础上发生浆液性水疱或大疱,疱壁厚而紧张,不易破裂,疱液初期澄清,后变浑浊(图 18-11、图 18-12)。有时为血疱。尼氏征阴性。水疱破裂后糜烂面不扩大,愈合较快,愈后有色素沉着,无瘢痕遗留。皮肤损害成批发生,此起彼伏。除紧张性水疱外,病人可出现红斑、丘疹或荨麻疹样损害,尤其在疾病的早期。8%~39% 的病人有黏膜损害,多在皮损泛发期或疾病后期发生,主要侵犯舌、唇、腭、颊、咽,有

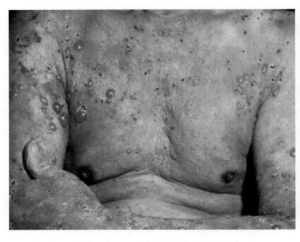

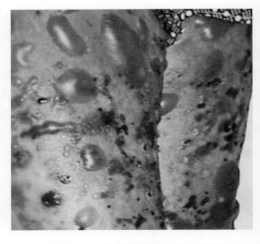

图 18-11　大疱性类天疱疮（躯干）　　　　　图 18-12　大疱性类天疱疮（下肢）

时累及外阴、肛周等,表现为水疱或糜烂,糜烂面较易愈合。有不同程度的瘙痒,通常为中重度瘙痒,一般无全身症状。

病程缓慢,反复发作,如果不予治疗,病程可持续数月至数年,可自发性消退或加重。预后较天疱疮好。但少数皮损泛发的严重病人机体日益衰弱,可因继发感染等而导致死亡。

少见的临床亚型有局限型、多形型、小疱型、结节型及瘢痕性类天疱疮等。

本病可与其他免疫相关性疾病合并存在,如银屑病、扁平苔藓、红斑狼疮、糖尿病等。部分病人可合并发生恶性肿瘤。

【实验室检查】

约半数病人外周血嗜酸性粒细胞增多,血清 IgE 增高,可以检测到病人血清中特异性抗 BP180 和 BP230 抗体,抗体为 IgG 型或 IgE 型,后者与瘙痒、嗜酸性粒细胞增高及高 IgE 血症有关。

【组织病理与免疫病理】

表皮下水疱,疱内有嗜酸性粒细胞、中性粒细胞。疱底真皮乳头呈指状突入腔内。真皮大量炎细胞浸润,主要为嗜酸性粒细胞、淋巴细胞、中性粒细胞亦可见到。直接免疫荧光检查:95% 以上活动期病人显示免疫球蛋白和补体呈线状沉积在表真皮基底膜带,主要为 IgG 和 C3,盐裂皮肤可见 IgG 和 C3 沉积在表皮侧。

【诊断与鉴别诊断】

主要诊断依据:①好发于老年人。在红斑或正常皮肤上发生张力性水疱、大疱,水疱不易破裂,尼氏征阴性,糜烂面易愈合。②黏膜损害少且轻微。③组织病理为表皮下水疱,免疫病理显示基底膜带有 IgG、C3 线状沉积。④血清中有抗 BP180 抗体和(或)抗 BP230 抗体。本病需与以下疾病进行鉴别:

1. 疱疹样皮炎　该病好发于青壮年及幼年,皮损多位于四肢伸侧,呈多形性,常呈环状排列。组织病理虽然为表皮下水疱,但真皮乳头处为中性粒细胞聚集形成的微脓肿,直接免疫荧光检查示真皮乳头顶部 IgA 颗粒状沉积,循环抗基底膜带抗体为 IgA。

2. 重症多形红斑　起病急,全身中毒症状重,在水肿性红斑基础上出现水疱、大疱、血疱,黏膜损害重,可并发严重的内脏损害。

3. 线状 IgA 大疱性皮病　该病好发于儿童和成年,水疱呈弧形排列,分布不对称,直接免疫荧光显示基底膜带 IgA 呈线状沉积,部分病人有抗基底膜带 IgA 抗体。

4. 天疱疮　好发于壮年,皮损为松弛性水疱或大疱,糜烂面较难愈合,尼氏征阳性,常有较重的黏膜损害,组织病理水疱位于表皮内,可见棘层松解细胞,直接免疫荧光为表皮细胞间 IgG 和 C3 沉积。

【治疗与预后】

1. 全身治疗

(1) 糖皮质激素:是首选药物。一般应用中等量泼尼松即可。泼尼松 0.75~1mg/(kg·d),每日晨 8 时一次服药,病情控制后逐渐减量维持,维持量因人而异。一般 5~15mg/d。

(2) 免疫抑制剂:可单独应用或与糖皮质激素联合应用。硫唑嘌呤 1~1.5mg/(kg·d);环磷酰胺 1.5~2mg/(kg·d);甲氨蝶呤 5~12.5mg/w。

(3) 氨苯砜:50~150mg/d 口服,可单独应用或与糖皮质激素联合应用。

(4) 四环素:1.0~2.0g/d,或米诺环素 0.1~0.2g/d,单用,或与大剂量烟酰胺 0.5~1.5g/d 联合应用,对抑制表真皮处的炎症反应和增加表真皮联结有效。

2. 局部治疗　注意创面清洁,糜烂面可用 1∶8000 高锰酸钾或 0.1% 乳酸依沙吖啶溶液湿敷。局限性类天疱疮可外用高效糖皮质激素制剂。

第四节　线状 IgA 大疱性皮病

线状 IgA 大疱性皮病(linear IgA bullous dermatosis)是一种少见的累及皮肤和黏膜的慢性获得性自身免疫性表皮下大疱病,以基底膜带出现线状沉积的 IgA 为特征。病程缓慢,预后良好。

【病因与发病机制】

本病直接免疫荧光检查可见基底膜带有 IgA 呈线状沉积,与自身免疫的单倍型 HLA-B8、CW-7、DR3 密切相关。儿童线状 IgA 大疱性皮病多发于学龄前儿童,胃肠道疾病、感染和药物等与本病有密切关系。成人线状 IgA 大疱性皮病,女性多于男性,常与免疫性疾病、恶性肿瘤、感染和药物等有密切关系。

【临床表现】

临床分成人型和儿童型。

1. 儿童型 平均发病年龄为 4 岁,起病较急,皮损常在一天内出现,并可伴有发热、食欲缺乏等全身症状。好发于口周、躯干下部、腹股沟、股内侧及肛周皮肤(图 18-13A)。在正常皮肤或红斑基础上发生大小不一的张力性水疱,水疱成批出现,排列成串,形成"串珠征",亦常呈环形排列,尼氏征阴性。水疱破溃形成糜烂、结痂,愈合迅速,无瘢痕形成。伴不同程度的瘙痒,病程慢性,周期性发作与缓解,多在 2~3 年内自行缓解。

2. 成人型 平均发病年龄为 60 岁,以上皮损多呈散发性不规则分布,躯干、四肢多见,临床表现类似疱疹样皮炎或大疱性类天疱疮,可在红斑或外观正常的皮肤上发生大小不等的水疱,壁厚、紧张,常呈环形串珠状排列,尼氏征阴性(图 18-13B)。同时可见红斑、丘疹、丘疱疹、风团样斑块等多形性皮损,伴轻到中度瘙痒,部分病人可有口腔黏膜损害。少数病人可出现瘢痕性结膜炎。

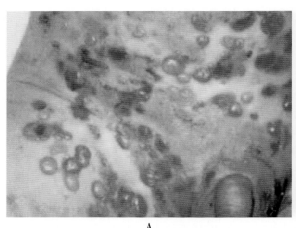 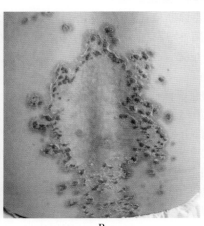

图 18-13 线状 IgA 大疱性皮病
A. 儿童;B. 成人。

【组织病理与免疫病理】

组织病理检查缺乏特异性,可见表皮下水疱,疱内有中性粒细胞和(或)嗜酸性粒细胞,真皮乳头顶部可见局限性小脓肿。直接免疫荧光检查,可见基底膜带有均匀一致的线状 IgA 沉积(图 8-14)。少数还可有 IgG 沉积。部分病人血清中可检出 IgA 抗基底膜带循环抗体。免疫电镜检查在透明板及致密板下有 IgA 呈线状沉积。

【诊断与鉴别诊断】

根据本病皮损及组织病理与大疱性类天疱疮和疱疹样皮炎较相似,直接免疫荧光检查可见基底膜带有均质型线状 IgA 沉积,少数病人血清中可检出 IgA 抗基底膜带抗体,诊断并不困难。但应与大疱性类天疱疮、疱疹样皮炎等疾病鉴别。

【治疗】

平均病程 3~6 年,局限性小面积皮损可外涂糖皮质激素软膏辅以支持治疗一般可控制病情,全身应用糖皮质激素适于皮损泛发全身、病情较重病人。一般用泼尼松龙 20~40mg/d 口服,氨苯砜对本病有较

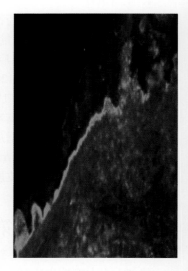

图 18-14 直接免疫荧光检查见 IgA 呈线状沉积

好疗效,成人剂量为100~150mg/d;儿童为2mg/(kg·d);部分病人对磺胺吡啶有效,成人剂量为0.5~2g/d;儿童为70mg/(kg·d),分次口服。有报道儿童用红霉素可作为一线用药。

第五节 疱疹样皮炎

疱疹样皮炎(dermatitis herpetiformis,DH)是一种慢性复发性丘疹水疱性皮肤病,皮疹对称性多型性,剧烈瘙痒。常伴有谷胶过敏性肠病。

【病因与发病机制】

病因不明,多认为是遗传易感性免疫性疾病,本病多见于 HLA-B8、HLA-DR3 等病人。病人皮损区及外观正常区的真皮乳头部都有 IgA 沉积。谷胶过敏性肠病病人肠道产生抗谷胶蛋白 IgA 型抗体,真皮乳头相应的蛋白质抗原结合,或者免疫复合物沉积在,通过补体替代途径激活补体,产生 C3、备解素、B 因子,导致中性粒细胞聚集及蛋白酶释放,引起真皮乳头胶原溶解,最终导致表皮与真皮分离而产生水疱。

【临床表现】

本病多发生于青壮年,偶尔见于儿童及老年人。皮损好发于腋后、肩胛部、臀部、肘膝和四肢伸侧,皮疹对称分布,常呈现多型性,可以有红斑、丘疹、风团、水疱,甚至血疱,但是以水疱为最常见。水疱常聚集成群或排列呈环形、地图型等,水疱 1~2cm 直径不等,疱壁紧张饱满,不易破溃,尼氏征阴性(图 18-15)。疱破后留下糜烂、结痂,皮疹消退后留下色素沉着斑或色素减退斑,偶尔有瘢痕或皮肤萎缩。口腔及阴部黏膜较少受累。

自觉剧痒,因搔抓发生继发细菌感染时,可以出现湿疹样改变,一般无全身症状。60%~70% 病人有空肠病变,主要为肠绒毛变平或萎缩,有淋巴细胞及浆细胞浸润。多数病人无消化道症状,20%~30% 有腹泻、腹胀、吸收不良,长期使用无谷胶食物如大米时症状会减轻。而使用含谷胶食物如小麦、大麦、黑麦等会使皮肤症状加重。该病病程长,发病与缓解交替进行,预后多良好。

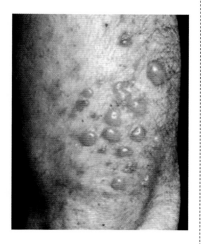

图 18-15 疱疹样皮炎

【实验室检查】

外周血嗜酸性粒细胞增多;25%~50% 碘化钾软膏做斑贴试验,24 小时可以出现阳性结果。

【组织病理】

早期真皮乳头顶部毛细血管周围有中性粒细胞及嗜酸性粒细胞浸润并形成脓肿,乳头顶部与表皮分离形成多房性水疱,数日后融合成单房性水疱,嗜酸性粒细胞与中性粒细胞浸润,可以有血管炎表现。直接免疫荧光检查在真皮乳头部位有颗粒状 IgA、C3 沉积,少数病人在表皮基底膜带有线状沉积,偶尔有 IgM、IgG、C5 沉积。

【诊断与鉴别诊断】

根据病人剧烈瘙痒,以水疱为主的多形性皮损,皮疹多呈环形排列,好发于腋后、肩胛、臀部、四肢伸侧,对称分布,尼氏征阴性,有时伴有消化道症状,组织病理表现为表皮下水疱,真皮乳头有中性粒细胞性脓肿,直接荧光示真皮乳头颗粒状 IgA 沉积,砜类药物是首选药物。但应该与大疱性类天疱疮、天疱疮、大疱性表皮松解等鉴别。

【治疗】

一般治疗是避免食用含有碘、溴等成分的食物与药物,如紫菜、海带等,尽量选用少谷胶食物。氨苯砜是治疗本病的首选药物,成人初始剂量 25~50mg/d,逐渐增至 100~200mg/d,但葡萄糖 -6- 磷酸脱氢酶缺乏者不宜用本药。柳氮磺吡啶 1.5g/d 口服,不良反应有恶性、溶血性贫血、嗜睡。四环素 1.5g/d 或多西环素 200mg/d。糖皮质激素内用无效,外用可改善症状。抗组胺药物用于止痒。

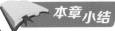

本章小结

大疱性皮肤病是一组以水疱、大疱为基本损害的疾病。不仅累及皮肤,还可累及黏膜。

天疱疮好发于头、面、颈、胸、背部,常伴口腔黏膜损害,以表皮内松弛性水疱为主要特征,尼氏征(+),糜烂面不易愈合,常伴黏膜损害,分为寻常型、增殖型、落叶型及红斑型,组织病理为表皮内棘层松解性水疱,DIF 为角质形成细胞间有 IgG、C3 呈网状沉积,IIF 有高效价的抗桥粒芯糖蛋白(DsgⅠ,DsgⅢ)的循环抗体,治疗首选糖皮质激素。

家族性慢性良性天疱疮是一种少见的常染色体显性遗传病,好发于中青年病人,以在皮肤皱褶部位反复出现水疱、糜烂、结痂、尼氏征(+),组织病理为棘刺松解细胞似倒塌的砖墙,DIF 检查阴性。多数病人用四环素、红霉素、盐酸米诺环素等治疗有效。

大疱性类天疱疮好发于中老年人,表现为张力性水疱、大疱,尼氏征(−),糜烂面易愈合,黏膜损害少且轻微,组织病理为表皮下水疱,DIF 为基底膜带有 IgG、C3 线状沉积,IIF 血清有 BP180、BP230 等抗体,治疗可选用糖皮质激素、免疫抑制剂、氨苯砜、四环素或大剂量烟酰胺等。

线状 IgA 大疱性皮病分儿童型和成人型,临床表现为表皮下张力性水疱,尼氏征(−),组织病理改变类似疱疹样皮炎或大疱疮性类天疱疮,DIF 在基底膜带有 IgA 呈线状沉积,治疗可选用氨苯砜、磺胺吡啶、糖皮质激素。

疱疹样皮炎以水疱为主的多形性皮损,皮疹多群集或环形、地图状等排列,好发于腋后、肩胛、臀部、四肢伸侧,对称分布,尼氏征(−),有剧烈瘙痒,有时伴有消化道症状,组织病理为表皮下水疱,真皮乳头中性粒细胞性微脓肿,DIF 为真皮乳头颗粒状 IgA 沉积,砜类药物为治疗首选药。

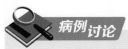

病例讨论

病例讨论

病人,男,40 岁。躯干部反复起水疱及大疱 1 月余,水疱位于前胸、后背,口服泼尼松后好转。查体:血压 124/82mmHg,前胸、后背见散在大小不一的松弛性水疱或大疱,疱壁薄,易破,尼氏征阳性,可见鸡蛋大小的糜烂面。皮疹周围皮肤外观基本正常。口腔黏膜可见指甲大小的糜烂面、浅表溃疡;血常规与尿常规检查未见异常。

问题:

1. 病人初步诊断是什么病?

2. 对本病最有帮助的检查是什么?

3. 本病治疗的首选药物是什么?

扫一扫,测一测

思考题

1. 本章 5 种大疱性疾病鉴别诊断,尼氏征(+)与(−)见于本章哪些疾病?

2. 血清 DsgⅠ、DsgⅢ 检测与 BP180、BP230 检测各对哪种大疱性疾病有价值?

（王国江）

第十九章 色素障碍性皮肤病

学习目标

1. 掌握　雀斑、黄褐斑的临床表现和治疗;白癜风的临床表现、诊断与鉴别诊断及治疗。
2. 熟悉　雀斑和黄褐斑的病因;白癜风的病因、发病机制;黑变病的临床表现和诊断。
3. 了解　白化病的病因、临床表现和诊断。
4. 能熟练应用伍德灯进行色素异常性皮肤病的辅助诊断;帮助、指导病人正确使用外用药;能在社区、农村开展色素障碍性皮肤病的预防工作。

第一节　雀　斑

雀斑(freckles)是常发生于日晒部位皮肤上的黄褐色色素斑点。

【病因】

本病系常染色体显性遗传。紫外线照射或日晒可使皮疹变大,数量增多,颜色加深。

【临床表现】

本病以女性多见,多始见于 5 岁左右的儿童,皮损随年龄增长而逐渐增多,青春期最为明显,老年期皮疹又可逐渐减少。好发于面部(特别是鼻部),也可见于肩及背部。典型皮损为针尖至米粒大小、浅褐色至黄褐色、圆形或类圆形斑点,多少不一,密集或散在,不融合,对称分布(图 19-1)。常春夏季加重,秋冬季减轻,无自觉症状。

【诊断】

根据发生于日晒部位皮肤的密集或散在淡褐色至黄褐色小斑点,不难诊断。

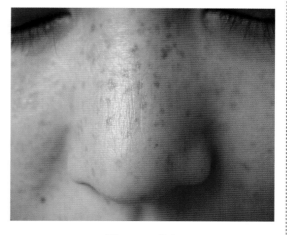

图 19-1　雀斑

【治疗】

病人应尽可能避免日晒及紫外线照射。夏季外出时应外用遮光剂。

1. 外用药治疗　外用 3% 过氧化氢溶液、3% 氢醌霜可获暂时疗效。

2. 液氮冷冻　治疗雀斑效果确切。数量少,散在皮损可用棉签蘸液氮逐个冷冻;皮损多,面积大可分期分批治疗;密集成片可用喷雾法冷冻。治疗时应掌握好深浅度,部分病人治疗后可形成瘢痕和

181

色素紊乱,治疗需慎重。

3. 激光治疗　是目前最为安全有效的治疗手段,常用 532nm 掺钕钇铝石榴石激光治疗雀斑。也可采用强脉冲光进行治疗。治疗 2~3 次后大多数雀斑可消失。

4. 微晶磨削术　重症病人可采用磨削术,常可获得较好的效果。

第二节　黄　褐　斑

黄褐斑(chloasma)是多见于中青年女性面部的一种色素沉着性皮肤病。

【病因】

本病孕妇最为常见,可能与内分泌变化有关,常自妊娠 3~5 个月时发生,分娩以后可逐渐减轻或消失,亦见于部分口服避孕药的妇女。一般认为雌激素水平升高是主要原因,雌激素刺激黑素细胞分泌黑素颗粒,孕激素则能促使黑素体的转运和扩散。此外,紫外线照射、月经不调、慢性肝病、甲状腺及垂体功能紊乱、内脏肿瘤、化妆品以及某些药物亦可诱发黄褐斑。一部分男性及非妊娠和不用避孕药者亦可发病,原因不清楚。

【临床表现】

本病男女均可发生,以中青年女性尤以妊娠期妇女最为常见。临床表现为大小不等、形状不规则的片状淡褐色或黄褐色斑,边缘多较清楚,除色素改变外,皮损表面正常(图 19-2)。多对称分布于两侧面颊呈蝴蝶形,亦可发生于前额、颧部、鼻背、口唇、颏部及颈部,日晒可使色素加深,部分妇女月经前期加重,无自觉症状。

【诊断与鉴别诊断】

根据典型皮疹、中青年女性尤其妊娠期妇女多见、无自觉症状等易于诊断。需与艾迪生病、黑变病、色素性化妆品皮炎等鉴别。

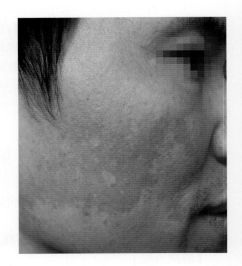

图 19-2　黄褐斑

【治疗】

寻找病因,并做相应处理。避免日晒及紫外线照射,春夏季外出时应外用遮光剂如 5% 二氧化钛霜。

1. 内用药物治疗　口服维生素 C、维生素 E,严重者可用大剂量维生素 C 1~3g/d 静脉注射。谷胱甘肽,每次 400mg,联合维生素 C(每次 1.0g)静脉注射,每周 2 次,对顽固病例有效。有报道氨甲环酸(止血环酸)0.25~0.5g,每日 3 次,连用 1~2 个月有效。此外,根据病人具体情况,可使用中药六味地黄丸、逍遥丸或桃红四物汤加减治疗。

2. 外用药物治疗　可酌情应用脱色剂,如 2%~5% 氢醌霜、2%~4% 曲酸、10%~20% 壬二酸霜等可抑制酪氨酸酶活性,减少色素的产生。用 5% 氢醌、0.1% 维 A 酸、0.1% 地塞米松联合外用治疗,可提高脱色效果,副作用少。超氧化物歧化酶(SOD)霜可抑制和清除氧自由基,减少黑素合成,有一定疗效。亦可用倒模面膜治疗,改善面部皮肤的血液循环,促进药物吸收,加速色斑的消退。

第三节　黑　变　病

黑变病(melanosis)是好发于面部及其他暴露部位的一种灰褐色色素沉着病。

【病因】

本病原因尚不十分清楚。可能与接触烃类化合物、香料、防腐剂、含表面活性剂的化妆品或长期接触焦油、沥青、石油及其衍生物等所致光敏性炎症有关。某些病人可能与维生素缺乏、营养不良以及内分泌功能失调有关。

【临床表现】

本病多见于中年妇女。主要累及面部,尤以前额、颞部为甚(图 19-3),也可波及耳后、颈侧及胸部,少数病人可累及前臂和手背,其他非暴露部位如皱褶或脐部亦可发生。病程慢性,无症状或轻度瘙痒。典型皮损发展有三期。

1. 炎症期 皮肤轻微潮红,常有瘙痒或灼热感。

2. 色素沉着期 逐渐变为灰褐色斑或网状色素沉着,边界不清,患处可见弥漫性微细鳞屑,似粉尘样外观,可伴有毛囊性角化过度。

3. 萎缩期 出现与色素沉着部位一致的轻度凹陷性萎缩。

【诊断与鉴别诊断】

依据典型皮损结合病史可以诊断本病。应与艾迪生病、黄褐斑、Civatte 皮肤异色病等进行鉴别。

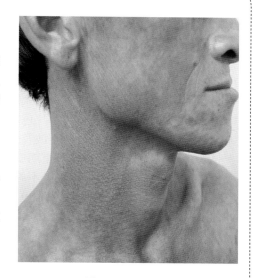

图 19-3 黑变病

【治疗】

光斑贴试验有助于确定致敏物,部分病人脱离接触后病情可明显好转。应仔细寻找病因,避免接触焦油等光敏性物质,避免应用劣质化妆品,避免日晒。

1. 内用药物治疗 口服维生素 C、维生素 E、维生素 A、复合维生素 B、氨甲环酸(止血环酸),严重者可用大剂量维生素 C 1~3g/d 静脉注射,必要时可短期口服小剂量激素控制炎症期病变。

2. 外用药物治疗 可外用脱失剂,同黄褐斑治疗。

第四节 白 癜 风

白癜风(vitiligo)是一种后天性色素脱失性皮肤黏膜病。

【病因】

白癜风的病因尚不完全清楚,有以下几种学说:

1. 遗传学说 发病与遗传有一定关系,部分病人有家族聚集现象。目前认为本病属于多基因疾病范畴,遗传模式未定。白癜风的表型极可能由常染色体上 3~4 个位点的隐性基因控制,这些位点的隐性基因必须为纯合子才能发病,这可解释大多数家庭仅有 1 名成员受累,仅少数家庭才会有多个病人。

2. 自身免疫学说 50%~80% 的白癜风病人血清中可检出抗黑色素细胞自身抗体,其效价与病变活动程度、皮损面积成正相关。该抗体在体外通过补体介导的细胞毒作用选择性地溶解黑色素细胞;白癜风病人及其家族成员伴发自身免疫性疾病比例明显增多,有些病人可合并有甲状腺疾病、糖尿病、恶性贫血、慢性肾上腺皮质功能减退、风湿性关节炎、红斑狼疮、特应性皮炎、斑秃等多种自身免疫性疾病,部分病人血清中可找到抗甲状腺球蛋白、抗胃壁细胞、抗平滑肌及抗肾上腺组织抗体,而自身免疫性疾病病人中白癜风发生率比普通人群高 10~15 倍;活动期白斑边缘有以淋巴细胞为主的炎性浸润;部分病人内服、外用糖皮质激素有效,提示白癜风可能与自身免疫有关。

3. 黑素细胞自身破坏学说 有人提出在黑素细胞代谢过程中可能产生对黑素细胞有破坏作用的中间产物(酚、醌类中间产物及自由基),这些中间产物存在于黑素小体内,如果黑素小体膜不能保持完整,该物质漏于细胞质,导致黑素细胞损伤或破坏。酚类或儿茶酚胺对黑素细胞有损伤作用,职业接触或吸收这类化学物质过多,可能会诱发白癜风。另外,酪氨酸酶或其他酶活性的异常也可造成对黑素细胞的损伤。

4. 神经化学因子学说 有些白癜风皮损可沿神经节段分布或发生于神经损伤区域,皮损及其周围皮肤神经肽增多;部分病人发病与精神创伤、焦虑、劳累过度等关系密切,均提示本病可能是神经化学物质损伤黑素细胞或抑制黑素形成所致。此外,铜、锌离子的减少也可能与本病的发生有一定关系。

【临床表现】

本病可发生于任何年龄,但以儿童及青年多见,任何部位均可发生皮损,但好发于暴露及摩擦部位,如面部、颈部、手背、前臂、腰腹部等,口唇、阴唇、龟头、包皮内侧黏膜亦可累及。皮损初为小片色素减退或色素脱失的白斑,逐渐扩大或融合,甚至波及全身。最终为色素脱失,呈乳白色,界限清楚,静止期皮损不再扩大,边缘色素加深,白斑内有时可见数量不等的正常皮肤,称色素岛,皮损处毛发多随之变白(图19-4)。除色素脱失外,白斑处皮肤光滑,无萎缩,无脱屑,无自觉症状。日晒后皮损可发红,甚至起疱,此时可有灼热或疼痛感。病程慢性,可终生存在,亦可自行缓解。

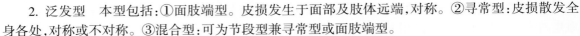

图 19-4 白癜风

临床根据皮肤白斑范围和分布可分为三型。

1. 局限型 局限于一个部位,包括:①节段型。为一片或数片白斑沿皮神经走行分布。②黏膜型。白斑仅累及黏膜。

2. 泛发型 本型包括:①面肢端型。皮损发生于面部及肢体远端,对称。②寻常型:皮损散发全身各处,对称或不对称。③混合型:可为节段型兼寻常型或面肢端型。

3. 全身型 全身皮肤完全或几乎完全变白,仅留小部分正常皮肤。

白癜风依病情又分为进展期和稳定期两期。①进展期:白斑增多,原有白斑逐渐向正常皮肤移行、扩大。正常皮肤受刺激如烧伤、外伤后可继发白癜风(同形反应)。②稳定期:白斑停止发展,境界清楚,没有新的白斑出现。

【组织病理】

白癜风皮损的主要病理变化是黑素细胞破坏。早期新鲜损害黑素细胞及黑素颗粒明显减少,充分发展的皮损中,基底层无黑素细胞,真皮浅层可有淋巴细胞浸润。

【诊断与鉴别诊断】

根据后天性乳白色色素脱失斑,界限清楚,无自觉症状,诊断不难。临床上需与下列疾病鉴别:

1. 贫血痣 为一先天性色素减退斑,常于出生时即有,为局部毛细血管先天阙如或减少,摩擦白斑处,其周围皮肤发红,而白斑处颜色不改变。

2. 无色素痣 出生时或出生后不久出现的色素减退斑,界限较为模糊,边缘多不整齐,无色素沉着晕,常单发,沿神经节段分布,终身存在。

3. 单纯糠疹 多见于儿童面部的色素减退斑,皮疹常为圆形,境界模糊,表面可有细小鳞屑,基底炎症轻微,随年龄增长可自然消退。

4. 花斑糠疹 多见于躯干、上肢及颈部,为圆形或椭圆形色素减退斑,表面可见细小鳞屑,真菌镜检阳性。

5. 炎症后色素减退 有原发疾病史,如湿疹、皮炎、银屑病等,色素减退局限在原发疾病皮损部位,一般为暂时性,能自行恢复。

【治疗】

白癜风是难治性疾病,虽然治疗方法和药物种类很多,但大多疗效不能令人满意。皮损面积小,发生在曝光部位,病程短者,治疗效果较好。要争取早期治疗,一个疗程至少3个月,最好采用综合疗法。

1. 内用药物治疗 对泛发型进展期白癜风病人,尤其对应激状态下皮损迅速发展及伴发其他自身免疫性疾病的病人,可试用泼尼松口服,15~20mg/d,连用1.5~2个月,见效后每2~4周递减5mg,直至隔日服5mg,维持3~6个月。对节段型白癜风可试用山莨菪碱。免疫调节剂如胸腺肽、人白细胞转移因子、左旋咪唑及中药白癜风胶囊、制斑素(补骨脂提取液)等亦可用于辅助治疗。

2. 外用药物治疗 进展期病人可外用糖皮质激素制剂如0.1%曲安奈德霜(或醋剂)、0.05%卤美他松霜、0.1% 倍他米松二甲基亚砜乙醇溶液等,治疗 3 个月无效者,应停止用药;稳定期病人可外用 0.1% 8- 甲氧补骨脂素溶液、0.05% 氮芥乙醇,要注意其局部刺激性;对于不适宜长期使用糖皮质激素的部位,或为避免长期使用激素的不良反应,0.1% 他克莫司软膏或吡美莫司软膏具有一定疗效。

3. 光疗和光化学疗法

(1) 光化学疗法:外涂 15%~30% 补骨脂酊,结合日光照射,每日或隔日 1 次。亦可内服(泛发者)或外搽(局限者)8- 甲氧补骨脂素(8-MOP)或三甲基补骨脂素(TMP),然后照射长波紫外线。治疗期间注意副作用,定期检查肝、肾功能,连续 3 个月无效者停止治疗。

(2) 窄谱中波紫外线(narrow-band UVB)疗法:波长为 308~311nm,可治疗局限型或泛发型白癜风,疗效与光化学疗法相似,不良反应较少。

(3) 308nm 准分子激光:波长与窄谱 UVB 的波长相近,局限型白癜风皮损每周治疗 2 次,平均 24~48 次,疗效较肯定。

4. 外科疗法 皮损数量较少且处于稳定期时,可进行自体表皮移植。

微课:白癜风

第五节 白 化 病

白化病(albinism)为先天性皮肤、毛发及眼的色素缺失。

【病因】

本病为遗传性疾病。由于酪氨酸酶基因突变导致酪氨酸酶先天缺陷,使黑素细胞内前黑素体不能转变成黑素体或黑素体不能黑化所致。

【临床表现】

病人皮肤乳白色或粉红色,由于缺乏色素保护,对紫外线高度敏感,易发生日光性皮炎、光化性唇炎、毛细血管扩张。也偶可发生角化病及上皮细胞肿瘤等。本病病人毛发呈淡黄或金黄细丝状,瞳孔为红色,虹膜粉红或淡蓝色,伴有畏光、流泪、散光或眼球震颤等症状(图 19-5)。多数病人体力及智力发育较差。

根据临床表现本病分为泛发性白化病和部分白化病两种,前者全身皮肤、毛发和眼部组织先天性色素减少或缺失,为常染色体隐性遗传;后者局限于眼部,皮肤和毛发色素正常,属于性联隐性遗传,女性携带者有"泥浆泼溅样"眼底表现。

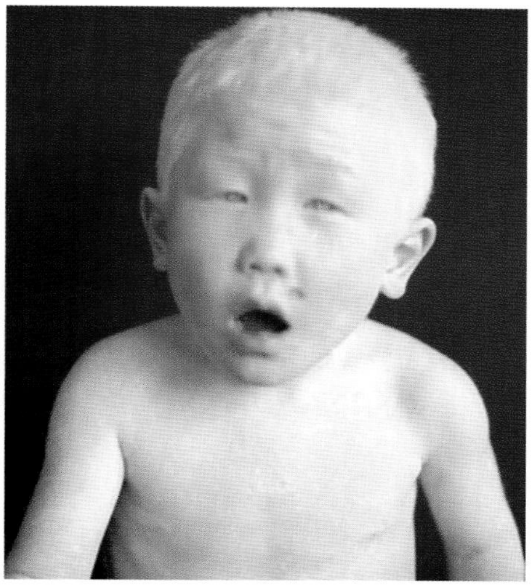

【诊断与鉴别诊断】

依据先天皮肤、毛发、眼色素缺乏可确立诊断。尚应与泛发性全身性白癜风或斑驳病相鉴别,后两者不累及眼睛。

【治疗】

避免日晒,可戴有色眼镜保护眼睛,外出可涂抹遮光剂。定期检查身体,尤应注意皮肤角化等癌前期病变并及时给予治疗。

图 19-5 白化病

本章小结

色素增多性皮肤病包括雀斑、黄褐斑、黑变病。雀斑为常染色体显性遗传,5 岁左右发病,表现为面部针尖至米粒大小黄褐色斑点,对称分布,夏重冬轻,常用 532nm 掺钕钇铝石榴石激光治疗,也可采用强脉冲光进行治疗。黄褐斑与雌激素、孕激素水平升高有关,多见于中青年女性面部,为黄褐色或深褐色的蝴蝶形斑片,日晒后加重,治疗要避免日晒,外出可涂抹遮光剂,酌情外用脱色剂;黑变病为中年女性面部的网状、片状青灰色到黑褐色色素沉着斑,病程慢性,可能与接触光敏性物质有关,应仔细寻找病因,避免接触焦油等光敏性物质,避免应用劣质化妆品,避免日晒,治疗与黄褐斑基本相同。色素减少性皮肤病包括白癜风和白化病,白癜风病因复杂,多与遗传、免疫、应激反应有关,可分为三型、两期,治疗目的在于阻抑疾病的发展,促进白斑复色。要争取早期治疗,一个疗程至少 3 个月,应根据病情,和病人共同选择合适的治疗方案,最好采用综合疗法。白化病为遗传性疾病,病人先天性皮肤、毛发、眼色素缺乏,由于缺乏色素保护,对紫外线高度敏感,故更要避免日晒,特别要注意对眼睛的保护以及预防皮肤癌的发生。

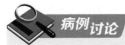

病例讨论

　　病人,男,20 岁。皮肤起"白斑" 2 年。两年前于左手背出现豌豆大小乳白色斑,不痛不痒,未予治疗。半年前皮疹范围扩大,身体多处出现同样白斑,数量不断增多。1 个月前枕部出现斑状脱发。体格检查:左上肢、胸部、背部、右眼睑、龟头可见大小不一之色素脱失性乳白色斑片,表面无鳞屑,右眼睑白斑处睫毛变白,枕部见核桃大小脱发区,毛发完全脱落,表面平滑,无炎症,无瘢痕。

　　问题:

　　1. 病人白斑应诊断为什么病?

　　2. 病人出现脱发,可能合并什么病?

　　3. 针对病情的快速发展,应怎样治疗?

扫一扫,测一测

思考题

　　1. 黄褐斑的发病可能与哪些因素有关?

　　2. 对白癜风病人的治疗方法有哪些?

(张兴洪)

学习目标

1. 掌握　痤疮、脂溢性皮炎、酒渣鼻、斑秃的临床表现、诊断和治疗。
2. 熟悉　痤疮、脂溢性皮炎、酒渣鼻、斑秃的病因。
3. 了解　雄激素性脱发、多汗症的病因、临床表现与治疗。
4. 能帮助、指导病人正确使用外用药。能在社区、农村开展皮肤附属器疾病的防治工作。

第一节　寻常痤疮

寻常痤疮（acne vulgaris）是青春期常见的一种慢性毛囊皮脂腺阻塞性炎症性疾病。表现为粉刺、丘疹、脓疱、结节、囊肿及瘢痕，好发于面部、上胸部、背部等皮脂溢出部位。

【病因与发病机制】

痤疮的发病主要与雄激素、皮脂分泌增多、毛囊口上皮过度角化、痤疮丙酸杆菌及遗传等因素有关。

皮脂腺的发育和皮脂分泌直接受雄激素控制。青春期雄激素水平增高可使皮脂腺增生和皮脂分泌增加。易患痤疮的皮肤区常有三种微生物寄生：痤疮丙酸杆菌（Propionibacterium acnes）、表皮葡萄球菌（S.epidermidis）和马拉色菌（Malassezia），其中痤疮丙酸杆菌可分解皮脂中的甘油三酯，产生的游离脂肪酸刺激毛囊口上皮角化过度，上皮细胞不能正常脱落，使毛囊口变小，脱落的上皮细胞和皮脂淤积于毛囊口形成粉刺。富有刺激性的游离脂肪酸可刺激毛囊引起炎症反应。痤疮丙酸杆菌还产生某些低分子多肽，为白细胞趋化因子，能吸引白细胞聚集于毛囊皮脂腺单位并产生水解酶，使毛囊壁发生渗漏甚至破裂，毛囊内容物进入真皮组织产生炎症反应和一系列临床表现。

此外，化妆品使用不当造成毛囊口的堵塞，精神因素所致的内分泌紊乱，烟、酒及辛辣食物的刺激，食入过多的糖、脂肪、药物性雄激素等均可成为加重或促发因素。

【临床表现】

好发于15~30岁的青年男女，皮损主要发生在面部，尤其是前额、双颊部、颏部，其次是上胸、背部及肩部，多对称分布，伴皮脂溢出。

皮损初起为粉刺（comedone），有白头粉刺（whitehead comedone）与黑头粉刺（blackhead comedone）两种。白头粉刺亦称闭合性粉刺（close comedone），为皮色丘疹，针头大小，毛囊开口不明显，不易挤出脂栓；黑头粉刺亦称开放性粉刺（open comedone），丘疹中央为明显扩大的毛孔，脂栓阻塞于毛囊口，表面因皮脂氧化而呈黑色，较易挤出黄白色脂栓。

粉刺可发展为炎性丘疹、丘脓疱疹、脓疱、结节及囊肿等。炎性丘疹一般为米粒至绿豆大小，可因

笔记

炎症较重或人为的抠剥继发化脓感染,中心有脓头称为丘脓疱疹或脓疱。炎症向深部发展可形成大小不等暗红色结节或囊肿(图 20-1),囊肿触之有囊性感,经久不愈可化脓形成脓肿,破溃后常形成窦道和瘢痕。临床上常数种损害同时存在,但以粉刺和炎性丘疹最为多见,伴轻微痒痛。根据 Pillsbury 改良分类法,可将痤疮分为三度四级:轻度(Ⅰ级)仅有粉刺;中度(Ⅱ级)除粉刺外还有炎性丘疹;重度(Ⅲ级)除有粉刺、炎性丘疹外还有脓疱;重度~集簇性(Ⅳ级)除有粉刺、炎性丘疹及脓疱外还有结节、囊肿或瘢痕。也可以根据皮损的主要表现分为丘疹性痤疮、脓疱性痤疮、结节性痤疮、囊肿性痤疮、聚合性痤疮(acne conglobata)等。聚合性痤疮属较严重类型,多见于男性,表现为严重的结节、囊肿、窦道、瘢痕,长期不愈,影响美容(图 20-2)。寻常痤疮的病程慢性,时轻时重,一般皮损持续数年,多数病人青春过后常能自然减轻或痊愈。

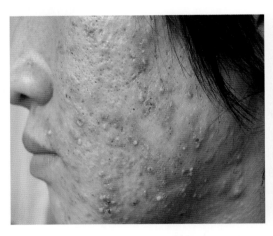
图 20-1 寻常痤疮

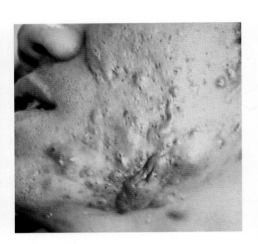
图 20-2 聚合性痤疮

【诊断与鉴别诊断】

根据好发于青年男女,皮疹为散在性粉刺、丘疹、脓疱、结节及囊肿等,对称分布于颜面、前胸及背部等特点可以诊断。应注意与酒渣鼻、职业性痤疮、颜面播散性粟粒性狼疮等鉴别。酒渣鼻好发于中年女性,皮损分布于鼻尖、颊部、额及颏部,患处有毛细血管扩张、丘疹、脓疱,晚期形成鼻赘。颜面播散性粟粒性狼疮的损害为棕黄色或暗红色半球形或略扁平的丘疹,玻片按压丘疹时,可以显出黄色或褐色小点,对称分布于眼睑、鼻唇沟及颊部。在下睑往往融合成堤状。

【治疗】

治疗原则:去脂、溶解角质、杀菌、消炎,Ⅰ、Ⅱ级痤疮以外用药治疗为主,Ⅲ、Ⅳ级可适当选用口服抗生素,一般不主张口服维 A 酸类药物。

1. 一般治疗 嘱病人生活上要注意少食油腻及辛辣食物,多吃蔬菜及水果。用清水洗脸,去除皮肤表面的油脂、皮屑和细菌的混合物,保持清洁卫生。局部不要用手挤压,以免感染。忌用油脂类、粉类护肤美容化妆品及含有糖皮质激素成分的软膏及霜剂。

2. 外用药物治疗 轻者仅以外用药物治疗即可。如复方硫黄洗剂、0.025%~0.05% 维 A 酸霜、0.1% 阿达帕林凝胶、5%~10% 过氧化苯甲酰霜剂或凝胶、1% 林可霉素制剂、1% 红霉素溶液等。

3. 内用药物治疗

(1) 抗生素:口服抗生素是治疗痤疮特别是中、重度痤疮有效的方法之一。首选四环素类,其能抑制痤疮丙酸杆菌和抑制中性粒细胞趋化,并使面部皮脂中游离脂肪酸浓度下降,用法是四环素 0.5~1.0g/d,米诺环素 0.1g/d,疗程 6~12 周。其次大环内酯类药物也可选用。

(2) 异维 A 酸:异维 A 酸可以作用于痤疮发病的所有病理生理环节,对结节性、囊肿性和聚合性痤疮效果好,一般剂量为 0.25~0.5mg/(kg·d),3~4 个月为一疗程,不良反应有皮肤黏膜干燥、血脂升高、长期大剂量应用可引起骨骺早闭,特别是致畸胎作用,应向病人说明。治疗期间要注意病人血生化,肝、肾功能等的变化,治疗前 1 个月应严格避孕,停药 1 年后方可怀孕。

（3）抗雄激素药物：抗雄激素治疗适用于伴有外周雄激素增多症表现或高雄激素血症的女性痤疮病人，对于无炎症性和轻度炎症性痤疮，不宜作为主要的单一疗法。①达因 35（Diane35）：每片含醋酸环丙酮 2mg 和炔雌醇 35μg，有抗雄激素作用，同时又能抑制排卵兼有避孕作用，适用于患有痤疮而月经不正常或月经前痤疮皮损加剧的女性病人。在月经周期的第一天开始服用 1 片，连用 21 天，停药 7 天，再次月经后重复用药 21 天，连用 2~3 个月后有效，疗程 3~4 个月。②螺内酯：具有轻度抗雄激素作用，20mg，3 次 / 日，连用 1 个月，对部分病人有效。③西咪替丁：可与双氢睾酮竞争雄激素受体，200mg，3 次 / 日。

（4）糖皮质激素：主要用于暴发性痤疮，常用小剂量泼尼松 15~30mg/d 联合异维 A 酸治疗。结节或囊肿内糖皮质激素注射，有助于炎症的迅速消除，是治疗较大的结节和囊肿非常有效的方法。

4. 光疗与光动力疗法　单用蓝光（415nm）照射或蓝 / 红光（633nm）联合照射，对轻、中度痤疮有效；5- 氨基酮戊酸 - 光动力疗法（ALA-PDT）和甲氨基酮戊酸 - 光动力疗法（MAL-PDT）治疗中 - 重度炎症性痤疮效果较好。治疗过程中较为疼痛，多数病人可以耐受。

5. 痤疮瘢痕的治疗　萎缩性瘢痕行铒激光或超脉冲二氧化碳激光治疗，增生性瘢痕可用曲安西龙混悬液或泼尼松龙混悬液局部注射。

6. 其他治疗　对于粉刺可用特制的粉刺挤压器将粉刺内容物挤出，药物面膜及石膏面膜亦可采用。

文档：皮肤光动力疗法治疗痤疮的原理、步骤及注意事项

第二节　酒　渣　鼻

酒渣鼻（rosacea）是一种发生于鼻、面中部，以皮肤潮红、毛细血管扩张及丘疹、脓疱为主要表现的慢性疾病。病变呈进行性发展，晚期形成鼻赘。

【病因】

尚不明了。可能与精神因素、颜面血管运动神经功能失调、胃肠功能紊乱、内分泌失调、蠕形螨感染有关。

【临床表现】

多见于 30~50 岁中年人，男女均可发生，女性较多，病情严重者则多为男性。病程经过缓慢，可分为三期，但三期间无明显界限。常并发痤疮、脂溢性皮炎。无明显自觉症状。

1. 红斑期　鼻、两颊、下颏及额部出现红斑，初为情绪激动，进刺激性食物或遇冷热刺激后一过性发作，久之持续不退，并可有毛细血管扩张。

2. 丘疹脓疱期　在红斑期基础上成批出现痤疮样丘疹、脓疱，甚至小结节，但无粉刺，皮损时轻时重，此起彼伏，毛细血管扩张更加严重（图 20-3）。

3. 鼻赘期　主要发生在鼻部，多为男性。鼻部皮脂腺及结缔组织增生肥大，在鼻及两颊等处形成大小不一的紫红色结节状或小叶状突起（图 20-4、图 20-5），毛囊口扩大，皮脂分泌旺盛，毛细血管显著扩张。此外，有的病人可伴有睑缘炎、结膜炎、虹膜炎和角膜炎等。

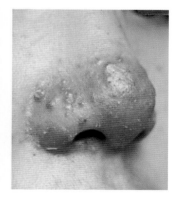

图 20-3　酒渣鼻

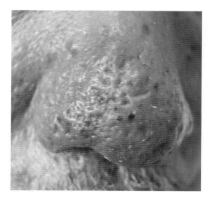

图 20-4　酒渣鼻

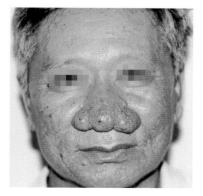

图 20-5　酒渣鼻

笔记

【诊断与鉴别诊断】

根据发生在鼻部和面中部的充血性红斑、毛细血管扩张、痤疮样丘疹、脓疱,无粉刺,皮损时轻时重,病程慢性,中年发病等可以诊断。需与寻常痤疮、糖皮质激素依赖性皮炎鉴别。痤疮见于青春期,常有白头或黑头粉刺,不伴面部红斑可以鉴别。面部长期外用含氟糖皮质激素制剂,可造成毛细血管的持续扩张及口周皮炎的改变,与酒渣鼻皮损相似,根据长期用药的病史,皮损较稳定,无阵发性加重,无潮红充血的特点可以鉴别。

【治疗】

1. 一般治疗　忌饮酒,禁食辛辣刺激性食物,纠正胃肠功能障碍和内分泌失调,保持排便通畅。避免局部过冷过热的刺激,避免剧烈的情绪波动等可能引起面部潮红的因素。生活应有规律,注意劳逸结合。避免长期日晒。

2. 内用药物治疗　甲硝唑 0.2g,每日 3 次,无论有无毛囊虫,均有效。炎症显著者,口服四环素 1.0g/d,连服 2 周后改为 0.5g/d,共服 1~3 个月,也可选用红霉素、米诺环素、克拉霉素。面部潮红、血管扩张可使用氯喹 0.5g/d,连服 2 周后减为 0.25g/d,共用 1~2 个月,亦可应用羟氯喹 0.1~0.2g,每日 2 次。对抗生素治疗无效者,可改用小剂量异维 A 酸治疗。

3. 外用药物治疗　1% 甲硝唑霜或凝胶,有较好疗效。亦可选用复方硫黄洗剂、2.5%~10% 过氧化苯甲酰制剂、1% 林可霉素制剂、2% 氯霉素水杨酸酊等。避免使用糖皮质激素制剂。

4. 其他疗法　鼻尖、鼻翼部毛细血管扩张显著者,可采用激光治疗;也可用外科方格划切法治疗。鼻赘可采用激光、手术切除、电切除、磨削术去除过厚的鼻赘。

第三节　脂溢性皮炎

脂溢性皮炎(seborrheic dermatitis)是发生在皮脂溢出基础上的一种慢性炎症性皮肤病,表现为暗红色斑片上覆有油腻性鳞屑或痂皮,常分布于皮脂分泌活跃部位。

【病因与发病机制】

原因尚不清楚。可能与遗传性皮脂分泌过多,并在此基础上发生亲脂性酵母型马拉色菌和(或)痤疮丙酸杆菌的大量繁殖有关。马拉色菌抗原可使机体致敏,马拉色菌及其代谢产物进入表皮可致免疫炎症反应;皮脂组成的变化、游离脂肪酸增多致使皮肤原有的微生态环境发生变化而发病。精神因素、饮食偏好、B 族维生素缺乏以及嗜酒等均能诱发或使本病加重。

【临床表现】

皮损好发于头皮、颜面、胸背中央、耳后、腋窝、脐部、耻骨部及腹股沟等多皮脂、多毛部位。初为毛囊性红色小丘疹、渐扩大融合成大小不等的暗红或黄红色斑片,被覆油腻性鳞屑或痂皮(图 20-6、图 20-7),可出现糜烂、渗出和结痂并呈湿疹样表现。病程慢性,有不同程度的瘙痒。可伴发脂溢性脱发、

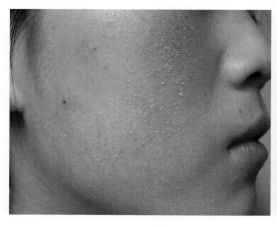
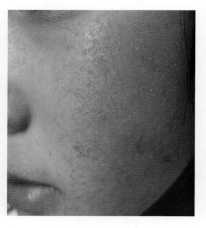

图 20-6　脂溢性皮炎　　　　　　　　　图 20-7　脂溢性皮炎

痤疮、酒渣鼻,皮损范围广泛者可呈红皮病表现。

出生后不久发病者称为婴儿脂溢性皮炎,头顶或全头皮,甚至眉区、鼻旁沟、耳后等处有灰黄色、黄褐色油腻性鳞屑或痂皮,微痒,无全身症状,常可在 1 个月左右渐愈。

【诊断与鉴别诊断】

根据好发于皮脂丰富部位、典型皮损、慢性病程等不难诊断,需与银屑病、玫瑰糠疹、湿疹、体癣鉴别。

【治疗】

1. 一般治疗 生活规律,睡眠充足,低脂饮食,避免搔抓。

2. 内用药物治疗 补充维生素 B_2、维生素 B_6 及复合维生素 B;瘙痒剧烈时可给予镇静止痒剂。有真菌感染或皮损泛发者可用伊曲康唑 0.1g/d,连服 2~3 周;有细菌感染时可用四环素或红霉素 0.25g,每日 3~4 次;皮损范围大、炎症显著,甚至有红皮病倾向时可短期应用小剂量泼尼松,每日 15mg,并可联合应用雷公藤多苷 20mg,每日 3 次。

3. 外用药物治疗 以去脂、杀菌、消炎、止痒为原则。头部损害可用 2.5% 二硫化硒或 2% 酮康唑洗剂洗头,每周两次;光滑皮肤损害可外用 2% 酮康唑霜和氢化可的松等糖皮质激素霜,钙调磷酸酶抑制剂他克莫司、吡美莫司用于重症病人或糖皮质激素治疗无效者;皮损有糜烂渗出时用 1:8000 高锰酸钾溶液冷湿敷,渗液停止后按皮炎处理。

第四节 斑 秃

斑秃(alopecia areata)是一种突然发生的非炎症性、非瘢痕性的片状脱发,一般无自觉症状。常发生在头皮、胡须、眉毛、睫毛区,其他部位少见。若头发全部脱落称全秃(alopecia totalis),全身毛发均脱落则称普秃(alopecia universalis)。

【病因与发病机制】

尚不完全明了。可能与遗传、神经精神因素、内分泌失调、自身免疫等因素有关。

遗传易感性和情绪应激是斑秃发病的重要因素。相当多的证据提示,本病的发病与免疫机制有关。在脱发发生之前毛囊周围发现淋巴细胞浸润,某些病例合并有自身免疫性疾病,如白癜风、甲状腺炎、类风湿关节炎,有较高水平的各种组织自身抗体,部分病人对糖皮质激素治疗有效。

【临床表现】

本病发生于任何年龄,但以 5~40 岁多见。大部分病人在头皮突然发生大小不一、数量不等、边界清楚的圆形或椭圆形脱发斑,直径 1~5cm,常在无意中发现或被他人发现。脱发区皮肤光滑,无炎症。按病期可分为进展期、静止期、恢复期。进展期脱发区数量增多,面积扩大,脱发区边缘的头发松动,易拔出(轻拉试验阳性),拔出的头发干近端萎缩,呈上粗下细的"惊叹号"样。静止期脱发基本停止,多数病人 3~4 个月后进入恢复期。静止期脱发区边缘的头发相当牢固,不易拔出(图 20-8、图 20-9)。

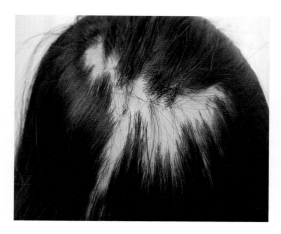

图 20-8 斑秃

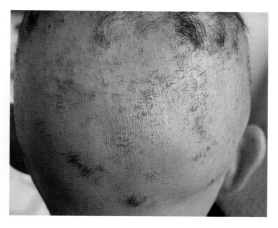

图 20-9 斑秃

恢复期有新发长出,最初出现细软色浅的绒毛,继之变得粗黑,并逐渐恢复正常。斑秃继续发展,出现头发全部脱失,称为全秃(图 20-10)。严重者眉毛、睫毛、腋毛、阴毛和全身毳毛全部脱落,则称为普秃。局部多无自觉症状,有时微痒,病人在进展期常有失眠、多梦的表现。斑秃病人绝大多数可以自愈。幼年发病、范围广泛、病程超过 5 年的病人预后不好。

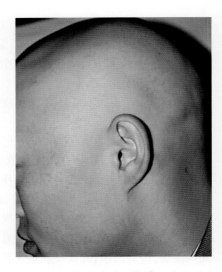

图 20-10　斑秃

【诊断与鉴别诊断】

根据突然出现的圆形或椭圆形斑状脱发,皮肤光滑、无炎症,无自觉症状,可以诊断。主要与头癣、假性斑秃鉴别。

【治疗】

1. 一般治疗　去除可能的诱发因素,与病人及每一个家庭成员进行充分的沟通,秃发范围广或全秃、普秃病人,宜戴假发以减轻心理负担。

2. 内用药物治疗　对精神紧张、焦虑、失眠的病人可给予地西泮、奋乃静等镇静剂。胱氨酸、泛酸钙和多种 B 族维生素有助于生发。对于迅速广泛脱发,包括全秃和普秃病人可口服泼尼松,15~30mg/d,病情稳定后逐渐减量,维持数月。

3. 局部治疗

(1) 2%~5% 米诺地尔溶液、10% 辣椒酊涂擦患处,每日 2 次,刺激局部血管扩张,改善血液循环,促进毛发生长,用药 2~6 个月可有毛发新生。

(2) 外涂中、强效糖皮质激素制剂,或局部多点皮内注射曲安西龙(5mg/ml),注射点之间间隔 1cm,每个注射点注射 0.1ml,每 4~6 周 1 次,每次用量不超过 3~4ml。一般在注射后 4 周左右可观察到新生的毛发。

4. 光疗和光化学疗法

(1) 光化学疗法:脱发区外搽 8- 甲氧补骨脂素配合长波紫外线照射 15~30 分钟,每周 2~3 次,逐渐增加照射剂量,20~40 次为一疗程。照射后应将头皮洗净。

(2) 氦 - 氖激光治疗:每日 1 次,每次 10 分钟,6 次为一个疗程,休息 1 日,然后视情况决定是否需加用一个疗程。

第五节　雄激素性脱发

雄激素性脱发(androgenetic alopecia)是一种雄激素依赖的常染色体显性遗传性疾病,表现为头发密度进行性减少,男女均可患病。

【病因与发病机制】

本病可有家族史,表现为常染色体显性遗传。在头皮脱发区,5α- 还原酶的活性比非脱发区明显增高。在 5α- 还原酶的作用下,睾酮转变为二氢睾酮,在具有遗传易感性素质的人群中,二氢睾酮使头顶部的毛囊逐渐萎缩,毛囊体积缩小,终毛毛囊逐渐转变为毳毛毛囊,最后毛囊消失。毛发生长期缩短导致生长期毛发数量减少,终毛数量减少,毳毛数量增加,毛发密度进行性减少。

【临床表现】

多见于男性,常在 20~30 岁发病。常始于前额两侧,头发变得纤细而稀疏,逐渐向头顶延伸,额部发际向后退缩,前额变高形成"高额",前发际线呈 M 形;或从头顶部头发开始脱落;也有前额和头顶部同时脱落,相互融合成片,最终形成"秃顶",仅枕及两颞保留剩余头发(图 20-11)。脱发区皮肤光滑,可伴有头皮油脂分泌增加,可见纤细毳毛,无自觉症状。女性症状较轻,多为头顶部毛发变为稀疏,但前额发际线并不后移。脱发的进程一般缓慢,其程度因人而异。

【诊断与鉴别诊断】

根据家族史、脱发部位和临床表现可以诊断。

此类脱发应与其他原因引起的脱发相鉴别,如药物、内分泌疾患(甲状腺功能减退或亢进、甲状旁

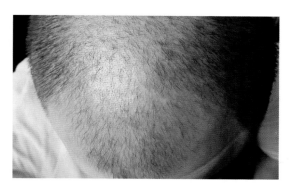

图 20-11　雄激素性脱发

腺或垂体功能低下)以及缺铁性贫血。如果女性发生严重的雄激素性脱发,特别是伴有痤疮、多毛症、男性化或停经,应首先排除内分泌功能紊乱或内分泌系统疾病。

【治疗】

1. 内用药物治疗　非那雄胺是一种选择性Ⅱ型 5α- 还原酶抑制剂,能够抑制睾酮转变为二氢睾酮,降低血清和头皮中二氢睾酮的水平而发挥治疗作用。剂量为 1mg/d,连续服药 1 年以上。不良反应有性欲减退,发生率约为 1.8%,停药后可恢复正常。女性病人应以抗雄激素治疗为主,可选用氟他胺、醋酸环丙孕酮。

2. 外用药物治疗　米诺地尔是一种非特异性的促进毛发生长的药物,常用 2%~5% 米诺地尔溶液治疗雄激素性脱发,浓度越高,疗效越好。副作用主要为局部刺激反应、接触变态反应和多毛,发生率随浓度的增高而增加。

3. 毛发移植　将自身枕部的毛发移至头顶,移植后的毛囊保持其原有毛囊的生理特点,即对雄激素的不敏感性。也可以将人造纤维植入头皮达到医学美容的目的。

第六节　多　汗　症

多汗症(hyperhidrosis)是指正常生活环境和条件下病人局部或全身皮肤异常多汗,超出维持正常体温调节功能的需要。

【病因与发病机制】

多汗症的原因大致可分为疾病性和功能性两种。前者多见于内分泌失调和激素紊乱、自主神经损伤,如甲状腺功能亢进、垂体功能亢进、糖尿病、神经系统疾病、发热性疾病等。功能性多汗则大多与精神性因素有关,如精神紧张、情绪激动、愤怒、恐怖及焦虑等。各种因素导致交感神经冲动增加,乙酰胆碱分泌量增多,加强了汗腺的兴奋性而产生多汗;或由于支配汗腺的神经敏感性增高,使其对正常强度的神经性或非神经性刺激产生异常反应而出现多汗。

【临床表现】

可分为局限性多汗和全身性多汗两种类型。

1. 局限性多汗　常初发于儿童或青春期,男女均可发生,往往有家族史,有到 25 岁后自然减轻的倾向,无明显季节区别。多汗部位主要为掌跖、腋下、腹股沟、会阴部,其次为鼻尖、前额和胸部,其中以掌跖、腋窝最为常见。汗液异常增多,甚至可沿掌跖、腋毛滴下。掌跖多汗可伴手足皮肤湿冷、青紫或苍白,易患冻疮,跖部皮肤浸渍发白,伴足臭,易继发细菌和真菌感染;腋窝部及阴部多汗者,由于该处皮肤薄嫩,经常潮湿摩擦,易发生擦烂红斑。

2. 全身性多汗　常继发于一些疾病,如感染性高热,因神经系统调节或口服退热剂而大量出汗。内分泌失调和激素紊乱如甲状腺功能亢进、嗜铬细胞瘤、肢端肥大症、类癌、低血糖、绝经期可引发全身性多汗。中枢神经系统包括大脑皮质及基底神经节、脊髓或周围神经损伤可以造成全身多汗。药物中毒、滥用精神类药物也可引发全身性多汗。

【治疗】

精神因素所致的多汗症,要避免精神紧张和情绪激动,由各种疾病导致的多汗症应针对病因进行治疗。

1. 内用药物治疗　某些镇静药(如苯巴比妥、氯丙嗪、溴剂)和抗焦虑药(如地西泮、多塞平)对情绪性多汗症常有效。抗胆碱能药物如阿托品、颠茄、丙胺太林、山莨菪碱等需要用较大剂量才具有抑制汗液分泌的作用,病人往往难以耐受口干等不良反应,已渐趋淘汰。

2. 外用药物治疗　局限性多汗症可选用以下收敛性药物如 5% 明矾溶液、5% 鞣酸溶液或 3%~5% 甲醛溶液。应根据多汗的程度和对药物治疗的反应决定使用次数,以保持局部接近正常出汗的湿度为原则,使用次数过多会出现皮肤干燥、皲裂或刺激反应。

3. 物理治疗　对局部外用治疗失败的病人,可选择无创性自来水离子电泳疗法,适用于手足多汗症、腋窝多汗症。

4. 注射治疗　A 型肉毒杆菌毒素局部注射阻断乙酰胆碱释放,治疗腋窝多汗症和手足多汗症有效。

5. 外科治疗　选择性切除腋下分泌最活跃的汗腺部分,治疗仅腋窝多汗的病人,疗效肯定。第 2~4 对胸交感神经节切除术对手掌、腋窝、胸部及面部多汗症均有显著疗效,但会导致永久性无汗,且易发生其他部位的代偿性多汗,应权衡利弊,慎重决定。

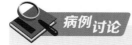

本章小结

痤疮的基本损害为粉刺,可见丘疹、脓疱、结节、囊肿等多种损害,好发于面部、胸背部等皮脂溢出部位。Ⅰ、Ⅱ级痤疮以外用药治疗为主,Ⅲ、Ⅳ级可适当选用口服抗生素。酒渣鼻多发于中年女性面中部,以红斑、丘疹、脓疱及毛细血管扩张为特点,晚期可形成鼻赘,治疗可选用甲硝唑、四环素族或大环内酯类抗生素、氯喹或羟氯喹,对抗生素治疗无效者,可改用小剂量异维 A 酸治疗。脂溢性皮炎以发生于头、面、胸背等皮脂溢出部位的暗红或黄红色斑片,表面覆有油腻性鳞屑或痂皮为特点,治疗以抗真菌、糖皮质激素外用制剂为主,亦可选用钙调磷酸酶抑制剂外用。斑秃是一种突然发生的非炎症性、非瘢痕性的片状脱发,少数可发展为全秃或普秃,可选择 2%~5% 米诺地尔溶液、10% 辣椒酊,中、强效糖皮质激素制剂涂擦患处;全秃和普秃病人可口服泼尼松,15~30mg/d,病情稳定后逐渐减量,维持数月。雄激素性脱发表现为头发密度进行性减少,最终发展成"秃顶",男女均可患病,男性病人选择非那雄胺,女性病人应以抗雄激素治疗为主,可选用氟他胺、醋酸环丙孕酮,局部外用 2%~5% 米诺地尔溶液。局限性多汗症可选用收敛性外用药治疗,由各种疾病导致的多汗症应针对病因进行治疗。

病例讨论

病人,男,25 岁。面部"粉刺"3 个月,无明显自觉症状。皮肤科检查:前额、两颊可见较多粟粒到绿豆大小炎性丘疹,可见黑头粉刺及小结节。

问题:

1. 该病人最可能的诊断是什么?

2. 该病人应与哪些疾病进行鉴别诊断?

3. 本病的治疗原则是什么?

2003

扫一扫,测一测

思考题

1. 痤疮病人可有哪些皮损?
2. 进展期斑秃的临床特点是什么?

（张兴洪）

笔记

第二十一章 皮肤肿瘤

21章课件

学习目标

1. **掌握** 皮肤肿瘤的分类,常见良性及恶性肿瘤的名称,色素痣、皮肤血管瘤、瘢痕疙瘩的临床表现,基底细胞癌、鳞状细胞癌、恶性黑素瘤的临床表现。

2. **熟悉** 色素痣、皮肤血管瘤、瘢痕疙瘩的组织病理学表现,基底细胞癌、鳞状细胞癌、恶性黑素瘤的组织病理学表现,脂溢性角化、汗管瘤、疣状痣、神经纤维瘤病、皮脂腺痣的临床表现,鲍恩(Bowen)病、佩吉特(Paget)病、原发性皮肤 T 细胞淋巴瘤的临床表现。

3. **了解** 脂溢性角化病、汗管瘤、疣状痣、神经纤维瘤病、皮脂腺痣、Bowen 病、Paget 病的组织病理。

4. 能应用皮肤组织活检等方法诊断皮肤恶性肿瘤;帮助、指导病人正确治疗皮肤肿瘤;能安排合适的医疗与康复环境。

5. 能向病人和家属进行健康宣教;能与相关医护人员进行专业交流;能在社区、农村开展皮肤肿瘤类疾病科普知识推广及教育。

第一节 良性皮肤肿瘤

一、色素痣

色素痣(pigmented nevus)又称痣细胞痣(nevocellular nevus),是由痣细胞组成的良性新生物,为人类最常见的良性皮肤肿瘤。

【临床表现】

色素痣可分为先天性和后天性。先天性色素痣在出生时就已存在,大小不等,偶可累及躯干或肢体的大部分皮肤,上附黑色粗毛,称为"兽皮痣"。后天性色素痣大多发生于 2 岁以后,青春期达高峰。皮损数目不定,单发、多发或成批发生,可发生于体表的任何部位。皮损为斑疹、丘疹、乳头瘤状、疣状或有蒂,其大小由几毫米至几厘米。边缘整齐、清楚,其颜色通常为黄褐色或黑色,也可呈蓝色、紫色或正常肤色(图 21-1、图 21-2)。根据痣细胞在皮肤内的位置,色素痣可分为交界痣、混合痣和皮内痣三种。

1. **交界痣** 出生时即可有,但多发生于 2 岁以后。临床表现为表面光滑无毛、淡棕、深褐或黑色的斑疹,扁平或稍高出皮面,身体各处均可发生,但以掌跖及生殖器部位为多见。可单发也可多发。该痣细胞易受激惹,局部外伤或感染后易恶变。

2. **混合痣** 多见于儿童和少年,外观似交界痣,但可比交界痣更高出皮肤,皮损表面可有毛发。

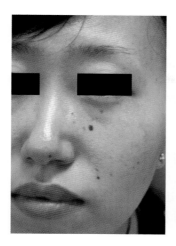
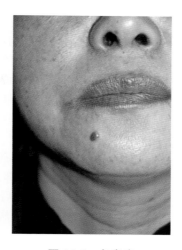

图 21-1 色素痣   图 21-2 色素痣

3. 皮内痣 为成年人最常见的一类色痣,最常见于头、面、颈部,不发生于掌跖或生殖器部位。皮损为深浅不一的褐色半球形隆起之丘疹,也可呈现乳头瘤样或有蒂损害,表面可有毛发,且较正常为粗。

一般平滑的色素痣为交界痣,稍高起皮肤者为混合痣,半球形或有蒂损害为皮内痣,这是由于痣细胞周围真皮组织过度生长的结果。如果临床不能肯定时需要做病理检查。

【组织病理】

由痣细胞构成,其特点为痣细胞排列成巢。典型痣细胞呈卵圆形或立方形,有明显的均质性胞质,核大,圆形或卵圆形,苍白淡染,呈泡状。由于痣细胞的生活周期通常要经历发展、成熟和衰老等不同阶段,并随年龄增长逐渐由表皮移入真皮,因此痣细胞在皮肤的不同部位形态有所差异,真皮上部的痣细胞呈上皮样,常含黑素,真皮中部的痣细胞类似于淋巴样细胞,而真皮下部的痣细胞则类似于成纤维细胞,真皮中、下部的痣细胞很少含黑素。交界痣痣细胞位于表皮下部或表皮与真皮交界处,表现为界限明显的痣细胞巢,亦可见痣细胞向下突入真皮,但仍与表皮接触呈"滴落状"。皮内痣的痣细胞呈巢状或条索状,位于真皮不同深度,但很少低于网状层上的 1/3,在痣细胞巢与表皮之间有明显的正常区域。混合痣则既可见"交界活性"(表皮内或真表皮交界处痣细胞团块中黑素细胞聚集现象),又可见真皮内痣细胞痣结构。

【治疗】

一般无须治疗,必要时可切除。先天性色素痣有恶变倾向(10%),一般以切除为好。后天性色素痣出现下列情况可能为恶变征兆:①青春期后皮损显著增大或在斑疹上出现丘疹;②青春期后皮损出现疼痛不适;③青春期后单个皮损色素较其他皮损色素明显加深,周围出现红晕;④35 岁以上病人新出现的色素痣。色素痣出现恶变征兆应尽早手术切除并进行组织病理学检查。发生于掌跖、腰围、腋窝、腹股沟等易摩擦部位的色素痣,可考虑手术切除。色素痣发生自然出血、溃疡,周围发生卫星状损害、所属淋巴结增大等是色素痣真正恶变的征象,早期手术切除是争取治愈的最好方法。

二、皮肤血管瘤

皮肤血管瘤(cutaneous hemangioma)分为两类。①先天性血管畸形(congenital blood vessel malformation):为先天性脉管发育畸形,而非真性肿瘤,不能发生自发性退化,如鲜红斑痣(nevus flammeus)、海绵状血管瘤(cavernous hemangioma)。②血管瘤(hemangioma):一般在 1 岁内迅速生长,随后缓慢退化,常在儿童期内大部分完全消退。约 75% 的病人在出生时就存在皮肤血管瘤,其余 25% 多在婴儿或儿童期发现,少数在成年期发现。

【临床表现】

1. 先天性血管畸形 包括鲜红斑痣、海绵状血管瘤。

(1) 鲜红斑痣(nevus flammeus):是一种先天性血管发育畸形,约 1/3 的新生儿可出现鲜红斑痣

（图 21-3）。分为 ①橙红色斑：也称为中线毛细血管扩张痣。一般在出生时或出生后不久出现损害，最常见。好发于眉间、眼睑和项部等面部中央，多为单侧性。为单个至数片大小不等、形态不一的暗红色或紫红色斑，表面光滑，边缘不整，压之褪色，剧烈活动、发热、哭闹时色泽常加深。绝大多数在 3 岁之前完全消退；但项部和眉间的损害可能持续到成年期。②葡萄酒样痣：又称侧位鲜红斑痣，本病是真皮乳头层和网状层血管的先天性畸形，出生时即有，不会自发性退化。约半数局限于单侧三叉神经一个分支范围。可伴发其他血管畸形或作为一些综合征，如 klippel-Trenaunay 综合征（骨肥大性鲜红斑痣）。

（2）海绵状血管瘤（cavernous hemangioma）：本病是一种位于真皮深部和皮下组织的血管肿瘤。常在出生时或出生后数周内发病，好发于头、面、颈部，可累及口腔或咽部黏膜。损害为单个或多个柔软的皮下肿物，质软有弹性，挤压后缩小，压力去除后迅速充盈。通常呈鲜红色或暗紫色圆形或不规则形结节、斑块或肿瘤，边界不清楚（图 21-4）。部分病人在海绵状血管瘤表面可伴发草莓状血管瘤。瘤体逐渐增大，历时 1 年以后可停止发展，少数患儿可自然消退，大多数持续存在和增大，可发生破溃，继发感染。

2. 先天性血管瘤　又称草莓状血管瘤（strawberry hemangioma），绝大多数在生后 3~5 周内出现，25% 出生时即有。一般为单发。大小不一，可从数毫米直至整个面部、大部分肢体和躯干。多见于颜面、肩背、头部和颈部。皮损柔软，紫红色，呈草莓状、半球状或分叶状，高出皮面，境界清楚（图 21-5）。在生后 6 个月内皮损生长迅速，自 1 岁始，生长逐渐变慢或停止生长，70%~90% 的患儿在 5~7 岁时可完全或不完全自行消退。

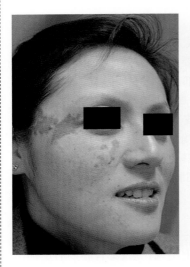
图 21-3　鲜红斑痣

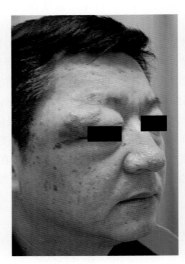
图 21-4　海绵状血管瘤

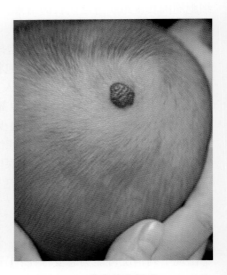
图 21-5　草莓状血管瘤

【组织病理】

1. 鲜红斑痣　真皮乳头层和网状层浅部的毛细血管扩张，腔内充满红细胞，无内皮细胞增生。

2. 海绵状血管瘤　真皮深部和皮下组织内可见大而不规则的腔隙，腔内充满红细胞及纤维蛋白样物质。腔内壁衬以单层内皮细胞，外围则由厚薄不一的纤维组织包绕。有的腔壁较厚，是由外膜细胞增生所致。

3. 草莓状血管瘤　生长期可见增生的毛细血管，血管内皮细胞增生显著，聚集成实性团块或囊索，管腔小而少。分化成熟的损害可见真皮乳头中毛细血管明显扩张，退变期毛细血管变性，逐渐纤维化。

【治疗】

1. 鲜红斑痣　橙红色斑绝大多数在 3 岁之前完全消退，不需治疗；3 岁后不消退者及葡萄酒样痣应用 Nd-YAG 脉冲染料激光，选择 585nm 波长，可获得较满意的结果。但需多次、较长时间的治疗。亦可应用市售遮盖霜，以遮盖皮损而达到美容目的。

笔记

2. 草莓状血管瘤及海绵状血管瘤 大多数在 5~7 岁时可完全或不完全自行消退。皮损发展快,累及眼睑、口、鼻等重要器官组织,严重影响美容者可给予 Nd-YAG 脉冲染料激光治疗。对生长较快的血管瘤,亦可用放射(X 线照射、核素 ^{32} 磷或 ^{90} 锶敷贴)治疗。若损害较大、较深,可手术切除。

三、汗管瘤

汗管瘤(syringoma)是一种良性的表皮内小汗腺导管肿瘤。

【病因】

本病好发于女性,青春期加重,妊娠期、月经前期或使用女性激素时皮疹增大肿胀,故考虑与内分泌有关。可有家族史。

【临床表现】

皮损为皮色、淡黄色或黄褐色半球形或扁平丘疹,表面略带蜡样光泽,直径 1~3mm。一般为多发性,数个至数百个不等,密集而不融合。通常无自觉症状。可分为 3 型:①眼睑型,最常见,多发生于女性,损害多对称分布,多见于下眼睑(图 21-6、图 21-7)。②发疹型,男性青少年多见,损害成批发生于躯干前面和上臂屈侧。③局限型,发生于女阴及阴蒂者,称生殖器汗管瘤(genital syringoma),常有剧痒;发生于手指伸侧者,称肢端汗管瘤(acral syringoma)。偶见汗管瘤呈单侧线状分布。

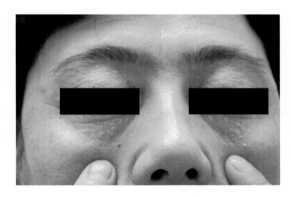

图 21-6 汗管瘤

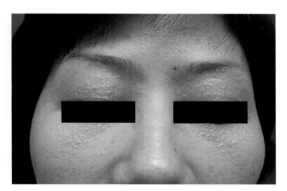

图 21-7 汗管瘤

【组织病理】

以囊性扩张的汗腺导管为特征,部分囊性扩张的汗腺导管有一形似蝌蚪的逗号样尾巴。此外,真皮内可见多数小导管和嗜碱性上皮细胞聚集成的小团块,管壁由两层上皮细胞组成,腔内充以无定形嗜酸性物质。部分细胞团块呈索条状。组织化学研究显示汗管瘤含有典型小汗腺起源的磷酸化酶和水解酶。

【诊断与鉴别诊断】

根据女性两侧下眼睑出现多数 1~3mm 正常肤色或淡褐黄色扁平丘疹,可诊断本病。必要时进行组织病理学检查明确诊断。应与下列疾病鉴别。

1. 扁平疣 为淡褐色扁平坚实丘疹,虽好发于面部及手背,组织病理学检查可鉴别。
2. 毛发上皮瘤 为常染色体显性遗传,皮损大多为半透明皮肤色或粉红色丘疹或结节,好发于鼻唇沟处,组织病理学检查可鉴别。

【治疗】

一般无须治疗。如明显影响美观,可用电干燥法、激光或液氮冷冻治疗,但应注意避免形成明显的瘢痕。

四、瘢痕疙瘩

瘢痕疙瘩(keloid)是指皮肤结缔组织对创伤的反应超过正常范围,大量结缔组织过度增殖和透明变性而形成的肿瘤。病人多具有瘢痕体质,部分有家族倾向。

【临床表现】

多见于成年人,最常见于上胸或胸骨区,其次是肩背部、颈部、耳部和四肢,极少发生在面部和掌跖部。常为多发,亦可单发。皮损大小不一,初为红色稍隆起性的小结节或斑块,有触痛,具有橡皮样硬度,周围有红晕,表面有毛细血管扩张。损害逐渐增大,呈暗红色或棕色圆形、椭圆形或不规则形结节或斑块,表面光滑无毛,扩展到原损伤以外的部位,向四周伸出分支,呈蟹足状隆起(图21-8、图21-9)。瘢痕疙瘩容易受触碰激惹过度敏感,甚至衣服压迫即有痛感。发生在面部和关节部位的瘢痕疙瘩可影响美容和肢体活动。本病良性经过,持久存在,不易消退。

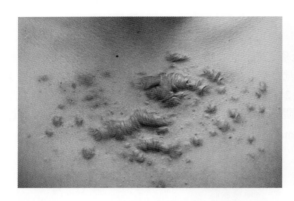

图 21-8 瘢痕疙瘩

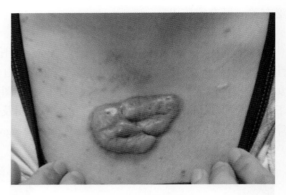

图 21-9 瘢痕疙瘩

【组织病理】

真皮内成纤维细胞呈结节状增生伴玻璃样变,表皮可有继发性萎缩。早期真皮内成纤维细胞及其新生的胶原纤维增生,伴轻度水肿及炎症反应。胶原纤维束平行或错综排列,随后逐渐变粗、变硬、增厚和透明样变,弹力纤维消失,真皮乳头因受压而变薄,稀少,邻近皮肤附属器萎缩,并被推向一侧,可见幼稚成纤维细胞增生,酸性黏多糖增多。

【诊断与鉴别诊断】

本病临床及病理均有特征,易于诊断。应与肥大性瘢痕鉴别。

【治疗】

1. 局部治疗 醋酸泼尼松龙或曲安西龙混悬液加等量利多卡因溶液,每隔1~2周注射1次,或复方倍他米松注射液(7mg/2ml)加等量利多卡因溶液,每月1次。直至皮损全部变薄、变软和萎缩。注射时应将药物注于皮损内,勿注于皮损周围,以免导致周围皮肤萎缩。外用维A酸有一定疗效,可减少成纤维细胞增生和胶原合成。每日2次,连续3个月。

2. 放射治疗 6个月以内的损害,X线2Gy(200rad)照射,2~3周1次,总量10~15Gy(1000~1500rad)。

3. 手术切除 在2%利多卡因加等量曲安西龙(600mg/ml)局部麻醉下,手术切除瘢痕疙瘩,拆线后局部照射X线5Gy(500rad),每5天1次,共4次。禁忌单纯切除。

五、脂溢性角化病

脂溢性角化病(seborrheic keratosis)又称老年疣(verruca senilis)、基底细胞乳头瘤(basal cell papilloma),是因角质形成细胞成熟迟缓所致的一种良性表皮内肿瘤。病因不明,可能与遗传、年龄、日晒、乳头瘤病毒感染、细胞凋亡等有关。

【临床表现】

本病多见于老年人,最常见于头面、颈项、胸背、手背等处,可发生在除掌、跖以外的体表任何部位。早期皮损为小而扁平、境界清楚的斑片,表面光滑或略呈乳头瘤状,淡褐色,圆形、椭圆形或不规则形,损害随年龄增加而增多、增大,逐渐呈隆起的斑丘疹或疣状斑片,表面附有油腻性厚痂,轻轻揭去痂皮后,表面呈乳头瘤样,可见毛囊角栓,毛囊角栓为本病的重要特征。损害境界清楚,直径0.1~1cm,甚至更大(图20-10、图20-11)。本病可单发,但通常多发,损害数目多为20~40个,一般无自觉症状。

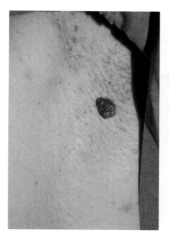

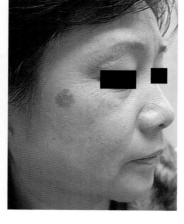

图 21-10　脂溢性角化病　　　图 21-11　脂溢性角化病

本病慢性病程,无自愈倾向,但极少恶变。

【组织病理】

组织病理表现为角化过度、棘层肥厚和乳头瘤样增生。肿瘤向上生长使棘层肥厚,而其下缘平坦,肿瘤基底与两端正常表皮相连且位于同一水平上。增生的表皮由鳞状细胞和基底样细胞组成。

【诊断与鉴别诊断】

本病多见于老年人,好发于头面、躯干,皮损为疣状斑块,表面有油腻结痂,境界清楚,基底干净,易于诊断。临床诊断有困难时,可行组织病理检查以明确诊断。有些早期损害似扁平疣;发生于暴露部位的角化型损害易与日光性角化病相混淆;色素很深的损害有时难与色素痣区别;发生炎症或受刺激的损害可类似基底细胞上皮瘤或鳞状细胞癌乃至恶性黑素瘤,需作组织病理学检查来鉴别。

【治疗】

一般不需治疗。必要时可采用激光、冷冻治疗,亦可外用 2.5%~5% 5- 氟尿嘧啶软膏。

六、神经纤维瘤病

神经纤维瘤病(neurofibromatosis,NF)又称多发性神经纤维瘤综合征(neurofibromatosis syndrome),是一种以多发性神经纤维瘤和色素斑为皮肤特征的遗传性全身性神经外胚叶异常性疾病。本病男性多见,常自青少年发病,25%~50% 的病人有阳性家族史。

【临床表现】

1. 分型　目前认为神经纤维瘤病可分为 7 型。Ⅰ型:85% 以上的病人为Ⅰ型,是经典的 NF,病人有典型的神经纤维瘤和咖啡斑,很少或没有中枢神经系统损害;Ⅱ型(中枢型):可出现双侧听神经瘤;Ⅲ型(混合型)和Ⅳ型(变异型):临床类似Ⅱ型,但有更多的皮肤神经纤维瘤,并有更大的危险发生视神经胶质瘤、神经鞘瘤及脑膜瘤。上述四型有常染色体显性遗传的特征。Ⅴ型(节段型):可为双侧性,本型为合子后的染色体突变所致,一般不遗传;Ⅵ型:仅出现咖啡斑,没有神经纤维瘤;Ⅶ型(迟发型):常在 30 岁以后发病。

2. 临床特点

Ⅰ型:经典型(NF-Ⅰ),von Recklinghausen 病。

(1) 咖啡牛奶斑:出生时即有或出生后不久出现,疏散分布于除掌跖外的体表任何部位。如此斑最大直径在 1.5cm 以上,数量超过 6 个可以诊断本病(图 21-12)。

(2) Crowe 征:腋窝或腹股沟处雀斑样色素沉着斑,是本病的特征。

(3) 多发性神经纤维瘤:为真皮肿瘤,多见于少年,较色素斑迟发,无自觉症状。主要分布于躯干,数量较多,损害为数毫米至数厘米大小的半球形皮色或粉红色柔软疝状结节,沿浅表皮神经走行的皮肤神经纤维瘤呈串珠状或丛状,可伴疼痛或放射痛(图 21-13)。

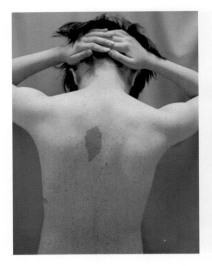
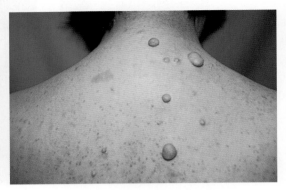

图 21-12　咖啡牛奶斑　　　　　　图 21-13　多发性神经纤维瘤

（4）其他：可有蝶骨发育不良、长骨皮质变薄（伴有或不伴有假关节）、脊柱后侧突、胫骨弓形、巨头、矮身材等骨骼损害；可出现乳头状瘤、巨舌等口腔损害；可伴早熟、肢端肥大症、嗜铬细胞瘤、甲状旁腺功能亢进症、艾迪生病等内分泌障碍；可有虹膜错构瘤（即 Lisch 小结节）、视神经胶质细胞瘤、脑干和小脑肿瘤等其他损害；病人发生横纹肌瘤、肾母细胞瘤（Wilms 瘤）、白血病、恶性神经鞘瘤的概率增高，可伴有智力障碍。

Ⅱ型：中枢型（NF-Ⅱ），双侧听神经瘤病。

（1）第Ⅷ对脑神经的听神经瘤，90% 为双侧性。

（2）各种不同类型的多发性中枢系统肿瘤。

（3）牛奶咖啡斑和神经纤维瘤数量较少。

（4）无腋窝或腹股沟处雀斑样色素沉着斑及虹膜错构瘤。

（5）常伴白内障。

Ⅲ型和Ⅳ型，即混合型（NF-Ⅲ）和变异型（NF-Ⅳ）：类似Ⅱ型，但皮肤神经纤维瘤数量可更多。

Ⅴ型，节段型（NF-Ⅴ）：皮损按皮区呈单侧或双侧节段性分布，无虹膜错构瘤。

Ⅵ型（NF-Ⅵ）：仅出现咖啡斑，没有神经纤维瘤；必须发生两代才能诊断。

Ⅶ型，迟发型（NF-Ⅶ）：常在 30 岁以后才出现神经纤维瘤。不清楚是否为遗传。

【组织病理】

组织学上，神经纤维瘤病由弱嗜酸性、纤细的波浪状带有梭形核的梭形细胞组成，基质中有较多黏液，肥大细胞较多。咖啡斑表皮细胞内可见巨大色素颗粒。

【诊断】

根据典型临床表现如咖啡斑、皮肤神经纤维瘤即可作出诊断。

【治疗】

尚无理想治疗，如皮损有碍美容、影响功能或肿瘤增大并有疼痛而疑有恶变者可手术切除。

七、疣状痣

疣状痣（verrucous nevus），又称线状表皮痣（linear epidermal nevus），是一种以局限性表皮疣状增生为特点的发育异常。

【临床表现】

通常在出生时或幼儿期发病，男女均可发生，以男性较为常见。可累及头皮、躯干、四肢，皮损初为淡黄色或棕黑色角化丘疹，逐渐增多增大，密集排列成线状或斑块状，表面呈乳头瘤样改变，触之粗糙、坚硬。本病可侵犯黏膜，口腔、阴道黏膜可出现乳头状突起。一般无自觉症状，发展缓慢，至一定阶段即静止不变。偶可在皮损上继发基底细胞上皮瘤或鳞癌。

　　根据临床表现可分为三型。①局限型：皮损局限于头皮、躯干或四肢，范围小，常沿一侧肢体或肋间神经呈单侧线状排列，位于四肢的损害可到达肢端，位于躯干的损害，一般不超过体表正中线，故又称为单侧痣(图 21-14)。②泛发型：皮损常呈多发或泛发，单侧或双侧分布，甚至累及全身(图 21-15)。最严重者称为豪猪状鱼鳞病。常合并其他先无性畸形如骨骼畸形和中枢神经系统疾患如癫痫、神经性耳聋与精神发育迟缓等，此外还可有牙齿发育异常、多指症、屈指症、弯曲足等，称为表皮痣综合征；少数还可以并发鳞状上皮癌，其次为基底细胞癌。③炎症型或苔藓样型：常见于一侧下肢，皮损发红，自觉瘙痒，表面常有脱屑，也可因搔抓而出现苔藓样改变，类似慢性湿疹样改变。

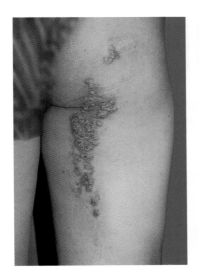
图 21-14　疣状痣

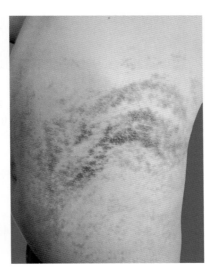
图 21-15　疣状痣

【组织病理】

　　表皮呈不同程度增生，主要为表皮角化过度，棘层肥厚，表皮突延长，乳头瘤样增生，基底层细胞内色素颗粒增加。泛发型可见表皮松解型角化过度或表皮颗粒样变性，常累及整个表皮。炎症型表皮内常有灶状角化不全，真皮层内轻度慢性炎性细胞浸润。

【诊断与鉴别诊断】

　　幼年发病，呈线性疣状隆起的损害，诊断不难。应与线状苔藓、线状扁平苔藓及线状银屑病等鉴别。

【治疗】

　　应在损害静止后进行治疗。可行手术切除植皮、化学剥脱法、CO_2 激光或冷冻治疗。亦可外用维A酸软膏或 5- 氟尿嘧啶软膏治疗。

八、皮脂腺痣

　　皮脂腺痣(sebaceous nevus)是以皮脂腺增生为特点的局限性表皮发育异常。

【临床表现】

　　本病常发生于新生儿期或幼儿期，好发于头面部和颈部。皮损为淡黄或黄褐色的局限性稍隆起的斑块，边缘清楚，常为单个，偶见多发或泛发，有些呈线状排列(图 20-16)；头皮皮损处可部分或完全秃发。儿童期皮损呈蜡样外观，隆起不明显，缓慢增大；青春期皮损肥厚呈疣状，有密集乳头瘤样隆起；老年期皮损多呈结节状增殖，可继发其他皮肤附属器肿瘤。

【组织病理】

　　儿童期表现为不完全分化的毛囊结构，常见似胚胎期毛囊的未分化细胞索，皮脂腺发育不良，大小和数目减少。青春期则可见大量成熟或接近成熟的皮脂腺，表皮呈乳头瘤样增生。

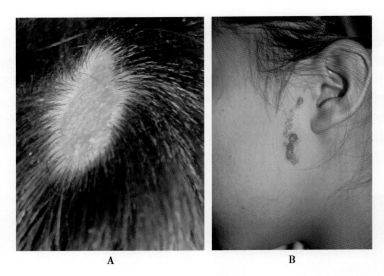

图 21-16　皮脂腺痣
A. 皮脂腺痣(头部);B. 皮脂腺痣(耳前)。

【治疗】

皮损较小者可考虑冷冻、电烧灼、激光等治疗,较大者可手术切除或切除后植皮。

第二节　恶性皮肤肿瘤

一、鲍恩病(Bowen 病)

鲍恩病(Bowen's disease,BD)是一种表皮内鳞状细胞癌,又称表皮内原位癌。以持久性、稍隆起的暗红色鳞屑性斑块为特征,侵袭性生长潜能较小。

【病因】

病因不明,可能与下列因素有关:①日光:Bowen 病常发生于老年男性的日光暴露部位,与慢性日光损害的严重程度直接相关;②化学因素:某些职业经常接触到砷、多环碳氢化合物(如焦油等)和沥青等都可以致癌;③病毒:Bowen 病可发生于由 HPV-5、HPV-16 引起的疣状表皮发育不良的损害中;④慢性刺激:炎症性病变、长期溃疡等。

【临床表现】

多见于中老年人,可发生于身体任何部位的皮肤黏膜,好发于躯干和臀部。皮损早期表现为淡红色或暗红色丘疹和小斑片,逐渐扩大后融合为持久性、略隆起的非浸润性红色斑片或斑块,上覆黏着性鳞屑或痂,强行剥离后露出乳头状湿润面(图 21-17)。皮损界限清楚,形状不规则,直径数毫米到数厘米不等。随着损害的缓慢进展,在原损害部位可发生自发性瘢痕,也可出现结节性浸润性损害,形成溃疡或蕈样生长(图 21-18)。出现溃疡常提示为侵袭性生长,约 5% 的病人可演变为侵袭性鳞状细胞癌。本病多为单发,少数亦可呈多发性,通常无自觉症状,偶有瘙痒或疼痛。病程缓慢,出现后可迁延数年或数十年。黏膜可以受累,外阴、阴道、鼻黏膜、结合膜和咽部是最常受累及的黏膜部位。发生于阴茎龟头和包皮的 Bowen 病称为增殖性红斑。

【组织病理】

表皮角化过度,角化不全,棘层肥厚,表皮突延长增宽,表皮细胞排列紊乱,不典型细胞和个别角化不良细胞可见于表皮全层,真表皮分界清楚,基底膜完整,真皮上部慢性炎性细胞浸润。

【诊断与鉴别诊断】

老年人发生持久性、边界清楚、稍隆起的暗红色鳞屑性斑片或斑块,应高度怀疑本病,确诊依靠组织病理学。临床上易误诊为钱币状湿疹、浅表型基底细胞癌、脂溢性角化病、乳房外 Paget 病等,但组

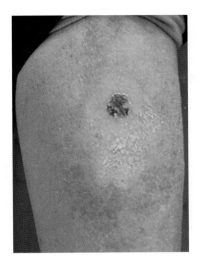

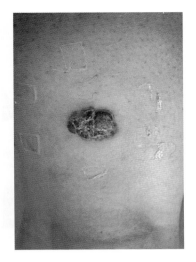

图 20-17　Bowen 病　　　　　图 20-18　Bowen 病

织病理学多可鉴别。

【治疗】

最佳的治疗为外科手术切除,切除范围应超过病变边缘 3~5cm。亦可采用 CO_2 激光、液氮冷冻或放射治疗,用 5- 氟尿嘧啶进行离子透入疗法或 1%~5% 5- 氟尿嘧啶软膏外用或封包亦有较好疗效。

二、佩吉特病(Paget 病)

佩吉特病(Paget's disease)又称湿疹样癌(eczematoid carcinoma),分为乳房 Paget 病(mammary Paget's disease)和乳房外 Paget 病(extramammary Paget's disease)。临床上出现湿疹样皮损,病理上表皮内有单个或成巢的 Paget 细胞为特点的特殊类型癌。发生于乳头、乳晕者,称为乳房 Paget 病;发生于乳房以外富含顶泌汗腺部位者,称为乳房外 Paget 病。

【临床表现】

乳房 Paget 病多见于中老年女性,平均 40~60 岁,少数为男性,多于应用雌激素治疗前列腺癌之后发病。损害发生在单侧乳头、乳晕及周围。表现为上述部位无痛性红色斑块,境界清楚,表面常有湿疹样变化、糜烂、渗液、血性液体溢出(图 21-19)。皮损缓慢向周围扩展,边缘隆起、浸润,可形成溃疡和乳头回缩。半数病人伴发乳腺癌而可扪及乳房内肿块,可有腋窝淋巴结转移。

乳房外 Paget 病好发于男性,女性少见。常发生于 50 岁以上,病程缓慢,病期半年至 10 多年。损害好发于顶泌汗腺分布部位,如阴囊、阴茎、大小阴唇和阴道,少数见于肛周、会阴或腋窝。常为单发,少数多发,皮损形态类似乳房 Paget 病(图 21-20),表现为界限清楚的红色斑片,表面有渗出结痂或角化脱屑,有时呈疣状、结节状或乳头瘤状,自觉有不同程度的瘙痒,少数有疼痛。乳房外 Paget 病可继发于腺癌的扩展,如分泌黏液的直肠腺癌扩展到肛周皮肤或分泌黏液的宫颈癌扩展到外阴部,称继发性乳房外 Paget 病,预后不良。

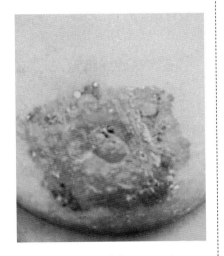

图 21-19　乳房 Paget 病

画廊:Paget
病

【组织病理】

两者组织病理表现基本相同。特点是在表皮内特别是棘层下部可见单个或呈巢状聚集的 Paget 细胞(图 21-21)。Paget 细胞体积较大,圆形或椭圆形,无细胞棘突和桥粒,胞质丰富而淡染,如空泡状,核大、深染,圆形或卵圆形,核膜清晰,Paget 细胞 PAS 反应阳性,阿新蓝染色阳性。Paget 细胞增多时可将周围表皮细胞挤压成网状,特别是将表皮基底细胞挤压成细带状。真皮内可见中等程度的慢性

笔记

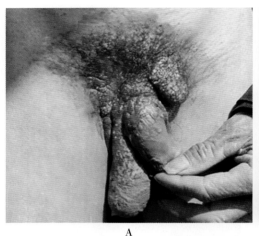
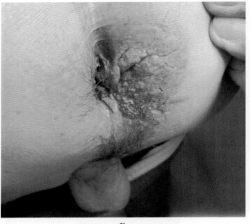

A   B

图 21-20　乳房外 Paget 病
A. 外阴部；B. 肛周。

炎性细胞浸润。

【诊断与鉴别诊断】

中老年人单侧乳房及富含顶泌汗腺部位长期存在的湿疹样斑片，境界清楚，基底浸润，无明显自觉症状，按湿疹治疗无效者应尽早进行组织病理学检查，见到典型 Paget 细胞则可确诊。应与湿疹相鉴别。

【治疗】

乳房 Paget 病是乳腺癌的一种形式，确诊后治疗方法同乳腺癌的治疗，外科扩大切除或乳房切除是根本的治疗方法。如合并乳腺癌时，则应做根治术。乳房外 Paget 病亦首选手术切除，可用 Mohs 显微外科手术切除，若损害广泛，切除后需做植皮术。继发性乳房外 Paget 病应对原发病进行相应处理。年老体弱不能耐受手术者，可采用放疗或化疗。

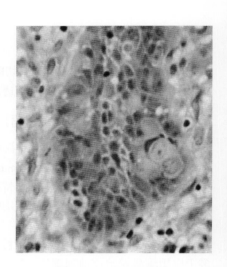

图 21-21　Paget 细胞

三、基底细胞癌

基底细胞癌（basal cell carcinoma，BCC）又称基底细胞上皮瘤（basal cell epithelioma），是一种起源于表皮及其附属器基底细胞的低度恶性上皮肿瘤。主要由间质依赖性多潜能基底样细胞组成，生长缓慢，极少转移。

【病因】

病因不清，可能与慢性日光损伤、慢性放射线损伤、长期接触某些化学物质等有关，在烧伤瘢痕或其他瘢痕及某些错构瘤如皮脂腺痣、疣状表皮痣等基础上亦可发生本病。

【临床表现】

本病多见于 50 岁以上的老年人，男女发病相近。好发于曝光部位的皮肤，特别是面部，主要在眼眦、鼻部、鼻唇沟和颊部（图 21-22~ 图 21-25）。临床分为以下类型。

1. 结节溃疡型　最常见，好发于颜面，特别是颊部、鼻唇沟、前额等处。损害初为半透明状"珍珠样"小丘疹，肉色或淡红色，一般为单个。此后缓慢扩大成为结节，表面可见少数毛细血管扩张，中央凹陷，常形成糜烂溃疡，溃疡基底呈颗粒状或肉芽状，容易出血并覆以浆液性分泌物或棕色结痂，故典型的皮损为缓慢扩大的溃疡周边绕以珍珠样隆起边缘，呈蜡样或珍珠样外观的小结节，参差不齐并且向内卷起，称侵蚀性溃疡（rodent ulcer）。偶见溃疡向周围及深部组织的侵袭性生长，破坏眼、鼻，甚至穿通颅骨，侵及硬脑膜，造成病人死亡。

2. 色素型　罕见，临床表现与结节溃疡型相同，不同点是色素型皮损有黑褐色色素沉着，自灰褐

画廊：基底细胞癌

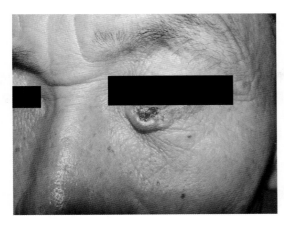

图 21-22　基底细胞癌

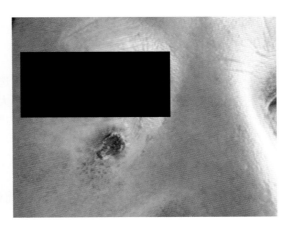

图 21-23　基底细胞癌

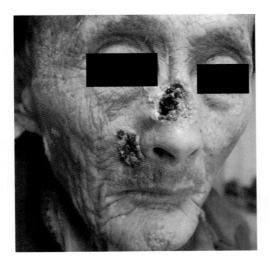

图 21-24　基底细胞癌

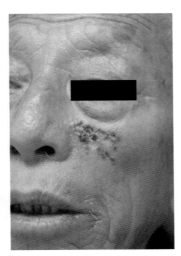

图 21-25　基底细胞癌

色至深黑色,临床上酷似黑素瘤。

3. 硬斑病样　罕见,多见于年轻人,好发于头面部,表现为局限性灰白色至淡黄色的浸润性硬化小斑块,边界不清,表面扁平或稍凹陷,可有蜡样光泽,类似局限性硬皮病,皮损发展缓慢,最后可发生溃疡。

4. 表浅型　较少见,多发于青年男性,好发于躯干等非暴露部位,特别是背部,皮损为一个或数个浸润性鳞屑性红斑,境界清楚,有珍珠状边缘,随着损害向周围缓慢扩大,中央常形成小片浅表溃疡和结痂,愈后遗留萎缩性瘢痕。

5. 纤维上皮瘤型　罕见,好发于成人躯干,为一个或几个隆起性有蒂或无蒂淡红色结节,表面皮肤光滑,质地硬,临床上类似纤维瘤。

【组织病理】

基底细胞癌的特点为不对称,可与表皮相连,有时破溃,边界大多清楚,有的呈浸润性生长,边界不清楚。瘤细胞在瘤团块周边排列成栅栏状,中央无一定排列方式。其细胞具有特征性,核大,深染,卵圆形或长形,胞质相对较少,细胞间界限不清,无桥粒。瘤团周边结缔组织间质增生,部分或全部瘤细胞岛与周围间质分离,可见收缩间隙,此点在基底细胞癌具有特征性,有助于基底细胞癌与其他肿瘤鉴别。

【诊断与鉴别诊断】

根据发生于中老年人面颈部的缓慢发展的蜡样结节,中央可有溃疡,边缘呈珍珠状或堤状隆起,一般没有炎症反应,组织病理有基底样细胞组成的肿瘤团块,诊断不难。应与鳞状细胞癌、Bowen病、

Paget 病、老年皮脂腺增生、恶性黑素瘤、局限性硬皮病、脂溢性角化病及毛发上皮瘤等相鉴别。最后主要靠组织病理学进行诊断和鉴别诊断。

【治疗】

应根据瘤体的大小、部位和病人年龄等因素选择适当的治疗方法。目前手术切除是原发性非黑色素性皮肤癌的首选治疗方法，Moh 手术能够最大限度提高病人 5 年生存率。瘤体较小或浅表型基底细胞上皮瘤可采用 CO_2 激光、液氮冷冻或光动力学治疗。高龄病人不能耐受手术可行 X 线放射治疗，分次小剂量照射。但硬斑病样型及复发者对放疗不敏感。

四、鳞状细胞癌

鳞状细胞癌（squamous cell carcinoma，SCC）简称鳞癌，是起源于表皮或附属器角质形成细胞的一种恶性肿瘤，癌细胞倾向于不同程度的角化。

【病因】

原因尚不清楚，但与下列因素明显有关：①长期紫外线、放射线或热辐射损伤；②经常接触化学致癌物如砷、多环芳香族碳氢化合物、沥青等；③鳞癌常发生于日光性角化病、砷角化病、放射性皮炎或黏膜白斑等癌前期皮肤病的基础上，某些慢性皮肤病如烧伤瘢痕、外伤、慢性皮肤溃疡、红斑狼疮及寻常狼疮处也容易发生鳞癌；④致肿瘤性 HPV 感染，特别是：HPV-16、18、30 和 33 型与皮肤鳞癌的发生相关；⑤免疫抑制，在肾移植且用免疫抑制剂的病人中，皮肤鳞癌的发病率比普通人群高 18 倍。

【临床表现】

本病主要发生于老年人，50~60 岁为发病高峰，40 岁以下少见，男性多于女性，好发于头皮、面、颈和手背等暴露部位。早期皮损为小而硬的红色斑块或结节，上覆黏着性鳞屑。损害迅速增大，呈乳头瘤状或菜花状，中央破溃形成溃疡，呈火山口样，溃疡底面高低不平，易出血，边缘宽而隆起，触之坚实，溃疡表面常有腥臭的脓性分泌物和坏死组织。肿瘤向周围及深部组织浸润性生长，可侵及肌肉和骨骼，引起剧痛。鳞癌的恶性度较高，转移率为 2%~3%，常沿淋巴道转移到局部引流淋巴结，晚期可通过血液循环发生远处转移。发生在龟头、女阴及口腔黏膜的鳞癌，转移发生早，且转移率较高（图 21-26、图 21-27）。

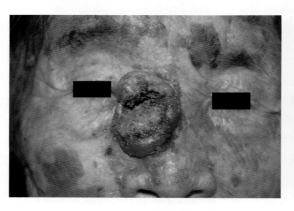
图 21-26 鳞状细胞癌

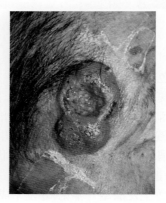
图 21-27 鳞状细胞癌

【组织病理】

鳞癌由不同比例的非典型鳞状细胞和正常鳞状细胞组成。肿瘤组织突破基底膜，呈不规则的团块状或束条状侵及真皮网状层或更深。非典型鳞状细胞的特点为细胞大小和形态不一，核染色质增多，有多数异常核分裂象。由于癌细胞倾向于不同程度的角化，因此，可见角化不良细胞和角珠形成，即瘤细胞呈同心圆样排列，中央可完全或不完全角化。非典型鳞状细胞的比例愈高，肿瘤的恶性程度越大。

【诊断与鉴别诊断】

鳞状细胞癌确诊依靠组织病理学检查。对于经久不愈的甚至不断扩大的丘疹、结节或溃疡，特别

图片：鳞状细胞癌

是位于曝光部位或继发于某些基础皮肤病的皮损,应及时进行活检以便确诊。应与角化棘皮瘤、基底细胞癌及其他皮肤恶性肿瘤和肉芽肿等鉴别。

【治疗】

首选手术切除,切除范围至少在肿瘤边缘以外 0.5~2cm,并需有足够深度。应用 Moh 外科切除技术可以获得更高治愈率和保存更多的正常组织。切除标本应做病理检查,以检查肿瘤是否切除干净。有淋巴结转移者,则需做淋巴结清扫术。年老体弱、有手术禁忌证病人、头面部鳞癌可行 X 线治疗或镭治疗。瘤体较小,分化良好者亦可采用 CO_2 激光或液氮冷冻治疗。

五、恶性黑素瘤

恶性黑素瘤(melanoma)简称恶黑,是起源于黑素细胞和痣细胞的高度恶性肿瘤。发病率占皮肤恶性肿瘤的 6.8%~20%,近年来,其发病率呈上升趋势。

【病因】

1. 种族与遗传　恶黑在种族间有明显差异,白人发病最高,其次是黄种人,黑人最低,白人的发病率较同一地区的黑人高 6~7 倍。恶黑与遗传有关,约 3% 的恶黑病人有家族史,在黑素瘤家族中已发现两种基因:位于染色体 9p21 的 *CDKN2A* (p16) 和位于 12 号染色体上的 *ADK4*。在全世界,*CDKN2A* 突变见于多达 25% 的黑素瘤家族,而 *ADK4* 仅见于少数家族。伴有遗传性 DNA 修复系统缺陷的病人,黑色素瘤发病危险性升高 1000 倍。

2. 日光照射　波长为 290~320nm 的紫外线可引起黑素细胞增生和恶变。

3. 原有色素性皮损恶变　约 50% 的恶黑病人发生在原有的色素性皮损基础上,包括色素痣,特别是先天性色素痣、发育不良痣、雀斑样痣等。

4. 创伤与刺激　某些恶黑易发生于掌、跖和黏膜部位,可能与长期慢性摩擦刺激有关。

5. 免疫　研究表明,恶黑病人体内存在抗黑素瘤细胞胞质和胞膜的抗体,抗体水平的高低与恶黑有无转移相关,一旦发生转移,抗体水平明显下降或消失,恶黑病人的淋巴细胞对培养的自身肿瘤细胞有细胞毒作用。恶黑的发生、发展和预后与机体的免疫功能密切相关。

【临床表现】

一般分为四个临床类型:浅表播散型黑素瘤、恶性雀斑样痣型黑素瘤、肢端雀斑样痣型黑素瘤与结节型黑素瘤。

1. 浅表播散型黑素瘤　最常见,约占 70%,以中年病人为多,多见于非暴露部位,好发于男性的躯干和女性的四肢。初发损害多为小的色素斑,直径很少超过 2.5cm,边缘不规则或呈锯齿状,部分呈弧形,其特点为颜色多变而不一致,可呈黄褐色、褐色、黑色,同时混有灰白色(图 21-28)。一般在 1~2 年内向下发展为侵袭性恶黑,出现浸润、结节、溃疡或出血,5 年存活率约为 70%。

2. 恶性雀斑样痣型黑素瘤　发病率约占 5%,多见于 60~80 岁的老年人,男女发病相等,几乎均见于暴露部位,尤以面部最常见。好发于有慢性日光损伤的皮肤上,皮损初为雀斑样颜色不均匀的斑片,淡褐色或褐色,其中可见暗褐色至黑色小斑点。缓慢向周围扩展,皮损边缘变得不规则,约

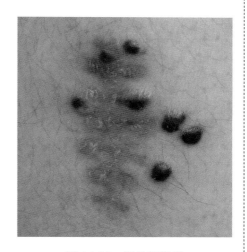

图 21-28　恶性黑素瘤

有 1/3 损害经过 5~20 年发展为侵袭性恶黑,在原有斑状损害的基础上出现结节或原有斑状损害隆起变硬。本型转移较晚,预后较好,5 年存活率为 80%~90%。

3. 肢端雀斑样痣型黑素瘤　本型约占 8%,多见于黑人和黄种人,我国的恶黑以此型为多见。好发于掌跖、甲床及甲周无毛部位,早期表现为边界不清楚、颜色不均匀的色素斑,甲下黑素瘤常表现为棕褐色或黑色的纵行色素带或黑色条纹(图 21-29、图 21-30)。此型黑素瘤水平生长的时间短,很快发生侵袭性垂直生长,在原有色素斑中央出现丘疹、结节,易破溃、出血,此时常易转移,预后较差,5 年存活率约为 11%。

4. 结节型黑素瘤　本型约占 15%,好发于头、颈、躯干部。一开始即为黑色或青黑色隆起的斑块

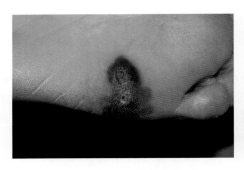

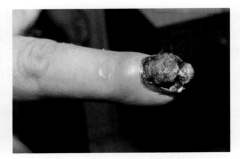

图 21-29　恶性黑素瘤　　　　　　　　　图 21-30　恶性黑素瘤

或结节,生长迅速,可发生溃疡或形成蕈样、菜花状肿物。转移发生较早,在转移前接受治疗者,5 年存活率为 50%~60%。

【组织病理】

恶性黑素瘤起源于表皮基底层的黑素细胞,首先在水平方向向四周不规则地生长,继而转变为垂直生长,侵袭真皮。早期表皮内可见单个或巢状聚集的异形黑素细胞,瘤细胞大小、形态不一,核大而不典型,核仁明显,核分裂象常见,瘤细胞最初位于基底细胞层,以后散布于表皮各层及毛囊上皮内。侵入真皮后,瘤细胞巢倾向于融合成片,可见奇异单核或多核瘤巨细胞,瘤体内黑素含量多少不定,分布不均,肿瘤周围有不同程度的炎症反应,真皮上层可见严重的日光弹力变性,真皮基质缺损。

【诊断与鉴别诊断】

早期诊断对治疗和预后影响很大,目前对恶黑早期损害的识别多采用“ABCD”法。A(asymmetry):皮损不对称;B(border irregularity):边缘不规则,有切迹,界限不清;C(color variegation or dark black color):颜色不均一、不规则或暗黑;D(diameter):直径大于 0.6cm。临床上,对成年人皮肤上出现的直径 >1cm 的黑色斑片或斑块,边界不规则,易发生破溃、出血,应及时进行组织病理学检查,以明确诊断。

一部分恶黑是在原有黑素细胞痣的基础上恶变而来,痣细胞痣(尤其是交界痣)、先天性黑素细胞痣、发育不良性痣、甲母质痣等均可发生恶变。下列临床表现应高度怀疑为恶变征象:①青春期后皮损显著增大或在斑疹上出现丘疹;②青春期后皮损出现疼痛不适;③青春期后单个皮损色素较其他皮损色素明显加深,周围出现红晕;④35 岁以上病人新出现的色素痣。应尽早手术切除并进行组织病理学检查以除外恶变的可能。色素痣发生自然出血、溃疡,周围发生卫星状损害、所属淋巴结增大等是色痣真正恶变的征象,应及时切除并做病理检查。

本病容易与下列疾病混淆,如痣细胞痣、蓝痣、幼年性黑素瘤等,鉴别主要依靠病理学检查。

【治疗】

手术切除是目前治疗恶黑的主要手段,切除要有足够深度和范围。原位黑素瘤推荐切除肿瘤边缘以外 1.0cm 的正常组织;厚度 <1mm 的恶黑,切除至边缘以外 1~2cm;厚度 1~2mm 的恶黑,切除至边缘以外 2~3cm;厚度 >2mm 的恶黑,切除至边缘以外 3cm。位于头、颈、手足的恶黑要比位于躯干和四肢的恶黑需要切除更宽的边缘,最小应切除至肿瘤边缘以外 1.5cm,已有淋巴结转移或远处部位转移者需进一步处理。

六、原发性皮肤 T 细胞淋巴瘤

原发性皮肤 T 细胞淋巴瘤(cutaneous T-cell lymphoma,CTCL)曾称为蕈样肉芽肿(granuloma fungoides),又称蕈样霉菌病(mycosis fungoides,MF),是一种低度恶性的 T 细胞淋巴瘤。本病原发于皮肤,以中老年人最多见,男性稍多,临床呈慢性进行性经过,自然病程可长达二三十年以上,最终淋巴结和内脏受累。

【病因】

病因迄今未明。遗传、病毒感染、职业和环境因素可能与本病的发生发展有关。

【临床表现】

典型的原发性皮肤 T 细胞淋巴瘤一般分为 3 期:红斑期、斑块期和肿瘤期,但三期皮损可部分重叠,因而在临床上也可同时见到三期皮损。

1. 红斑期 也称为蕈样前期或湿疹期。此期可以有前驱症状,如发热、关节痛等。在皮肤症状方面,瘙痒可能为前驱症状,常为早期症状或唯一的症状。这种瘙痒常难以忍受,一般各种治疗均不能缓解,而且可能持续存在长达 10 余年。早期皮损多分布于躯干和四肢屈侧,多少大小不等。皮损可分为两种类型:①非萎缩性斑片,为淡红色扁平鳞屑性斑片,直径数厘米。类似银屑病或某些类型皮炎。此型进展较快,可在数月或数年进入斑块期,甚至出现内脏病变。②萎缩性斑片,表面萎缩、光亮或出现皱纹,伴有毛细血管扩张,色素增多或减少。此型皮损可长期存在,无大的变化,仅有少数病人进一步发展进入斑块期。以上两型皮损有时不能截然区分。皮损较明显时,在同一病人身上可同时有多形性损害,如红斑、丘疹、苔藓化、鱼鳞病样或皮肤异色病样损害。最常见者为红斑鳞屑性损害或萎缩性斑片,边缘清楚,但不规则。皮损可中央消退而四周扩大,可排列成弧形、环状、半环状,也有呈地图状或带状分布者。皮损颜色可呈红色、黄红、淡褐色,常伴色素改变。有些病人红斑期皮损泛发全身,表现为全身皮肤弥漫性潮红,毛发稀疏,甲营养不良,掌跖角化,可伴泛发性色素沉着,血中 Sézary 细胞超过 10%,此称红皮病性蕈样肉芽肿,即 Sézary 综合征。

2. 斑块期 又称浸润期。由红斑期发展而来,也可在正常皮肤上发生,表现为不规则形浸润性斑块,呈环形、半环形、马蹄形、弧形或匍行性,表面紧张、光滑或高低不平,质坚实而有弹性,呈黄褐色、棕色或暗红色,边缘可有淡红蓝或淡白色晕(图 21-31、图 21-32)。浸润斑块表面的不同部位,其浸润程度往往不同,如环形或半环形损害可以一部分与正常皮面平行,而另一部分因显著浸润而隆起。有时在红斑基础上出现不规则的浸润或散在小结节状浸润。这些特殊表现对诊断有意义。在此期内通常瘙痒明显,除少数浸润可自行消退外,一般浸润损害常持续存在甚至增生如疣状。

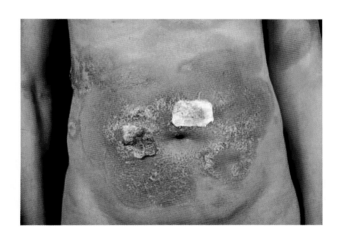

图 21-31 原发性皮肤 T 细胞淋巴瘤(斑块期)

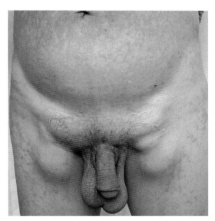

图 21-32 原发性皮肤 T 细胞淋巴瘤
(淋巴结肿大)

3. 肿瘤期 一般在浸润损害的基础上逐渐出现肿瘤,常在陈旧性浸润损害的边缘或中央发生,很少在新起的浸润上出现肿瘤,但也有在原来外观正常的皮肤上出现肿瘤。表现为位于皮下或隆起于皮面的红褐色半球形蕈样结节,质坚实柔软如"烂番茄",倾向于早期破溃,形成深在性卵圆形溃疡,基底被覆坏死组织或黑痂,溃疡边缘内卷。肿瘤大小、数量不一,常发生于面、背和四肢近端。一旦肿瘤发生,病人常在数年内死亡。偶见皮损一开始即表现为肿瘤而无红斑期或斑块期皮损者,称暴发型蕈样肉芽肿。此型预后差。(图 21-33)

本病病程一般较长,除皮肤外,淋巴结亦常

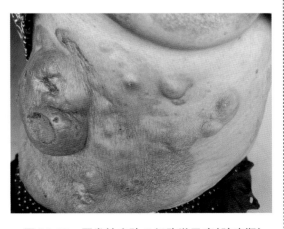

图 21-33 原发性皮肤 T 细胞淋巴瘤(肿瘤期)

受累,淋巴结受累后,内脏器官往往同时受累,病情常急剧恶化,晚期常因恶病质或继发感染而死亡。

【组织病理】

红斑期病理变化和临床表现均多种多样。开始在真皮乳头及乳头下层仅见单纯性炎症浸润,浸润主要是淋巴细胞,也可含组织细胞,常可见亲表皮现象,表现为表皮内散在单一核细胞,与周围角质形成细胞之间有一透明间隔或晕,偶可见几个单一核细胞聚集在一起,周围有一晕样间隔。此现象高度提示为蕈样肉芽肿病变。在斑块期,通常可出现下列三种变化:①亲表皮现象,出现Pautrier微脓肿;②真皮浸润呈带状或斑片状;③出现相当多的蕈样肉芽肿细胞。在肿瘤期,亲表皮现象不明显,真皮内有团块状或弥漫性浸润,常累及皮下组织。浸润可压迫并破坏表皮,结果形成溃疡。浸润细胞为蕈样肉芽肿细胞和炎细胞。典型的蕈样肉芽肿细胞核异形、深染,大小有显著差别。

【诊断】

红斑期皮损及组织病理均无特异性,往往难以作出诊断。对形态和色泽特殊,皮损泛发,瘙痒剧烈,病情呈慢性进行性加重,且对一般治疗抵抗,难以用一种皮肤性病来解释者,应考虑本病。应及时做组织病理学检查,有时需多次、多部位取材,并做连续切片观察,才能作出诊断。斑块期及肿瘤期,根据临床表现结合组织病理变化可作出诊断。

【治疗】

应按照分期选择治疗措施。早、中期病人一般是对症治疗,主要是增强病人机体免疫力,采用局部治疗。肿瘤期特别是淋巴结受累时,以化疗为主。

1. 局部治疗 对红斑期及部分斑块期病人可外用糖皮质激素、氮芥或卡莫司汀(carmustine,BCNU)治疗;皮损广泛者可采用电子束照射,再配合上述外用药治疗。

2. 光化学治疗 可使早期皮损消退,但易复发,对深在浸润无效。

3. 维A酸类 对早期病人有一定疗效,可选用维胺酯或芳香维A酸药物。

4. 全身化疗 主要用于肿瘤期,以联合化疗为主,可合并应用糖皮质激素治疗。

5. 免疫疗法 可选用干扰素、白细胞介素-2、胸腺因子、转移因子、卡介苗、左旋咪唑等。

本章小结

皮肤肿瘤是机体在各种致病因素长期作用下,免疫监视和免疫防御功能不断受到破坏,皮肤部分易感组织细胞异常过度增生所形成的新生物。皮肤起源于外胚叶和中胚叶,组织结构复杂,表皮中的角质形成细胞、黑素细胞、真皮中的各种间质成分及皮肤附属器等均可产生肿瘤,因此皮肤肿瘤的种类较多。皮肤肿瘤绝大多数是良性的,少数为恶性。本章涉及的皮肤良性肿瘤根据临床表现大多数可以确诊,治疗方法包括手术、冷冻、激光、电烧灼及外用药物等;皮肤恶性肿瘤大多需要病理活检确定诊断,恶性肿瘤的治疗除原发性皮肤T细胞淋巴瘤以外多首选手术治疗。

病例讨论

病人,女,63岁。头皮结节伴溃疡坏死4年。4年前顶部头皮起小结节,伴有鳞屑,损害迅速增大,呈乳头瘤状,中央破溃形成溃疡,易出血,溃疡表面有脓性分泌物和坏死组织及痂皮。查体:头皮顶部可见直径约7cm隆起结节,表面有溃疡及坏死,周围有鳞屑,耳后淋巴结肿大。

问题:

1. 该病人应考虑何诊断?如何确诊?

2. 如何治疗?

扫一扫,测一测

思考题

1. 简述皮肤血管瘤的分类及临床表现。
2. 简述鳞癌的临床表现和治疗。
3. 简述恶性黑素瘤的诊断与鉴别诊断。

（王傲雪）

参 考 文 献

1. 魏志平,胡晓军.皮肤性病学[M].7版.北京:人民卫生出版社,2014.
2. 张学军.皮肤性病学[M].8版.北京:人民卫生出版社,2013.
3. 赵辩.中国临床皮肤病学[M].南京:江苏科学技术出版社,2017.
4. 王侠生,廖康煌.杨国亮皮肤病学[M].上海:上海科学技术文献出版社,2005.
5. JEAN L B,JOSEPH L J,RONALD P R.皮肤病学[M].2版.朱学骏,王宝玺,孙建方,等译.北京:北京大学医学出版社,2011.
6. LEBWOHL M G.皮肤病治疗学:最新循证治疗策略[M].张建中,译.北京:人民卫生出版社,2011.
7. 张学军.皮肤性病学高级教程[M].北京:人民军医出版社,2010.
8. 张学军.皮肤性病学教师辅导用书[M].2版.北京:人民卫生出版社,2013.
9. 靳培英.皮肤病药物治疗学[M].2版.北京:人民卫生出版社,2009.
10. WILLIAM D J,TIMOTHY G B,DIRK M E.安德鲁斯临床皮肤病学[M].11版.徐世正,译.北京:北京科学技术出版社,2015.
11. TONY B,STEPHEN B,NEIL C,et al.Rook's textbook of dermatology [M].7th ed.New york:The Publishing Group,2004.

中英文名词对照索引